不孕不育防与治

——权威指导——

（第二版）

陈宝英 王廷礼 张瑞萍 马端慧 | 主　编
中国优生科学协会 烟台仁爱医院 | 联合组编

中国妇女出版社

图书在版编目（CIP）数据

不孕不育防与治权威指导 / 陈宝英等主编 .—2 版
.—北京：中国妇女出版社，2015. 11
ISBN 978 - 7- 5127- 1187- 7

Ⅰ. ①不…　Ⅱ. ①陈…　Ⅲ. ①不孕症—防治 ②男性不
育—防治　Ⅳ. ①R711. 6

中国版本图书馆 CIP 数据核字（2015）第 245401 号

不孕不育防与治权威指导

作　　者：陈宝英等　主编
责任编辑：王海峰
封面设计：尚世视觉
责任印制：王卫东
出版发行：中国妇女出版社
地　　址：北京东城区史家胡同甲 24 号　　邮政编码：100010
电　　话：（010）65133160（发行部）　　65133161（邮购）
网　　址：www. womenbooks. com. cn
经　　销：各地新华书店
印　　刷：北京欣睿虹彩印刷有限公司
开　　本：170×230　1/16
印　　张：17
字　　数：280 千字
版　　次：2015 年 11 月第 2 版
印　　次：2015 年 11 月第 1 次
书　　号：ISBN 978 - 7- 5127- 1187- 7
定　　价：29. 80 元

生殖是人类生命得以不断繁衍、社会不断进步的基础。人类社会进入20世纪以来，由于工业迅速发展，城市化进程加快，人们生活习惯的改变，环境污染的日趋严重，致使全球不孕不育症发病率逐年增多。不孕不育症已然成为了一种现代病。

世界卫生组织（WHO）于20世纪80年代中末期，在25个国家中的33个中心调查结果显示，发达国家约有5%～8%的夫妇受到不孕症的影响，发展中国家一些地区不孕症的患病率可高达30%，全世界的不孕患者人数约为0.8亿～1.1亿。

中新社北京2009年1月4日电：中国育龄人群中不孕不育症的发病率逐年升高，目前已达到10%～15%。

天津日报2010年10月10日第五版头条以“十对育龄夫妻一对不孕”为题，报道：“从昨日在津举行的第四届全国不育症暨保留生育功能微创手术研讨会上获悉，近年来，随着生活环境和生活方式的改变，本市已婚育龄夫妇不孕不育发生率明显上升，由10年前的8.7%增加到10.2%。”

《健康报》于2012年1月11日第7版《点亮家庭的希望　托起明天的太阳》报道：“我国育龄夫妇不孕不育发病比例达到1/8，患者数量达5000万，而且这个数字还在不断增长。国内医学专家呼吁，曾经席卷欧美发达国家的‘不孕潮’已经在中国萌发。”

不孕不育已成为当今影响人类生活和健康的一大主要疾病。据世界卫生组织预测，在21世纪，不孕不育将成为仅次于肿瘤和心脑血管病的第三大疾病。

为了帮助广大读者对不孕不育症有一全面、科学的了解，我们组织专家编写了《不孕不育防与治权威指导》一书。本书分为四章。第一章生殖的奥秘，主要内容包括怀孕必备的条件、影响怀孕的因素以及中医怎样诊断不孕症；第二章与第三章重点介绍女性不孕、男性不育的病因、临床表现、诊断要点与中西医治疗方案，而且，每个病症后面都附有“温馨提示”，提出家庭康复建议；第四章为辅助生殖，包括人工授精和体外授精(试管婴儿)；最后附上卫生部关于《人类辅助生殖技术管理办法》和《人类精子库管理办法》两个法规文件。

作为一本科普读物，重点面对的是不孕不育夫妇。希望他们看了这本书，对不孕不育有一个正确的了解，对自己有一个正确的认识，不怨天尤人；夫妻二人去一家你们信得过的医院，找一位你们信得过的医生进行咨询、检查，配合医生进行正规治疗。

这本书给同行的启示是“不孕症不是单一疾病，而是多种疾病的共同临床表现”。作为不孕不育从业的医护人员，当你们接诊不孕不育患者时，不求你们“妙手回春”，但愿你们“大医精诚”；应详细询问病史，认真全面检查，力争弄清病因，制定恰当方案；对患者进行耐心指导，对预后详尽告知；特别是对于那些不论先天或后天因素而不能妊娠者，更要晓之以理，给予心理安慰。

作为不孕不育患者的家人、亲戚、朋友、同事，请你们不要歧视他们。要给他们关心和爱护，给他们希望与信心。

对于本书的写作，虽然我们竭尽全力，由于医学的未知数甚多，加之我们本身知识与能力的限制，错讹之处，恳请批评指正。

王廷礼

2012年8月

第一章　生殖的奥秘

第二章 女性不孕的预防与治疗

第三章 男性不育的预防与治疗

第四章 辅助生殖

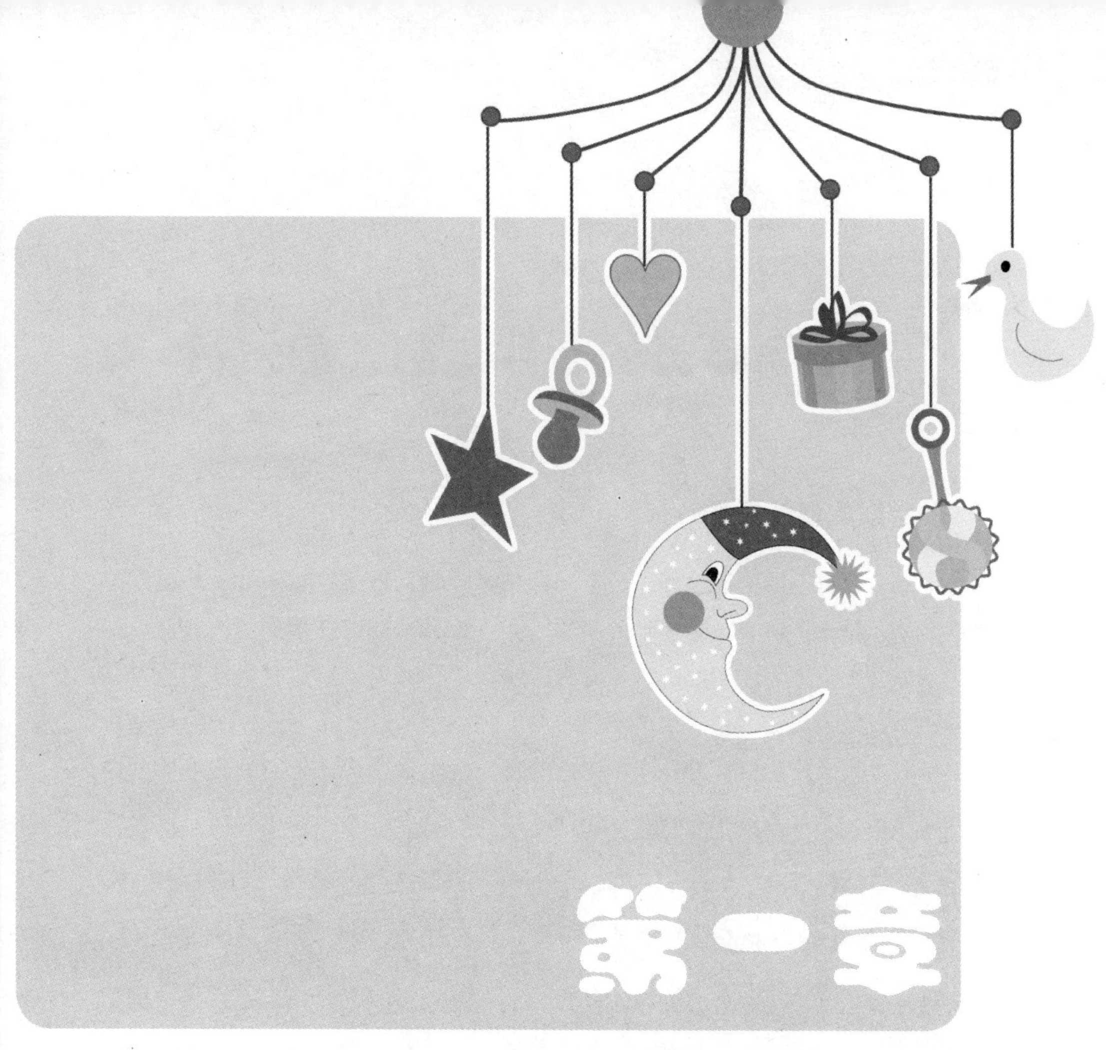

第一章

生殖的奥秘

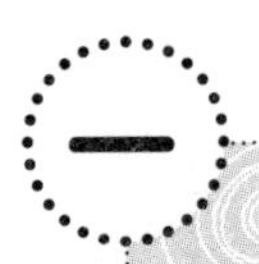

一 怀孕必备的条件与胎儿的发育

1. 怀孕必须具备的条件

怀孕是一个复杂的生理过程，正常的怀孕需要具备以下这些条件：卵巢排出正常的卵子，精液中含有正常活动的精子，卵子和精子能够在输卵管内相遇、结合成为孕卵并被输送到子宫腔内，子宫内膜适合于孕卵着床。这些条件只要有一个不具备，就能阻碍受孕，导致不孕症的发生。

受孕的过程大体是这样的：来自男性的精子经女性阴道、子宫到达输卵管壶腹部，在此处与来自女性卵巢的卵子相遇，精卵结合形成受精卵，受精卵再不断分裂并经输卵管到达子宫，种植于子宫内膜，在此继续分化，成为胎儿。

（1）男子的睾丸能产生正常的精子

①精液量正常，一次射出的精液量为 2～4 毫升。

②精子数量正常，每毫升精液中精子数量应在 2000 万以上。

③精子活率正常，有活动能力的精子应达 60% 以上，其中快速向前运动的 a 级精子加上 b 级精子应大于 50%。

④精子畸形率应低于 30% 以下。

如精子达不到上述标准，就不容易使女方受孕。

（2）女性卵巢能有优势卵泡的发育和排出

在下丘脑—垂体—卵巢轴的调控下，女性每个月经周期都会有一个健康成熟的卵子排出，这样才有机会怀孕。如果卵巢功能不全或月经不正常，就不容易受孕。

（3）排卵期性生活

在女性排卵期前后要有正常的性生活，使精子和卵子有机会相遇受精。女性的排卵时间一般在下次月经来潮的前 14 天左右，只有在排卵前后几天内同房才有受孕的可能。在非排卵期同房是很难受孕的。

正常生理情况下夫妇同居，未采取避孕措施，每个月受孕的机会为 20%，半年怀孕的机会为 70%，一年怀孕的机会为 80%，若超过一年以上未采取避孕措施而不孕应进行医学检查，也就是说，一对夫妇即使各方面都很健康、正常，也不是哪个月想怀孕都能如愿以偿的。

（4）生殖道必须畅通无阻

男性的输精管道必须通畅，精子才能顺利射出。女性生殖道发育正常、通畅，这样同房时进入阴道内的精子才可以顺畅地通过宫颈管、子宫到达输卵管；输卵管是卵子和精子相遇的场所，当精子和卵子在输卵管相遇并结合成受精卵后，输卵管还得负责将受精卵顺利地输送到子宫腔内。

（5）子宫内环境必须适合受精卵着床和发育

子宫内膜必须发育到一定厚度，才能让孕卵舒舒服服地在子宫“安营扎寨”并继续生长、发育。

卵子受精后，一边发育一边向子宫方向移动，3～4 天后到达子宫腔，7～8 天种植在松软、营养丰富的子宫内膜里，然后继续发育为胎儿。受精卵的发育和子宫内膜生长是同步进行的，如果受精卵提前或推迟进入宫腔，那时的子宫内膜还不适合受精卵着床和继续发育，也就不可能怀孕。

上述这些受孕条件缺一不可，否则就会阻碍一个小生命的诞生而造成不孕。

2. 怀孕的过程

怀孕的过程即胎儿在母体子宫内生长发育的过程。

卵子受精是怀孕的开始，胎儿及胎盘等附属物的排出是整个孕期的结束。怀孕是一个复杂的生理过程，下面，我们就说一下怎么样才能怀孕生子吧。

大家知道人的生命是从卵子和精子结合开始的。从卵细胞受精到胎儿出生，大约需要 280 天（40 周），医学上统称胎儿期，包括受精、着床、成胎（妊娠的维持、胎儿的成长）和分娩等 4 个阶段。

（1）受精是怀孕的开始

精子和卵子结合的过程叫做受精或受孕，受孕就是怀孕的开始。

在女性排卵的3～5天内，男女同房，也就是性交。当男性的精液射入女性的阴道后，精子就会很快进入输卵管，有一个精子与卵子结合，这就是受精，也就是受孕。

性交时，男性能排出2～4亿个精子，其中大部分精子随精液从阴道内排出，小部分精子依靠尾部的摆动前进，先后通过子宫颈管、子宫腔，最后到达终点站——输卵管壶腹部，在那里等待和卵子结合。

精子从阴道到达输卵管最快时仅需数分钟，最迟4～6小时，一般1～1.5小时。精子在前进过程中，沿途要受到子宫颈黏液的阻挡和子宫腔内白细胞的吞噬，最后到达输卵管的仅有数十个至一二百个。

精子在和卵子受精前还要在女性生殖腔内经过一段时间的孵育后，才具有受精能力，这个过程称为精子获能。女性在育龄期，卵巢每月排出一个成熟的卵子，排卵日期在下次月经来潮前14天左右。

卵子从卵巢排出后立即被输卵管伞部吸到输卵管内，并在输卵管壶腹部等待精子的到来（图1）。

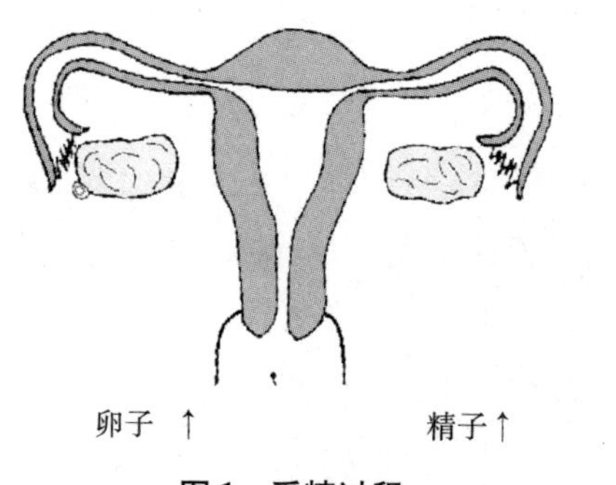

图1　受精过程

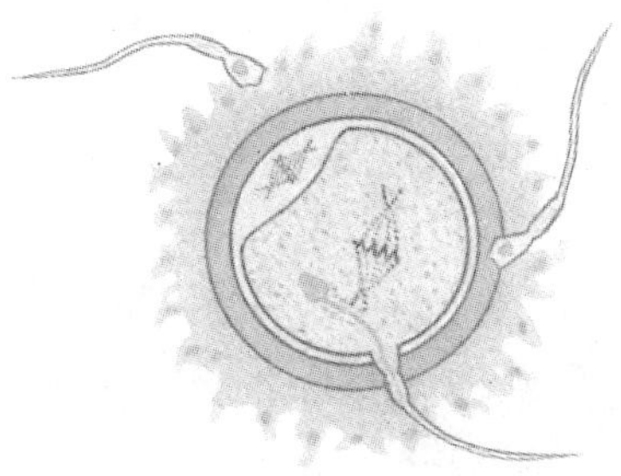

图2　受精卵

精子在女性输卵管内能生存1～3天，卵子只能生存1天左右，如在女性排卵日前后数天内性交，精子和卵子就有可能在输卵管壶腹部相遇，这时一群精子包围卵子，获能后的精子其头部分泌顶体酶，以溶解卵子周围的放射冠和透明带，为精子进入卵子开通道路，最终只有一个精子进入卵子，然后形成一个新的细胞，这个细胞称为受精卵或孕卵，这个过程称为受精（图2）。

（2）怀孕第二步——着床（种植）与分裂

受精卵细胞在输卵管内发育3～4天后，借助输卵管肌肉的蠕动和内膜纤毛的摆动，开始向子宫转移，在运动过程中，受精卵细胞从受精后24小时开始不断分裂发育，1个变成2个（图3），2个变成4个，4个变成8个。

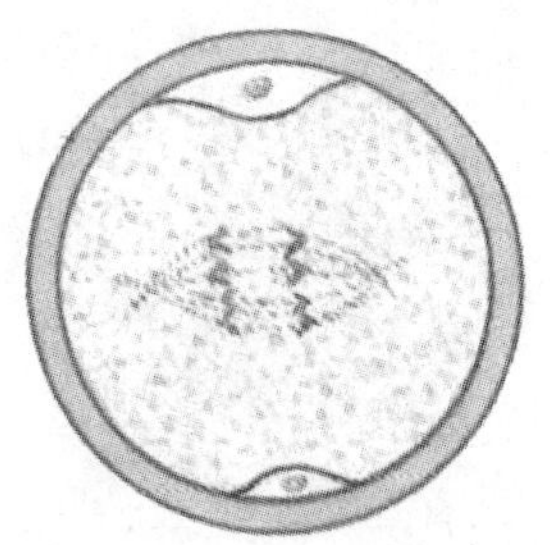

图3 二核融合开始分裂

（受精第二天、卵裂）

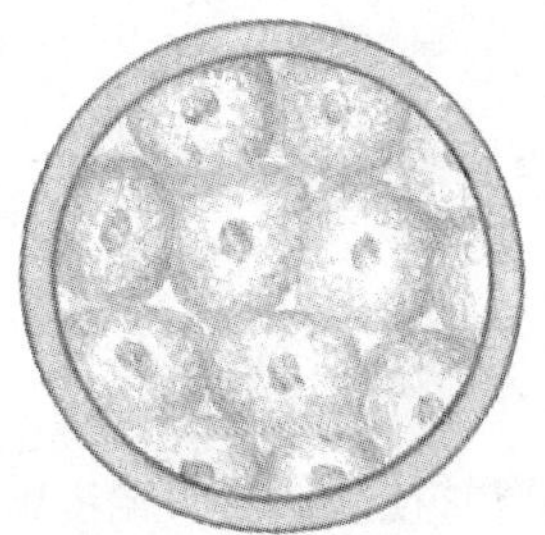

图4 桑葚胚

（受精第三天）

经过3～4天细胞的反复分裂，在到达子宫角时，受精卵已经是一个具有16个细胞的实心细胞团了。由于它的形状很像桑葚，所以又叫它桑葚胚（图4）。

桑葚胚在子宫腔内经过3～4天的游离，发育分裂成中间有腔的囊胚。囊胚在发育过程中分化为两部分，外层叫“滋养细胞”，内层叫“胚基细胞”，也叫胚胞（图5）。滋养细胞的一种特殊功能，是制造“蛋白酶”，让子宫内膜腔出现缺口，然后整个胚胎被埋入子宫内膜里，所需时间不过3～5天。这就是受精卵的“着床”或“植入”，就像种子种到地里一样。胚基细胞发育成胚胎，滋养细胞发育成为胎盘，这一过程要在两周内完成，从此胚胎通过胎盘与母亲血肉相连，依赖于母体供给的营养进行生长发育。

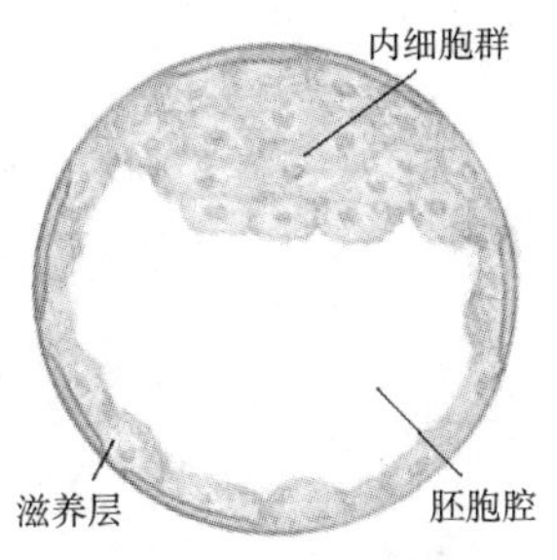

图5 胚胞（受精第四天）

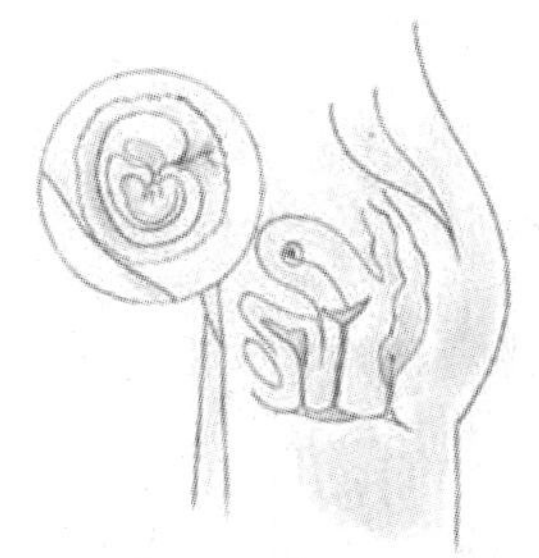

图6 成功着床

一般来说，胚胞植入的部位通常在子宫底或子宫体部，若植入发生在子宫以外的部位，则称为子宫外孕。子宫外孕者约占妊娠者总数的1/150，子宫外孕的部位可发生在输卵管、输卵管伞端及腹腔等处，其中以输卵管壶腹部和峡部为多见。若植入部位靠近子宫颈，就形成前置胎盘。由于胎盘在子宫颈生长阻塞产道，分娩时可造成难产及大流血。

由于排卵通常发生在月经周期的第14天，两周后月经若没有按时来，可能你已经怀孕了。如果早早孕试验阳性，那么恭喜您，真的怀孕了（图6）！

3. 胚胎与胎儿的发育

(1) 第一个月的胚胎发育

在最初的几周内，胚胎细胞的发育特别快，有三层，称三胚层。三胚层的每一层都将形成身体的不同器官。最里层形成一条原始管道，以后发育成肺、肝脏、甲状腺、胰腺、泌尿系统和膀胱；中层将变成骨骼、肌肉、心脏、睾丸或卵巢、肾、脾、血管、血细胞和皮肤的真皮；最外层将形成皮肤、汗腺、乳头、乳房、毛发、指甲、牙釉质和眼的晶状体，这3个细胞层分化成一个完整的人体(图7)。3周末，胎宝宝的心脏就开始跳动了。

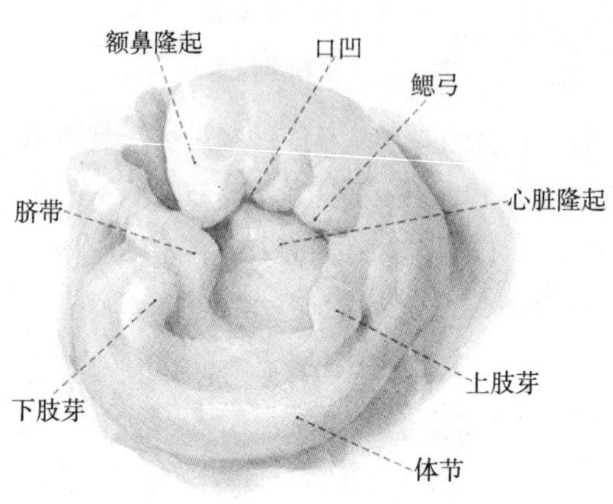

图7　三胚层（妊娠第四周的胚胎发育）

(2) 第二个月的胚胎发育

怀孕第8周的时候，胚胎长约2厘米，形状像葡萄。眼睛越来越清楚，鼻孔大开，耳朵深凹下去，胚胎的手和脚这时候看上去像划船的桨（图8），此时的胚胎中会有一个与身体不成比例的大头。此外这时候脑下垂体腺和肌肉纤维继续发育，心脏已划分为左心房和右心室，胚胎的器官已经开始具备了明显的特征。由于骨髓还没有形成，所以肝脏会产生大量的红细胞。从现在开始胎儿将迅速生长，并在几周内形成明显的轮廓。

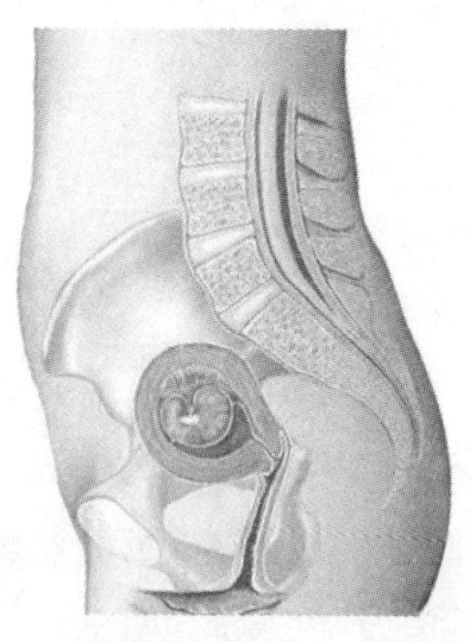

图8　孕两个月的胚胎

医学上将怀孕9周之前的胎儿称为胚胎或胚芽，9周后才开始称为胎儿。胚胎期是人体器官分化发育的时期，许多导致胎儿畸形的因素都非常活跃，大多数的先天畸形都在胚胎期。因此良好、持续的孕期保健是必不可少和至关重要的。为了母体和胎儿的健康，请坚持孕期检查！

(3) 孕3个月胎儿的发育

孕早期在本周即将结束了，3个月的胎宝宝有了巨大的变化。怀孕第12周的时候胎儿身长可达到6.5厘米，并且初具人形，其成长速度在本周越发惊人。手指和脚趾完全分开，部分骨骼开始变得坚硬（图9），维持生命的器官已经开始工作，如肝脏开始分泌胆汁，肾脏开始分泌尿液。

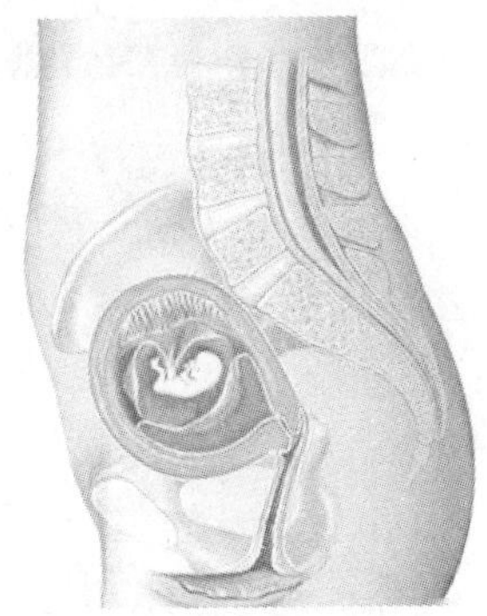

图9　孕3个月的胎儿

(4) 孕4个月胎儿的发育

16周的胎儿身长大约有12厘米，体重约150克，看上去像一个梨子（图10）。宝宝自己会在妈妈的子宫中玩耍了，最好的玩具就是脐带，他（她）有时会拉它，用手抓它，将脐带拉紧到只能有少量空气进入。大家不必太担心，16周的宝宝自己已有分寸，他（她）不会让自己一点空气和养分都没有的。另外循环系统和尿道在这时也完全进入了正常的工作状态，胎儿可以不断地吸入和吐出羊水了。

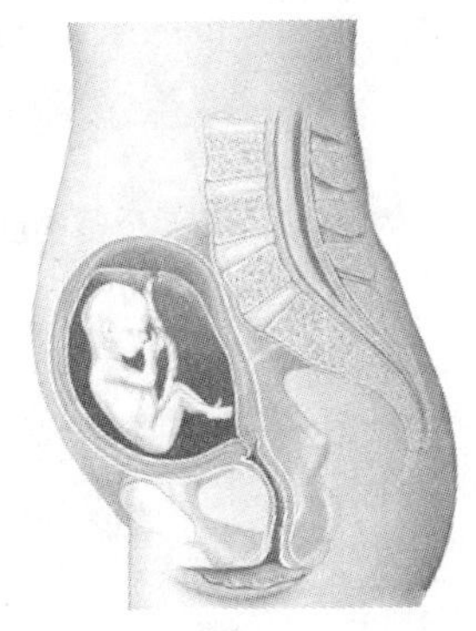

图10　孕4个月的胎儿

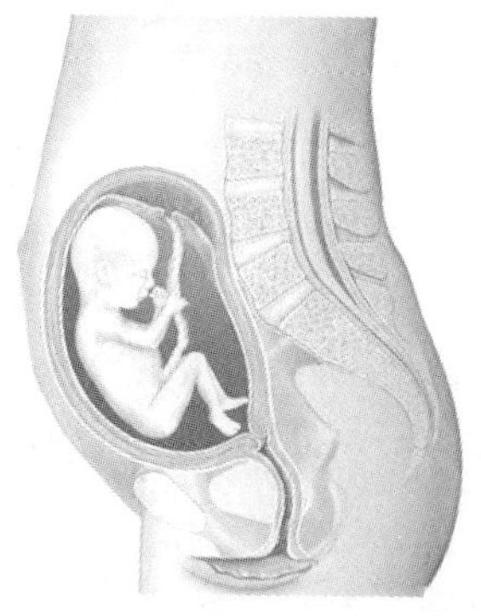

图 11　孕 5 个月的胎儿

（5）孕 5 个月胎儿的发育

怀孕第 20 周进入孕中期了，从现在开始宫底每周大约升高 1 厘米。胎儿的身长在 14 厘米 ~ 16.5 厘米之间，体重大约 250 克（图 11），头发也在迅速地生长。感觉器官开始按区域迅速发育，神经元分成各个不同的感官，味觉、嗅觉、听觉、视觉和触觉都从现在开始，在大脑里的专门区域里发育，神经元数量的增长开始减慢，但是神经元之间的相互联通开始增多。

胎毛和皮下脂肪开始生成。胎儿的心跳十分活跃，在羊水中胎儿的手脚可以自由地活动。

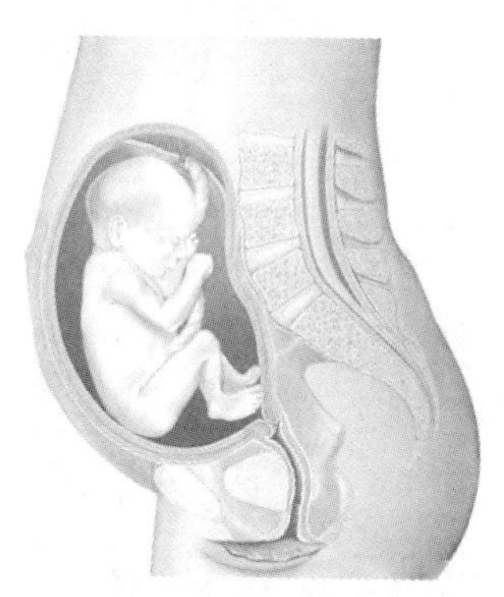

图 12　孕 6 个月的胎儿

（6）孕 6 个月胎儿的发育

24 周的胎儿现在身长大约 25 厘米，体重 500 多克。宝宝这时候在妈妈的子宫中占据了整个空间。宝宝此时身体的比例开始匀称，皮肤薄而且有很多的小皱纹，浑身覆盖了细小的绒毛（图 12）。

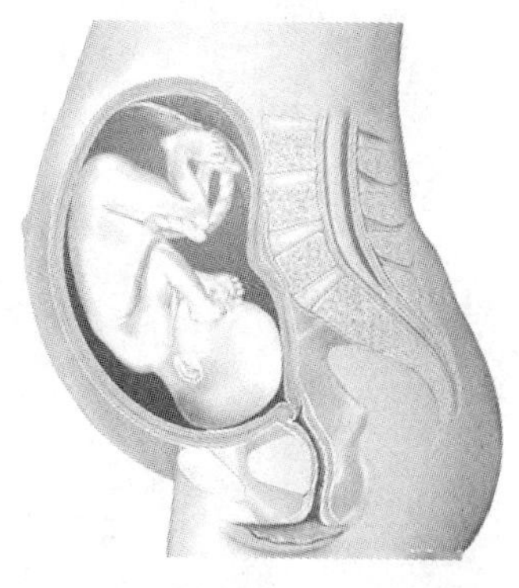

图 13　孕 7 个月的胎儿

（7）孕 7 个月胎儿的发育

28 周的胎儿现在坐高约 26 厘米，体重约 1200 克，这时的宝宝几乎占满了整个子宫，随着空间越来越小，胎动也在减弱（图 13）。尽管胎儿现在肺叶还没有发育成熟，但如果发生早产，胎儿在器械的帮助下也可以进行呼吸。

（8）孕8个月胎儿的发育

怀孕第32周，胎儿的身体和四肢还在继续长大，最终要长得与头部比例相称。体重为2000克左右，全身的皮下脂肪更加丰富，皱纹减少，各个器官继续发育完善，肺和胃肠功能已接近成熟，心脏和听觉器官大体已经发育完全（图14），已具备呼吸能力，能分泌消化液。活动渐渐增多，肌肉和神经都已经很发达。

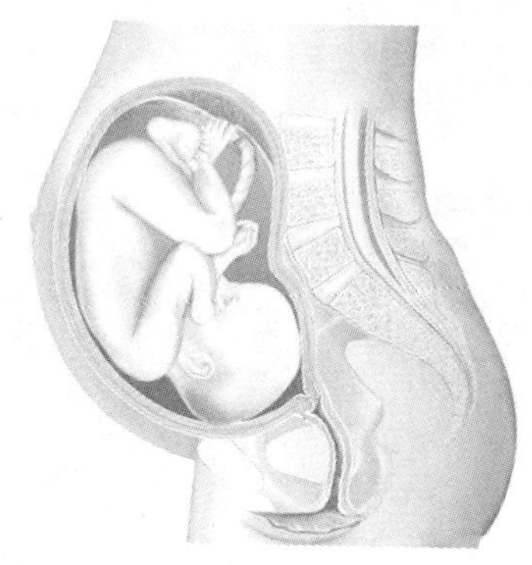

图14　孕8个月的胎儿

（9）孕9个月胎儿的发育

36周的胎儿仍然在生长，本周宝宝身长51厘米左右，体重约2800克，皮下脂肪形成出生后可以调节体温。同时宝宝也在为分娩做准备了，宝宝的头转向下方，头部进入骨盆（图15）。

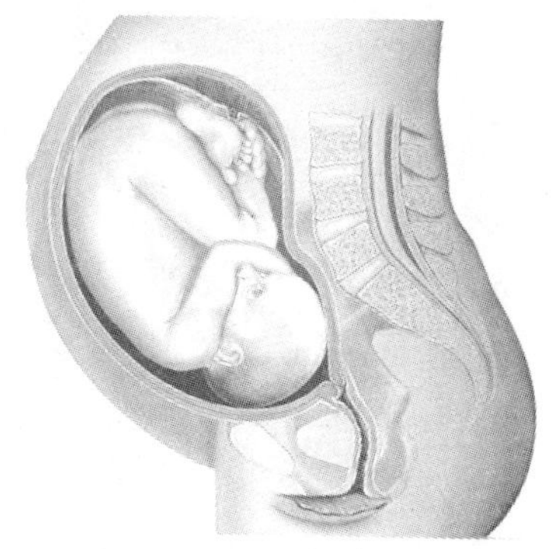

图15　孕9个月的胎儿

（10）孕10个月胎儿的发育

胎儿身长53厘米左右，体重3200～3400克（图16）。现在出生的宝宝是足月儿。通常情况下，男孩出生时的体重会比女孩重一些。宝宝在本周的活动越来越少了，似乎安静了很多，主要是因为胎儿的头部已经固定在骨盆中，随着头部的下降，宝宝便会来到这个世界上。

宝宝的体重在本周会继续增加，脂肪的储备会让孩子在出生后进行体温调节。宝宝此时身体各器官都发育完成，肺是最后一个发育成熟的器官，通常在宝宝出生后的几个小时内建立起正常的呼吸方式。

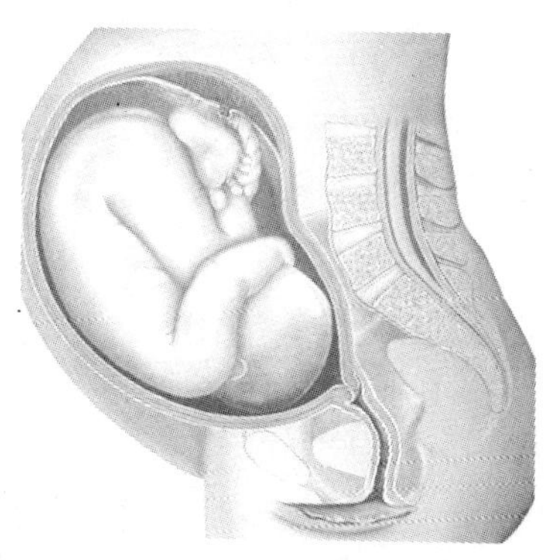

图16　孕10个月的胎儿

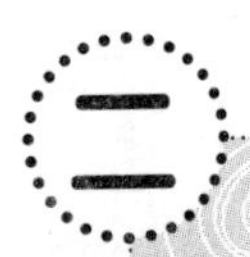

二 生殖生理

1. 女性生殖生理

(1) 外生殖器

女性外生殖器包括阴阜、大阴唇、小阴唇、阴蒂、前庭、前庭球、前庭大腺、阴道口和处女膜（图 17）。阴阜在耻骨联合前，由皮肤及很厚的脂肪层所构成，皮肤上长有阴毛。大阴唇在外阴两侧，为长圆形隆起，皮下为脂肪层，含有丰富的血管、神经。小阴唇是在大阴唇内侧的一对薄皱襞，表面湿润、淡红，内有丰富的血管、神经，感觉敏锐。阴蒂在两侧小阴唇的顶端，是一海绵组织。阴蒂相当于男子的阴茎头，有丰富的神经末梢，非常敏感。两侧小阴唇所圈围的空隙为前庭。前庭球位于前庭两侧，为静脉丛所构成，有勃起性。前庭大腺位于阴道口的两侧，前庭球的后方，左右各一，约黄豆大。性兴奋时，分泌黄白色黏液，以润滑阴道口。阴道口在尿道口下方，其周围有一层薄膜，叫处女膜。处女膜中央有一孔，孔的形状、大小和厚薄因人而异。

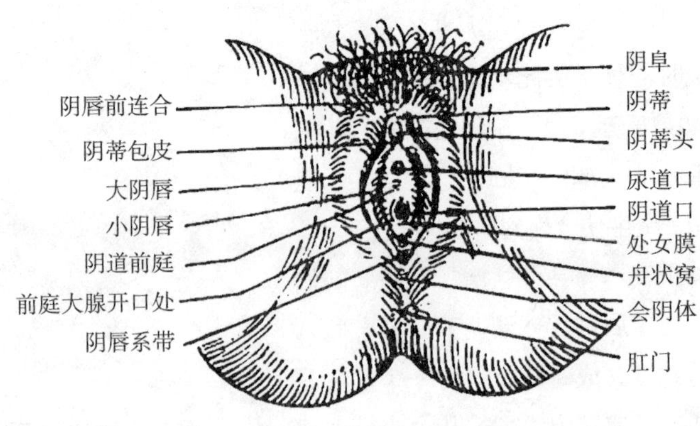

图 17 女性外生殖器示意图

①阴阜

耻骨联合前方的隆起部，下邻两侧大阴唇。阴阜上生有阴毛，多呈梯形、倒三角形、长方形分布，具有调节局部温度和缓冲双方身体碰撞时的冲击力的作用。阴阜皮下有圆形脂肪垫组织，具有减震缓冲作用。

②阴蒂

阴蒂是与男性阴茎同源的器官，两者都是由相同的胚胎组织演变而来的。阴蒂是女性生殖器官中唯一不具有生殖功能的器官，也是人类唯一与性感受和性功能有关的器官。阴蒂富含神经末梢，对触觉十分敏感，是女性最重要的性兴奋和性快感区。在对性行为，特别是女性性行为持否定态度的一个半世纪前，西方曾以阴蒂切除术来公开治疗“强迫性手淫”的女性。直至今日，在中东、非洲、大洋洲的许多地区的未开化民族和部落里仍盛行这种手术，为的是让女性变得更忠贞、更清心寡欲、更纯洁。显然，这种摧残女性的手段已日益受到当地女性的抵制和痛恨。

③阴唇

女性阴唇共两对，分别称大阴唇和小阴唇。

大阴唇是阴道口两旁的脂肪垫组织，前起阴阜，后至肛门前，在阴道口两侧构成长约7~8厘米的两道肉质屏障，保护阴道不受细菌的侵害，保持阴道的湿润。皮肤上覆盖有阴毛。女孩子的大阴唇是紧闭的，随着性交的发生及分娩，两片大阴唇将逐渐分开。小阴唇是大阴唇内侧的皮肤皱褶，呈薄片状，无阴毛生长。阴唇的大小、厚薄，个体差异很大，它与性功能没有直接关系。阴唇上含有丰富的神经末梢，感觉非常灵敏，在性刺激和性唤起中具有重要作用。

④阴道前庭

两侧小阴唇之间的一个菱形区域称阴道前庭，其前方有尿道口，尿液由此排出；其后方有阴道口，阴道口的两侧是前庭球。

⑤前庭大腺

前庭大腺是位于小阴唇内下方的一对小腺体，其功能并不十分重要，其腺管开口于小阴唇与处女膜之间的沟内。在炎症时，腺体可明显肿大。

⑥处女膜

未婚女性处女膜是弹性薄膜，它遮住了阴道口的一部分。它没有什么生理功能，也不是处女或贞洁的标志。有些女婴出生时就没有处女膜，现代女性在激烈运动时撕裂处女膜的现象也是十分常见的。因此，以初次性交有无疼痛或出血来判断女性是否为处女的做法既荒唐又不科学，如果女性因此而蒙受耻辱和责难是不公正的。

通常情况下，处女膜分为唇状（图18）、伞状（图19）、环状（图20）、和筛状（图21）4种。

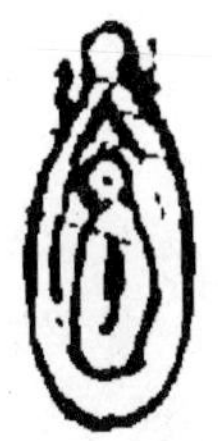
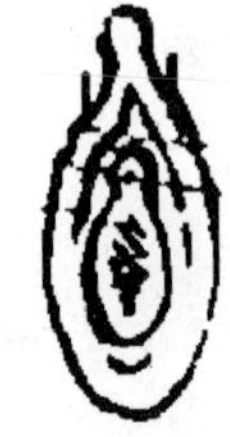
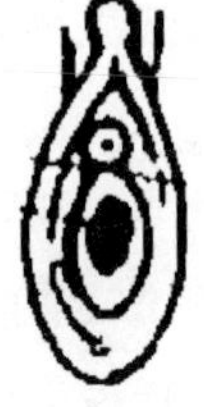
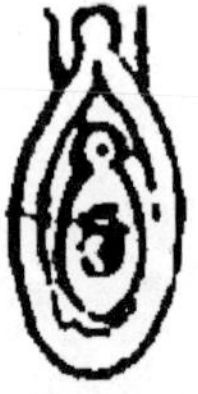

图18　唇状处女膜　图19　伞状处女膜　图20　环状处女膜　图21　筛状处女膜

（2）女性内生殖器官

女性内生殖器官由阴道、子宫、卵巢和输卵管组成（图22）。

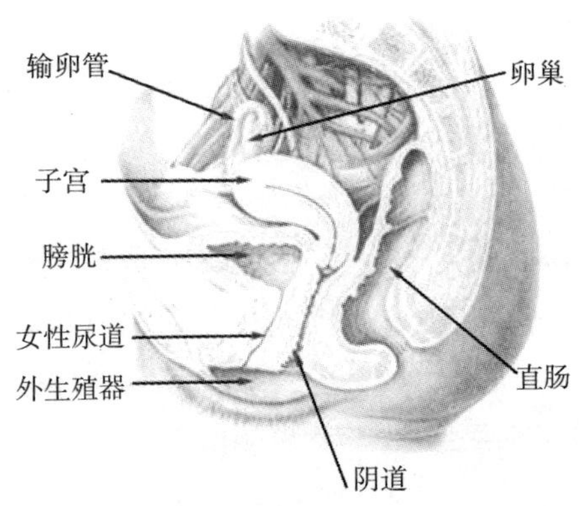

图22　女生内生殖器官示意图

①阴道

阴道是一个富有弹性的柔韧的中空管道，整个管道向后向上倾斜。它是女性的交媾器官，也是经血向外排出的通道和胎儿娩出的产道，伸展性很强。随着年龄的增长，阴道壁将变薄，皱褶会减少，弹性也减弱。

阴道的神经末梢主要分布于外端1/3，而内端2/3几乎没有神经末梢，因此性敏感区域为阴道外端1/3区域。在阴道、尿道、肛门四周的肌肉称为盆底肌肉，其中以耻骨尾骨肌最为重要。在分娩时它可以被拉长变薄，通过适当锻炼才能恢复原来的张力和强度。

阴道入口对压力和疼痛都十分敏感，若因紧张和焦虑而使周围肌肉收缩痉挛时，则不能发生性交，若因产伤高度扩张和松弛，会使双方的性快感受到明显影响。因此必须加强耻骨尾骨肌的锻炼，以保持其应有的张力和控制能力。

②子宫

子宫像一个倒置的梨，位于骨盆腔中央，长约7～8厘米，宽4～5厘米，厚2～3厘米。子宫在韧带的维系下呈前倾前屈位置。它的下部1/3为狭窄的子宫颈，宫颈外口与阴道相通，上部2/3较阔为子宫体，子宫体的顶部为子宫底，两侧为子宫角，与输卵管相通。宫颈内有宫颈管，内口通向宫腔。

子宫是胎儿孕育的场所，由三层组织构成：内膜层富含腺体，血液供应丰富；内膜随女性的年龄和月经周期而不断变化，在月经期，内膜脱落物是月经的主要成分；中层是很厚的肌层，它在分娩和性高潮时可产生强烈性收缩，富于弹性，能充分伸展以容纳足月胎儿；外层是子宫浆膜层，是腹膜的一部分。

③输卵管

输卵管是一对细长的以平滑肌为主的中空管道，内侧与子宫角相通，外端游离，靠近卵巢。外端呈漏斗状，末端有许多手指状突起，称输卵管伞，它们伸向卵巢，具有把卵“拾入”输卵管的作用。输卵管是精子与卵子相会、受精的场所，然后受精卵再下行到子宫腔内，着床于子宫。

④卵巢

女性具有一对约4厘米×3厘米×1厘米大小的性腺，位于子宫两侧，因能产生卵子而名为卵巢，它还能制造女性激素。

（3）骨盆

骨盆为生殖器官的所在部位，对生殖系统和性器官起保护作用。

（4）骨盆底

骨盆底是承载腹腔和盆腔脏器并使其保持正常位置的依托。骨盆底封闭骨盆出口，有尿道、阴道及直肠贯穿而出。骨盆底由多层肌肉和筋膜组成，共分3层。浅层有球海绵体肌、坐骨海绵体肌、会阴横肌和肛门外括约肌；中层又称泌尿生殖膈，由上下两层坚韧的筋膜及一薄层肌肉组成；内层又称盆膈，是骨盆底最坚韧的一层，由肛提肌组成，肛提肌又分为耻尾肌、髂尾肌和坐尾肌3部分。骨盆底与分娩及性生活密切相关，当完整的骨盆底结构因分娩等原因受到破坏时，则可能出现女性性功能障碍，锻炼盆底肌群或手术恢复骨盆底解剖结构，是治疗女性性功能障碍的重要方法。

2. 男性生殖生理

（1）男性外生殖器官

男性外生殖器官包括阴囊和阴茎两部分。

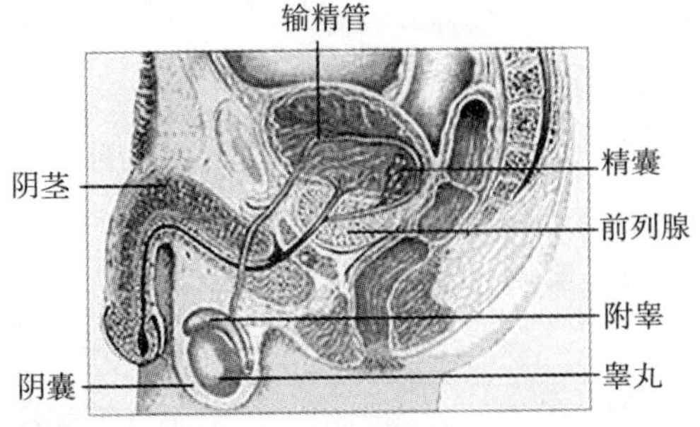

图 23　男性生殖器官剖面图

①阴茎

阴茎由 3 条海绵体外包筋膜和皮肤构成，其中阴茎海绵体有 2 条，尿道海绵体有 1 条，分根部、体部及头部。根部固定于会阴部，阴茎前端膨大部分形成阴茎头，头部与体部交接部较细，为颈部，是一环形沟，又称冠状沟。尿道海绵体内有尿道通过，开口于尿道外口（图 23）。阴茎未勃起时呈圆柱状，长约 7～9 厘米。勃起时，呈三棱形圆柱状，长度增加一倍以上，主要功能是完成性交。阴茎外面包有皮肤，包盖着阴茎头，称为阴茎包皮。阴茎海绵体内的特殊结构是阴茎勃起功能的重要组织结构，而阴茎勃起又是完成性交的先决条件。

②阴囊

阴囊为一皮肤囊袋，位于阴茎的后下方。阴囊的皮肤薄而柔软，有少量阴毛，色素沉着明显。阴囊壁由皮肤和肉膜组成。肉膜含有平滑肌纤维。平滑肌随外界温度呈反射性的舒缩，以调节阴囊内的温度，有利于精子的发育。在外界温度高时，平滑肌舒张；而外界温度低时则收缩。肉膜在正中线向深部发出阴囊中隔将阴囊腔分为左、右两部，分别容纳两侧的睾丸和附睾（图 23）。

（2）男性内生殖器官

男性内生殖器官包括睾丸、附睾、输精管、射精管、前列腺、精囊腺（图 24）。

①睾丸

睾丸是男性生殖腺，左右各一，呈卵圆形，由精索将其悬吊于阴囊内，长约 4～5 厘米，厚约 3～4 厘米，各重 15 克左右。是产生雄性生殖细胞（即精子）的器官，也是产生雄性激素的主要内分泌腺。

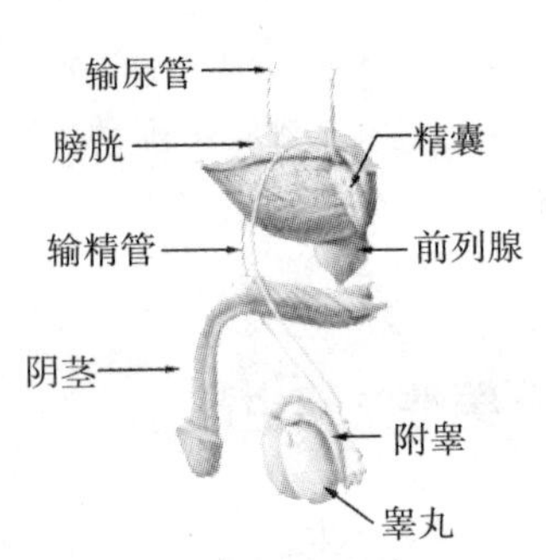

图 24　男性内生殖器官示意图

②附睾

附睾外形细长呈扁平状，又似半月形，左右各一，约长 5 厘米，附于睾丸的后侧面。

附睾有储存和排放精子、促使精子成熟和

分泌液体供给精子营养作用。上述生理功能是通过附睾上皮细胞的吸收、分泌和浓缩机能来完成的。

③精索、输精管及射精管

精索：精索起于腹股沟内环，终止于睾丸后缘，为系悬睾丸和附睾的柔软带，左右各一，全长约14厘米左右。精索内包含有输精管、动脉、静脉、神经及蜂窝组织，是保证睾丸的生精功能及成熟精子输送的主要途径。

输精管：输精管于输尿管与膀胱之间向正中走行，其末端膨大扩张形成输精管壶腹，最后与精囊管相汇合，是精子从附睾被输送到前列腺部尿道的唯一通路。

射精管：射精管是输精管壶腹与精囊管汇合之后的延续。射精管很短，长仅为2厘米左右，管壁很薄。

④精囊腺、前列腺和尿道球腺

精囊腺：精囊腺为一对扁平长囊状腺体，左右各一，表面凹凸不平呈结节状。是一对长椭圆形、屈曲状囊状器官，上宽下窄，前后稍扁。通常输精管壶腹为贮存精子的主要地方，当贮存超过它的容量时，精囊腺才发挥它的作用。精囊腺的主要功能是分泌一种白色或淡黄色的黏稠胶状物质，泌液物为精浆液，是组成精液的一部分，占精液的70%左右，对精子的存活有重要作用。

前列腺：前列腺为一个栗子状的腺体，有中间凹陷沟，左右两侧稍隆起，重约18克。前列腺能分泌前列腺液，主要为精浆液，含有多种微量元素及多种酶类。

尿道球腺：尿道球腺左右各一，位于尿生殖膈上下筋膜之间的会阴深囊内，开口于球部尿道近端。可分泌少量液体，为精浆的成分之一。

⑤尿道

男性尿道既有排尿功能，又有排精的功能。

尿道是一条较细的管道，全长约12厘米，内口连着膀胱，外口在阴茎头上．输精管、精囊腺、前列腺等都在尿道开口，所以，男性尿道具有排尿和射精的双重功能。在前尿道中有许多非常细小的腺体，集合成尿道球腺，它能分泌出少量透明的、稀薄的、呈碱性的润滑液体，在性交时，能够滑润阴茎，使阴茎易于插入阴道。尿道球腺的分泌作用一般多发生在阴茎勃起、尚未性交的时候。可见这种润滑剂的分泌是性器官准备性交、表达精神渴望的明显过程，其中精神上的感情因素对尿道球腺的分泌功能起着关键的作用。

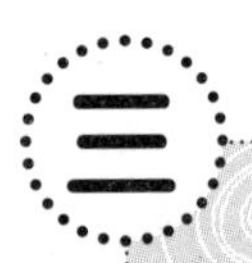

三 不孕症的定义及分类

1. 不孕症的定义

有生育要求的夫妇同居一年以上，有规律的性生活、未避孕而未受孕者（包括不孕与不育），称为不孕症。

（1）什么是不孕症

为了准确地了解不孕症患病率和病因分类，世界卫生组织于20世纪80年代在25个国家的33个中心组织了一次采用标准化诊断的不孕症夫妇调查，结果表明，发达国家有5%～8%的患者受到不孕症的影响，发展中国家一些地区不孕症的患者可高达30%，全世界的不孕症患者人数约为8000万～1.1亿。不孕症病因主要是精子或卵子的功能异常，或生殖道的障碍，指精子和卵子不能相遇、结合和着床。

（2）什么是不育症

不育是指虽有过妊娠，但均以流产、早产、死胎或死产而告终，从未获得活婴者。所以，不育是精子与卵子已经结合，在子宫内膜着床后因胎儿成长障碍或娩出障碍或新生儿残废而不能获得活婴。

有时不孕和不育是难以区分的，一般可以笼统地称为不育症，习惯上，把女性因病引起的不孕视为女性不孕症，男性因病所致配偶不孕者视为男性不育症。

2. 不孕症的分类

（1）按不孕史分类

根据是否有过怀孕经历分为原发性不孕和继发性不孕。

①原发性不孕

原发性不孕是指结婚后 2 年内从未受孕或分娩者。

②继发性不孕

继发性不孕则是指曾有分娩或流产史，后因某种因素导致 2～3 年以上未再怀孕者。

（2）按妊娠可能性分类

按妊娠可能性分为相对性不孕和绝对性不孕：

①相对性不孕

是指夫妇一方或双方由于某种因素阻碍受孕，或生育力下降引起暂时性不孕，经过恰当处理或治疗后仍不能怀孕者，如子宫发育不良、子宫极度前屈、后倾或后屈、内分泌失调、男方少精症（精子计数小于 2 千万/毫升）、弱精症（活动率较低）及男女双方的免疫因素等所致的不孕。

②绝对性不孕

是指夫妇一方或双方先天或后天有严重的解剖或生理方面的缺陷无法纠正，或经过治疗后仍不能受孕者。先天性疾患，如子宫或卵巢等先天缺如；睾丸先天发育不良；后天性疾患，如生殖器结核或肿瘤均可严重破坏生育能力，而导致绝对性不孕。

（3）按不孕原因归属何方分类

如果按不孕原因归属何方可分为：

①男性不育

男性不育症是指由于男性因素引起的不育。临床上把男性不育分为性功能障碍和性功能正常两类。

②女性不孕

因女方因素造成的不孕不育症。

（4）按不孕的性质分类

①生理性不孕与病理性不孕

生理性不孕： 某些生理状态下女性不能受孕，称为生理性不孕。如青春期、妊娠期、月经期、哺乳期和更年期。

青春期、哺乳期的不孕是相对的，如同房，应避孕。

病理性不孕： 病理性不孕就是我们俗称的“不孕症”。指生理功能紊乱、器质性病变、炎症、肿瘤、结核、梅毒等由于病理变化而引起不孕。

②器质性不孕与功能性不孕

器质性不孕： 器质性不孕是指生殖器的病理解剖变化引起的不孕，如生殖系统炎症、肿瘤、畸形等。

我国古代所说的“五不女”“五不男”就属于这个范畴。民间所说的“石女”“阴阳人”也属于这一类。

功能性不孕： 功能性不孕主要是指内分泌异常引起的不孕。例如盼子心切、精神过度紧张、焦虑、忧郁导致排卵障碍所致月经紊乱、高催乳素血症等都属于功能性不孕。

③先天性不孕与后天性不孕

先天性不孕： 所谓先天性不孕，就是育龄夫妇一方或双方患有先天性的生殖功能障碍，而不能受孕者。

后天性不孕： 后天性不孕症是没有生殖发育异常和身体其他方面的疾病，但是也不怀孕的情况。这样的情况一般的是可以预防和治疗的。

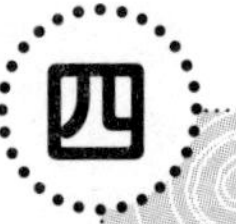

四 影响怀孕的因素

1. 女性不孕因素

无排卵性不孕是女性不孕的主要原因，主要表现为月经周期长短不一，多为月经稀发或闭经，其中，多囊卵巢综合征占月经稀发的90%，占闭经的30%。另外，输卵管梗阻或功能受损（最多见的是衣原体感染）或输卵管卵巢粘连（因外科手术或子宫内膜异位所致）占不孕的20%。

（1）卵巢与月经

①卵巢

卵巢，是女人孕育生命的源头。

卵巢是孕育卵子的器官。虽然成人的卵巢只相当于本人拇指指头大小，但却掌管着卵子的制造和释放的工作。任何一点小小的差错，都会使孕育过程难以实现。说卵巢是生命的源头，一点不为过。

如果卵巢不能孕育成熟的卵子，那么，怀孕是不可能的。

②月经

月经，是女人孕育能力的晴雨表。

规律的月经是卵巢功能正常的标志。每次月经来潮，都意味着你的卵巢尽职地释放了一枚卵子，虽然不能保证这枚卵子的质量如何、是否能与精子相遇。月经在25岁到35岁之间最规律，卵巢的功能也相对最稳定。因此，医学专家建议的25～30岁的最佳生育时间是非常科学的。医学上普遍认为女性的卵巢功能从35岁后就开始逐步下降。但事实上，每个人对自己的护养方式不同，卵巢的生理年龄也不一样。

月经不正常，直接影响生育能力。

（2）阴道与宫颈

①阴道

阴道是进行性行为的场所，能存储精液，是精子进入宫腔的必经之路。如果外阴、阴道发生了器质性或者功能性的疾病，就会影响精子和精液正常进入并存储在阴道里，进而影响到精子的功能而导致不孕。

外阴阴道性不孕的主要原因有处女膜闭锁、阴道横隔、阴道纵隔与双阴道、先天性无阴道与阴道炎症。以上因素都是精子成功穿越的障碍。

②宫颈

宫颈和阴道是考验精子的第一道关口。卵子能否遇到精子，第一步就是要通过它的考验。因为有宫颈黏液的存在，精子要想进入子宫要穿过一个“迷宫”，穿越“迷宫”的难易程度是由宫颈黏液的量和形状来决定的。

③宫颈疾病

任何宫颈疾病都可以断送精子前程，造成不育。

临床发现，雌激素不足或宫颈管感染，都会改变黏液的质和量，影响精子活力和进入子宫。宫颈息肉、宫颈肌瘤则能堵塞宫颈管，从而影响精子通过导致不孕。

（3）输卵管与子宫

①输卵管

精子和卵子成功相遇才能产生新的生命。

输卵管是精卵结合的要塞，它一方面提供精卵相遇的场所，另外还为精卵受精及早期胚胎发育提供养分；同时，还负责运送卵子、胚胎至子宫腔内。如果输卵管通畅不佳，精子和卵子不能成功相遇，受孕失败，就不能产生新的生命。

受精卵的着床，需要畅通的输卵管的支持。炎症或手术都有可能引起输卵管粘连，从而影响输卵管拣拾卵子及蠕动功能，无法正常运送受精卵到达子宫内。粘连严重的输卵管更犹如断掉的鹊桥，让精子和卵子只能彼此眺望而无法结合。

②子宫

子宫被称为生命的摇篮。一枚受精卵如果遇到了一个温暖舒适的子宫环境，会更快乐健康地在这里安家。着床以后，子宫内膜开始积极地生长、增厚，为受精卵提供更全面的服务。如果受精卵不能成功安家，就不会有新生命的出现。

③子宫疾病

子宫内膜异位：子宫内膜异位症是精卵无法相遇的罪魁。

由于子宫内膜异位，会让一颗充满生命力的卵子无论如何也无法拥抱哪怕最茁壮的精子。临床发现，30%左右的女性不孕是因为子宫内膜异位症在作怪。

子宫肌瘤：子宫肌瘤，会让受精卵无法安家。

受精卵是位挑剔的住客。一般情况下，子宫里如果有肿瘤或炎症，辛苦到达的受精卵就不能着床生长发育。另外，子宫内膜结核、子宫内膜息肉或子宫内膜分泌反应不良等问题都会影响受精卵着床，降低妊娠率。形象地说，受精卵就是一位挑剔的豌豆公主，如果“床垫”不够舒服就会夭折，子宫黏膜下肌瘤就是那粒致命的豌豆，可造成不孕或孕后流产。

子宫腔粘连多因刮宫、宫腔手术所引起，常伴有感染，并留下疤痕，易导致习惯性流产。

2. 男性不育因素

在不育夫妇中，女性生育能力正常而男方生育能力低下，为男性不育症。

在男性不育症方面，精子功能异常（包括形态、数量、成活率和黏液穿透性异常）、性功能障碍、输精管梗阻或缺如是导致男性生育能力下降的主要原因，其次是遗传因素和先天发育异常，再就是不良生活习惯及一些器质性病变。

(1) 遗传性疾病与男性不育

研究表明，细胞遗传学异常可导致男性不育，其发生率为2%～21%。

①性染色体异常

性染色体异常是男性不育的重要原因，这类疾病的临床共同特点是导致精子发生异常。如先天性精曲小管发育不全、XYY综合征、XX男性综合征等。

②常染色体畸变

在男性不育病人中，常染色体畸变的发生率在0.3%～7.2%，常染色体数目畸变、包括常染色体结构畸变、减数分裂染色体异常、男性特纳综合征、单纯支持细胞综合征、男性假两性畸形综合征。

(2) 内分泌异常

男性内分泌异常与男性不育密切相关。临床上常见的有：

①原发性睾丸功能衰竭。

除遗传性疾病外，还包括强直性肌营养不良症、隐睾、睾丸炎等。

②继发性睾丸功能衰竭。

如性幼稚－嗅觉丧失综合征、高催乳血症、血色素沉着症、肥胖性生殖无能综合征等。

③其他内分泌异常（肾上腺疾病、甲状腺疾病、糖尿病等）。

(3) 输精管道梗阻

①原发性梗阻，包括附睾先天性缺陷、输精管先天异常、射精管先天异常等。

②继发性梗阻，如感染、手术或意外损伤、附睾肿瘤等。

(4) 免疫性不育

主要是抗精子抗体引起的男性免疫性不育。

(5) 性交或射精障碍

在男性不育的原因之中，也包括了性方面的问题，如某些“不育”症，实际上是不懂生育，也就是性生活不正确或不正常，当然不会生育。因性问题引起的不育有以下两种情况：

一是性功能正常，而性交方法和时间掌握不当；二是性功能障碍，使性交不能正常进行。

（6）精索静脉曲张

在青年男性中，精索静脉曲张的发病率约为15%。近年来研究表明，精索静脉曲张是男性不育的重要原因之一。在男性不育患者中，精索静脉曲张性不育占15%～20%。

（7）生殖道感染

生殖道感染包括特异性感染和非特异性感染两类。不论哪类生殖道感染，均可降低睾丸生精功能，阻塞输精管道，影响附性腺的功能，亦是导致男性不育的原因之一。

（8）不良习惯与嗜好

①抽烟

科研调查数据显示，抽烟是男性精子数量下降的最主要因素，大量吸烟的男子容易患不育症。

②饮酒过量

过量的饮酒可导致男性精子质量下降，影响受孕。

③手机辐射

手机长期放在裤兜里，睾丸就会受到手机辐射，从而影响精子的生成与精子质量，是男性不育的影响因素之一。

④麻醉剂

麻醉剂和毒品等对男性精子也有极大危害，而且还会持续很长时间。

⑤穿紧身裤

常穿紧身裤，特别是过紧的牛仔裤，会提高阴囊温度，伤害精子，对男性生育能力有损害。

（9）高温环境

①常洗桑拿

因为高温蒸浴直接伤害精子，并抑制男性精子生成，所以，常洗桑拿影响男性生育能力。

②高温作业

长期在高温环境下工作，对精子生成不利，可能会影响生育功能。

(10) 药物与杀虫剂

①药物

药物中的镇静剂、安眠药、抗癌药物、化学药物中的马利兰、激素类药等有碍于精子的生成，因此男性应尽量避免长期、大量接触这类有害物质。

②杀虫剂

生活中常用的杀虫剂的主要成分为拟除虫菊酯，这类物质可以使男性的前列腺对睾丸酮的吸收降低，并可改变类固醇激素在附属性腺中的代谢与结合，从而影响精子的生成。

③洗洁精

洗洁精是由烷基苯磺酸钠、脂肪醇聚乙烯等化学成分合成的，从理论上讲无毒，但有些有害物质的单体可通过皮肤、消化系统进入体内，被人体吸收。当这些有害物质在人体内达到一定量时，就会危害人的身体健康，尤其是男性的生殖系统，更容易为其所侵害。

(11) 其他方面

①营养

精子的制造与生长都需要丰富的营养，若是男性有偏食的习惯，会造成营养摄取不均，让精子饿了肚子，当然会引起精子虚弱、衰竭，甚至死亡，影响男性的性欲及性功能。

②开车久坐

长期开车或者久坐不动会压迫盆腔供血不足，血氧量减少，就使能量、营养物质减少，造成精子活力下降。

③超重和肥胖

超重和肥胖者不仅精液量（精子数量）较少，而且正常精子数量也不多。

为什么肥胖会影响男人的精子数量和质量？现在有一些理论和假说，其中比较得到认同的是三种。

一是脂肪组织会影响到性激素代谢，由此可能妨碍精子的生成和精子质量。

二是温度可能对精子生成造成负面影响。人的正常体温是37℃左右，而精子生成的最佳温度要比正常温度低2℃。

三是肥胖男子脂肪较多，因而他们的体温比正常人更高。阴囊部位的温度高，会直接影响到睾丸的生精能力，造成精子生成减少；即使精子生成数量不受影响，但生成后的精子质量也会受影响。

3. 疾病因素

以下疾病不仅直接影响孕妇的健康，而且怀孕后也影响着胎儿的成长与发育，准备怀孕的夫妇一定加以重视，在以下疾病治愈后再怀孕。

（1）贫血

怀孕前如果贫血，怀孕后早孕反应影响营养的吸收，再加上宝宝生长的需要会使贫血加重。重度贫血可致宝宝宫内发育迟缓、出现早产或死胎，可使孕妇发生贫血性心脏病、心力衰竭、产后出血、产后感染等。贫血直接影响孕妇的健康，更不利于宝宝的成长。因此，计划怀孕的女性，应在贫血得到治疗并已彻底纠正后再怀孕。怀孕后还要定期检查，继续注意防治。

（2）内科疾病

①心脏病

正常孕妇在怀孕晚期，由于身体负荷的加重会感到心力不支，因此，原有心脏病的孕妇随着怀孕时间的增加会出现心功能不全，从而导致流产、早产、胎盘功能不全等。因此，患有心脏病的女性应在怀孕前慎重考虑，请教医生是否能够承受怀孕，在得到医生允许后，也要比正常孕妇多注意休息，避免过度劳累，并在医生的指导下度过整个孕期。

②肾脏病

肾脏疾病非常不利于怀孕。患有这种疾病的女性一旦怀孕，易较早合并妊娠期高血压疾病，可导致胎儿流产、早产等；同时，不利于胎儿发育，更可能危及孕妇本身，导致肾功能衰竭和尿毒症。患有此病的女性，怀孕前一定要积极治疗，在未经过医生的确认之前，不可贸然怀孕。

③高血压

与肾脏病相同，孕妇高血压易出现妊娠期高血压疾病。患有此病的女性怀孕前应该积极治疗，保持血压的稳定，在医生指导下怀孕。怀孕后必须注意孕期保健及定期检查，采取低盐饮食，定期找医生进行咨询。

（3）传染病

①结核病

女性怀孕前，具有开放性传染的结核病，怀孕后可致宝宝流产、早产，而孕期的抗结核药物治疗，有可能影响宝宝的发育，因此，应在结核病治愈后再考虑怀孕。这一点计划怀孕的夫妇一定谨慎对待。

②肝炎

患过肝脏疾病的女性，怀孕前应在医生指导下做相应检查。有些类型的肝炎可通过胎盘垂直传播给宝宝，如乙型肝炎等。同时，怀孕会增加肝脏负担，可加重肝功能的异常，但并不是绝对不能怀孕和分娩。患有肝脏疾病的女性一旦怀孕，应在医生的正规治疗和指导下进行孕期保健。

③性病

如果夫妇一方在怀孕前曾患有性病，如疱疹病毒感染，经过正规的治疗，在孕期不再复发或发生新的感染，可以有正常的妊娠。如果是在孕期发生感染或复发，或病毒培养呈阳性反应，对宝宝会有很大的危害，可以导致胎儿发育迟缓，分娩后便可在宝宝的眼睛、口腔和皮肤黏膜等处出现疱疹病毒感染的征象。因此，夫妻双方在怀孕前要彻底进行治疗。

（4）糖尿病

那些原来就有潜在糖尿病倾向的女性，怀孕后可出现孕期糖尿病。无论是原有糖尿病的女性，还是怀孕后出现糖尿病的孕妇，都可能并发妊娠期高血压疾病。如不能很好地控制病情，可以导致宝宝流产、早产，甚至出现死胎，或有分娩巨大儿的可能。因此，这类女性应在怀孕前向内分泌医生咨询，采用合理的饮食疗法及相应的药物治疗，在医生的监护下怀孕与分娩。在现代医学的支持下，糖尿病的孕妇也会拥有一个健康的孩子。

（5）泌尿系统疾病

患有膀胱炎、肾盂肾炎这类疾病的女性一旦怀孕会使病情加重。因此，如果计划怀孕，一定要在彻底治愈后再怀孕，尽量避免怀孕中疾病的复发。

4. 心理因素

（1）悲观心理

有些夫妇，结婚时夫妻感情很好，由于婚后不孕，膝下无子，人生似乎失去了亮丽的色彩，悲观厌世，对性生活也失去了兴趣，以致夫妻性生活不和谐，进一步增加了受孕的难度。

（2）抑郁心理

不孕病人往往精神疲惫，抑郁易怒，胸闷乳胀，四肢无力，腹部胀气，苦恼万分，精神负担很重，抑郁成疾便不能受孕。

（3）焦急心理

有的夫妇得了不孕症，盼子心切，病急乱投医。听说某地名医有祖传秘方，就慕名登门求医。听说远方有某名医治疗不孕症有高深造诣，千里寻医在所不惜，东碰西撞，缺乏规范的检查和治疗，贻误了最佳治疗时机，以致不孕或不育。

（4）恐惧心理

某些神经质类型患者，由于多方面的原因，对性刺激敏感，性交怕痛，甚至恐惧性交，出现阴道痉挛，无法进行性生活，往往造成多年不孕。

（5）紧张心理

一些不孕病人，旅途劳累，环境变迁，精神紧张，远地去接受“人工授精”，往往影响受孕成功率。有些新婚夫妇，实行旅游结婚，住亲戚家，斗室同居，精神紧张，出现暂时性阳痿，如缺乏性知识，心理压力无法解除，日后可发展至难治性阳痿，导致不孕。

（6）怕羞心理

一些高龄不孕不育夫妇，当询问他们为什么这么晚才想要孩子？为什么这么晚才找医生？他们往往叙述有结婚多年不孕史，由于思想闭塞、存有怕羞心理，不敢到医院检查，等年龄大了，心里着急，才硬着头皮去找妇科医生看病，耽误了治疗时机。

（7）“幻想”心理

有些女性结婚多年不孕，盼子心切，积思成疾，出现闭经，继而恶心呕吐，食欲不振，类似早孕反应，停经4到6个月时自觉出现“胎动”，继而脂肪肥厚，腹部膨隆，此即所谓“幻想妊娠”，其实此非真正妊娠。怎么会出现这些症状呢？有关研究表明，可能由于这种心理因素，通过下丘脑—垂体—性腺轴，破坏了体内正常的内分泌环境，引起了体内的孕激素增高，而使排卵抑制，故出现闭经。由于心理矛盾可转换成躯体症状，故可表现恶心、呕吐、胎动等症状，医学心理学上称为“转换性癔症”。

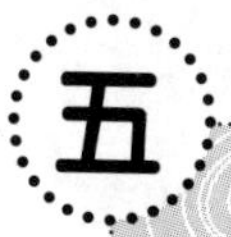

五 不孕症的中医诊断

中医对不孕症的诊断，依据望、闻、问、切“四诊”所取得的病史资料、临证所见，结合现代医学的检查结果进行“辨证”，也就是诊断。

1. 女性不孕的中医诊断

（1）病因

中医对女性不孕症的诊断，在《广嗣纪要·择配篇》中有“五不女”之记载，即螺、纹、鼓、角、脉。

螺者系指阴户外纹似螺丝样，旋入内难交合；纹，又称“纹阴”，指阴户小如箸头大，只可通，难交合；鼓，也称鼓花头，言阴户绷急似无孔；角，又谓之角花头，乃“阴核过大，性欲一动，亦能自举，状如阴中有角，故以角症名之”；脉，指月经不调或闭止者。

中医学认为女性不孕多由先天禀赋不足、房事不节、肾精不充，冲任脉虚；或肾阴不足，胞宫虚冷；或素体虚弱，阴血不足，胞脉失养；或情志不畅，肝气郁结，气血失和；或素体肥胖、恣食膏粱厚味，脾肾阳虚，蕴生痰湿，气机阻滞，冲任不通；或血淤凝结，症瘕积聚，积于胞中等引起。

（2）辨证

①肾阳虚不孕

常见初潮晚、月经后期、经行量少、色黯不鲜，甚至闭经，平时白带量多，腰膝酸软、腰骶部不温、腹冷肢寒，夜尿频、性欲淡漠，面色晦黯、苔薄白而滑、脉沉细而弱或沉迟无力。

②肾阴虚不孕

月经先期或后期、量少或闭经、经色红无血块，形体消瘦、头晕目涩、耳如蝉鸣、腰膝酸软、五心烦热、舌质嫩红、脉细数无力。

③血虚不孕

经行延后、量少色淡或闭经，面白无华或萎黄、头晕目涩、心悸怔忡、皮肤不润，舌淡、苔薄、脉细弱。

④肝郁不孕

求子心切、情志不调、精神抑郁、心烦易怒，月经紊乱、先后无定期，量多少不定，经前乳房胀痛、胸胁不舒、少腹胀痛，舌淡黯、苔薄白、脉弦。

⑤血淤不孕

经行后期，量多少不定，色紫黯、有血块，经行不畅，甚或漏下不止，少腹痛疼拒按、经前剧痛，舌质紫暗、或有淤点淤斑、脉弦涩。

⑥痰湿壅盛不孕

形体肥胖，面色晄白，月经紊乱，带下量多、色白稠黏，头晕心悸、胸闷泛恶，舌淡胖、苔白腻、脉滑。

⑦宫寒不孕

小腹清冷、喜暖、月经错后、量少色黯、夹有血块、经期小腹冷痛、带多质稀、苔薄滑、脉沉紧或沉迟。

2. 男性不育的中医诊断

（1）病因

中医认为，本病的发生原因，一为先天生理缺陷，如古人所说五不男：天、漏、犍、怯、变。一为后天病理变化，如古人认为有六病，即精寒、气衰、痰多、相火盛、精少、气郁。以上二者均能致男性生殖器官器质性病变及性功能障碍而不育。男性不育与人体脏腑、经络、精、气、血都有关联。脏腑方面，与肾、肝、脾三脏关系密切，因肾藏精、主生殖；肝藏血，精血互生，肝主筋，前阴乃宗筋所会而成阴器，只有肝血下达冲任，宗筋气血才能充盈而振起，方能正常交媾；脾主运化，化五脏六腑之精气，藏之于肾，使肾精源源得以补充；经络为沟通脏腑与阴器间的通道。精、气、血化生于水谷，为人体生命物质基础。

男性不育症所涉及的病因较多，其病因之间相互关联亦较复杂，但主要应着眼于肾肝脾三脏功能，并注意详审其病情新久，精、气、血的虚实为重点，对于经络不通导致宗筋病变及阴器的异常亦应详查。

（2）辨证

①肾虚不育

婚久不育，阳事不举，或遗精早泄、精液量少、清稀，伴腰膝酸软、头晕耳鸣、健忘失眠、心悸、舌质淡，苔薄白，脉沉细无力。

②脾虚不育

婚久不育，伴食少纳呆，倦怠乏力，形体消瘦，心悸少寐或见精液清稀，舌质淡红，苔薄白，脉沉缓。

③肝热不育

婚后久难致育，伴心烦口苦，烦躁易怒，阳强易举，遗精早泄，精液量少质稠，排尿排精疼痛，便干溲黄，舌红，苔黄，脉沉弦数。

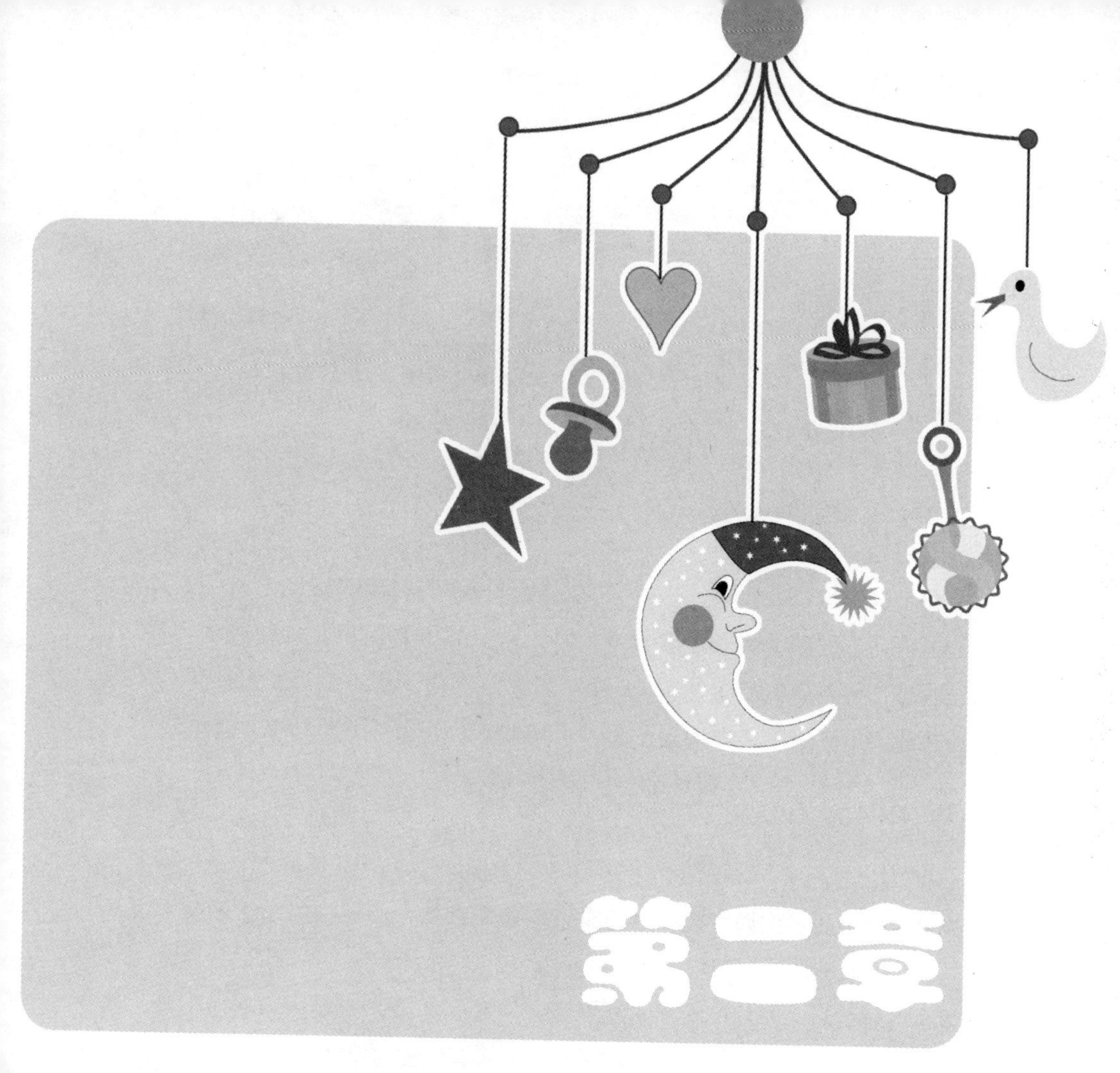

第二章

女性不孕的预防与治疗

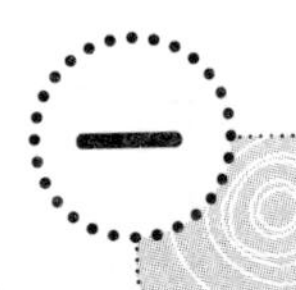

一 要想怀孕，先要调好月经

1. 月经不调

月经不调也称月经失调，是妇科常见病，表现为月经周期或出血量的异常，常伴有月经前、经期时的腹痛及全身症状。常见原因是器质性病变或功能失常。许多全身性疾病，如血液病、高血压病、肝病、内分泌病、流产、宫外孕、葡萄胎、生殖道感染、肿瘤（如卵巢肿瘤、子宫肌瘤）等均可引起月经失调。

（1）月经不调的原因与症状

①发病原因

神经内分泌功能失调引起：主要是下丘脑—垂体—卵巢轴的功能不稳定或是有缺陷，中医又称为月经病。

卵巢问题引起：育龄期女性月经不调，一般多是因为卵巢黄体功能不好，虽然有月经周期，但是周期缩短，经期延长，或者月经出血比较多。

器质性病变或药物引起：器质性病变或药物等引起，包括生殖器官局部的炎症、肿瘤及发育异常、营养不良；颅内疾患；其他内分泌功能失调，如甲状腺、肾上腺皮质功能异常、糖尿病、席汉氏病等；肝脏疾患；血液疾患等。使用治疗精神病的药物；内分泌制剂或采取宫内节育器避孕者均可能发生月经不调；某些特殊职业容易出现月经失调甚至闭经。

②基本症状

经期提前：指月经周期缩短，短于 21 天，而且连续出现 2 个周期以上，大多为排卵型功血，基础体温呈双相，卵泡期短，仅 7～8 天，或黄体期短于 10 天，或体温上升不足 0.5℃。

经期延迟：指月经延长，长于 35 天以上，甚至 40～50 天行经一次，并连续出现两个月经周期以上。如果排卵，基础体温呈双相，但卵泡期长，高温相偏低；如果没有排卵，基础体温呈单相。

经期延长：月经周期是正常的，但行经时间长，超过7天以上，甚至2周或更长时间。有炎症者伴有小腹疼痛，经期加重，白带量多，色黄或黄白、质稠、有味。黄体萎缩不全者有时伴有月经量多。

月经失调还有月经先后不定期：月经提前或延迟，周期或短于21天，或长于35天。

（2）月经不调的诊断

①既往病史

医生在门诊时会详细询问病史，查找可能的原因，患者要准确地提供相关资料，配合医生的工作。

②身体检查与妇科检查

身体检查：以了解有无严重的全身性疾病。

妇科检查：以了解生殖器官有无畸形、肿瘤或炎症。

③辅助检查

卵巢功能检查：子宫内膜活检（确定卵巢是否排卵，并可以排除子宫内膜的病变的性质）；阴道脱落细胞检查（检查卵巢功能）；宫颈黏液结晶检查；血清E2、P测定；基础体温测定。

垂体功能检查：直接测定血LH、FSH水平及PRL水平；垂体兴奋试验。

影像学检查：X线检查、子宫碘油造影可了解子宫内腔情况；B超检查了解卵巢有无排卵多囊性改变及有无肿瘤；蝶鞍正侧位断层可了解有无垂体肿瘤；宫腔镜或腹腔镜检查，诊断并治疗子宫腔及盆腔器官的病变。

（3）怎样治疗月经不调

①月经不调的西医治疗

药物治疗：确诊为神经内分泌功能失调所致的月经病，在治疗上应根据病情的轻重及患者的具体情况，采用不同的药物治疗方案。

出血与贫血：由于经期长及经量多造成。除一般止血措施外，可酌情选用激素或刮宫止血。

周期紊乱：可采用雌激素、孕激素单一或联合的周期治疗，也可用中药治疗。

不孕：下丘脑—垂体—卵巢轴功能失调引起的卵巢排卵障碍，是月经病和不孕的主要原因。有些患者虽然排卵但黄体功能不足，也能引起月经病和不孕。根据患者情况选择不同的促排卵药物，改善卵巢的功能或代替垂体及下丘脑的部分功能。

物理疗法：这种方法是利用热效应和生物效应，使子宫内膜的病变组织的蛋白质在高温的作用下坏死、脱落，达到子宫内膜止血、脱落、修复等目的，能有效治疗深层组织疾病。同时可增强血液循环，改善局部代谢，降低肌肉及结缔组织张力，调节免疫功能，具有凝固力强、无组织炭化、创面修复好、治愈率高，不易复发等优点。

手术治疗：此方法是利用宫腔镜微创技术，检查子宫腔内的情况，如果有异常，及时进行处理，如子宫内膜息肉摘除、子宫黏膜下肌瘤剔除、宫腔粘连分离、子宫纵隔切除等，有效去除导致月经不调或引起女性不孕不育的原发病因。对治疗因子宫因素导致的月经不调有着其他疗法不可替代的作用。

腹腔镜治疗方法：子宫内膜异位症是导致月经不调、痛经常见的疾病。异位的子宫内膜随着月经周期的变化周期剥脱，会使患者出现周期性、持续加重的腹痛，痛苦不堪。由于内膜异症的临床表现变异很大，往往给诊断造成一定的困难。腹腔镜技术的出现有效地解决了这一问题。子宫内膜异位病灶有其典型的外观，因此在腹腔镜检查中可以很容易看到并取得活体检查的组织标本，并且在诊断的同时还可以做电凝破坏异位病灶，在对周围器官无任何损伤的情况下去除病因。因此，腹腔镜微创技术是目前国际上公认的子宫内膜异位症诊疗的“金标准”。

如果内膜异位症导致月经异常，可在腹腔镜下切除内膜异位病灶。

多囊卵巢综合征导致月经后期，可行腹腔镜下卵巢打孔，然后根据类型进行治疗。

②月经不调的中医辨证治疗

经期提前

气虚证

脾气虚证

【主要证候】月经周期提前，或经血量多，色淡红，质清稀；神疲肢倦，气短懒言，小腹空坠，纳少便溏；舌淡红，苔薄白，脉细弱。

【治疗原则】补脾益气，摄血调经。

【处方用药】补中益气汤。

黄耆10克，人参5克，白术10克，甘草3克，当归5克，陈皮5克，升麻5克，柴胡5克，生姜3片，大枣5枚。

肾气虚证

【主要证候】周期提前，经量或多或少，色淡暗，质清稀；腰膝酸软，头晕耳鸣，面色晦暗或有暗斑；舌淡暗，苔白润，脉沉细。

【治疗原则】补益肾气，固冲调经。

【处方用药】归肾丸。

熟地 10 克，山药 8 克，山茱萸肉 5 克，茯苓 10 克，当归 5 克，枸杞 10 克，杜仲（盐水炒）10 克，菟丝子（制）10 克。

血热证

阳盛血热证

【主要证候】经来先期，量多，色深红或紫红，质黏稠；或伴心烦，面红口干，小便短黄，大便燥结；舌质红，苔黄，脉数或滑数。

【治疗原则】清热凉血调经。

【处方用药】清经散。

丹皮 5 克，地骨皮 5 克，白芍 8 克，熟地 10 克，青蒿 5 克，黄柏 5 克，茯苓 10 克。

阴虚血热证

【主要证候】经来先期，量少或量多，色红，质稠；或伴两颧潮红，手足心热，咽干口燥；舌质红，苔少，脉细数。

【治疗原则】养阴清热调经。

【处方用药】两地汤。

生地 10 克，地骨皮 10 克，玄参 5 克，麦冬 5 克，阿胶 5 克，白芍 10 克。

肝郁血热证

【主要证候】月经提前，量或多或少，经色深红或紫红，质稠，经行不畅，或有块；或少腹胀痛，或胸闷胁胀，或乳房胀痛，或烦躁易怒，口苦咽干；舌红，苔薄黄，脉弦数。

【治疗原则】疏肝清热，凉血调经。

【处方用药】丹栀逍遥散加减。

丹皮 10 克，栀子 10 克，当归 5 克，白芍 10 克，柴胡 5 克，白术 5 克，茯苓 10 克，煨姜 5 克，薄荷 5 克，炙甘草 5 克。

经期延迟

阴虚证候

【主要证候】经期延迟，量少色鲜红，心烦口干，舌红，脉细数。

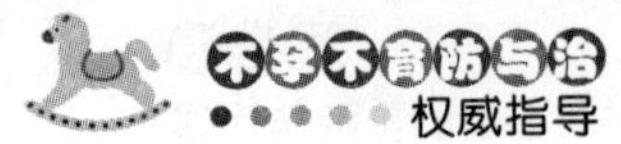

【治疗原则】养阴清热，调经止血。

【处方用药】两地汤加味。

生地15克，玄参12克，炒白芍12克，麦冬10克，地骨皮9克，阿胶9克(烊冲)，旱莲草12克，茜草炭12克。

加减：阴虚挟热者，加制军炭10克，生首乌12克；心烦心悸者，加生山栀10克，远志9克，磁石30克（先煎）；出血日久不止挟血块者，加生蒲黄12克(包煎)，赤石脂9克，地榆12克。

脾虚证候

【主要证候】经期延迟，经血淋漓不止，量少色淡，质清稀，神疲乏怠，纳少便溏。苔薄，舌淡，脉濡细无力。

【治疗原则】健脾益气，调经止血。

【处方用药】归脾汤加减。

党参12克，黄芪15克，白术9克，茯苓10克，当归10克，炮姜5克，木香9克，阿胶9克（烊冲），仙鹤草15克，煅牡蛎30克（先煎），巴戟天10克。

加减：失眠者，加酸枣仁9克，远志9克；伴肾虚腰酸者，加补骨脂10克，菟丝子12克。

血淤证候

【主要证候】经期延迟，量少色暗，偶尔量多而有血块，下腹胀痛拒按。舌紫或有淤斑，脉弦。

【治疗原则】活血理气，调经止血。

【处方用药】膈下逐淤汤加减。

当归9克，川芎6克，赤芍9克，桃仁9克，红花6克，枳壳10克，五灵脂9克，丹皮9克，乌药9克，炙甘草3克。

加减：经血多者，加生蒲黄12克（包煎），仙鹤草15克；腹痛较甚者，加延胡索15克，川楝子12克，木香9克。

湿热证候

【主要证候】经期延迟，色红黏腻，偶尔秽臭，下腹胀痛拒按，白带色黄，肢体疲倦，苔黄腻，脉滑数。

【治疗原则】清热利湿，调经止血。

【处方用药】银藤汤加减。

银花9克，红藤15克，薏苡仁20克，败酱草12克，川朴9克，六一散10克（包煎），生蒲黄12克（包煎），茜草炭12克，地榆炭12克，枳壳9克，丹参

15克。

加减：带多色黄者，加黄柏9克，知母9克；苔厚腻纳呆者，加苍术10克，六神曲9克，去败酱草；腹痛拒按者，加延胡索15克，没药6克，香附9克。

经期延长

主证型

阴虚血热证

【主要证候】经行时间延长，量少，色鲜红，质稠，咽干口燥，潮热颧红，手足心热，大便燥结，舌质红，苔少，脉细数。

【治疗原则】滋阴清热，调经止血。

【处方用药】固经丸加减。

黄柏9克，龟甲10～15克，白芍12克，黄芩10克，樗根皮15克，香附10克，生地10克，地骨皮10克。

服法：水煎分服，每日1剂，以经前、经期服用为宜。

加减：若口渴者，加麦冬6克；若兼血多者，酌加生地榆10克；若潮热明显者，加女贞子、旱莲草各15克。

血淤证

【主要证候】经行时间延长，量或多或少，经色紫黯有块，经行小腹疼痛拒按，舌紫黯或有小淤点，脉涩有力。

【治疗原则】活血化淤，止血调经。

【处方用药】桃红四物汤加减。

当归、生地、赤芍、桃仁各10克，红花、川芎各6克，山楂10克，益母草15～30克。

加减：若腹痛不止，加失笑散15克；若经血量多者，加茜草15克，乌贼骨、牡蛎各30克；若血少淋漓，佐以清热，加旱莲草、蒲黄各15克；若经行血少，侧重于温经调经，加艾叶、香附炭、益母草各6克。

服法：水煎分服，每日1剂，以经前、经期服用为宜。

次证型

气虚证

【主要证候】经行时间延长，逾期7天不止，每月反复，量多，经色淡红，质清稀，肢倦神疲，气短懒言，面色苍白，舌淡，苔薄，脉缓弱。

【治疗原则】补气固冲，止血调经。

【处方用药】归脾汤。

党参、白术、茯苓、黄芪各10克，龙眼肉、酸枣仁、木香各6克，炙甘草3克。

服法：水煎分服，每日1剂，以经前、经期服用为宜。

加减：若月经量多者，加乌贼骨、茜草、棕榈炭以温经固摄止血；若伴有经行腹痛，有块者，酌加延胡索12克，三七3～5克，血余炭10克；若血虚者，症见头晕心悸，失眠多梦，酌加制首乌、龙眼肉、熟地各10克。

脾肾阳虚证

【主要证候】月经过期不净，色淡红，质稀，形寒肢冷，腰膝酸冷，下腹冷痛，食少，纳呆，大便溏，小便频，夜尿多，舌淡胖，脉沉细或弱。

【治疗原则】健脾补肾，固经止血。

【处方用药】健固汤。

党参、白术、茯苓、黄芪各10克，巴戟天9～10克，薏苡仁10克。

服法：水煎分服，每日1剂，以经前、经期服用为宜。

加减：若腰冷痛者，加杜仲、菟丝子各12克；若小便频者，加益智仁、桑螵蛸各10克；若气短者，加黄芪15克；便溏者，加五味子、肉豆蔻各6克。

湿热蕴结证

【主要证候】月经淋漓，过期不净，量少，色黯如败酱，混杂黏液，气味秽臭，腰酸胀痛，平素带下量多色黄臭秽，舌质正常或偏红，苔黄腻，脉濡数。

【治疗原则】清热利湿，止血调经。

【处方用药】四妙丸加减。

金银花藤、炒贯众、炒地榆、茜草、益母草各15克、黄柏9克，薏苡仁10克，苍术、怀牛膝各10克。

加减：若带下量多色黄者，加炒荆芥6克，金银花藤15克，贯众炭、炒地榆、茜草各12克；若经血气味秽臭者，宜加败酱草、白花蛇舌草各15克。

服法：水煎分服，每日1剂，以经前、经期服用为宜。

月经过多

肝郁血热

【主要证候】经来量多，色深红或鲜红，质稠黏，或有小血块。常伴有心烦口干渴，便结，溺黄。舌红，苔黄，脉滑数。

【治疗原则】平肝解郁、凉血止血。

【处方用药】平肝开郁止血汤。

醋炒白芍30克，土炒白术30克，酒洗当归30克，丹皮9克，三七根末9

克，酒炒生地9克，甘草6克，黑芥穗6克，柴胡3克。

用法：水煎服，每日1剂，日服2次。

气虚型

【主要证候】月经量多，色淡红，质清稀。面色皓白，气短懒言，神疲乏力，心悸怔忡，或小腹空坠。舌淡，脉细弱。

【治疗原则】补气摄血固冲。

【处方用药】举元煎加减。

北黄芪20克，党参30克，白术15克，升麻15克，炙甘草9克，何首乌20克，阿胶15克（烊化），海螵蛸15克，茜根15克，益母草30克。

用法：水煎服，每日1剂，日服2次。

加减：如小腹冷痛，形寒怕冷，四肢不温者，加炮姜炭、破故纸、鹿角霜，以温经固冲止血。如血块较多，小腹痛或有子宫肌瘤者，选加三七片、失笑散、荔枝核、七叶一枝花，以化淤止血止痛。

血淤型

【主要证候】经来量多，色紫黯，有血块，或伴有小腹疼痛，或月经期长，持续难净。舌有淤点或舌质紫黯，脉细涩。

【治疗原则】活血化淤止血。

【处方用药】失笑散加味。

五灵脂10克，蒲黄10克，马鞭草15克，鹿衔草15克，三七末3克（冲服），益母草30克，海螵蛸15克，茜根15克，党参20克，何首乌20克。

用法：水煎服，每日1剂，日服2次。

月经过少

主证型

阴血虚证

【主要证候】月经量少，或点滴即净，经色偏淡，清稀无块，或伴头晕眼花，心悸怔忡，五心烦热，潮热，平时带下偏少，舌质淡红，脉细。

【治疗原则】补血养血，佐以益气。

【处方用药】滋血汤。

人（党）参、山药、黄芪、当归、白芍、熟地、白茯苓（去皮）各10克，川芎5克。

服法：水煎分服，每日1剂，以经前、经期服用为宜。

加减：若经来过少，点滴即止者，为精血亏虚将成闭经之象，加枸杞子、山茱萸各10克以滋养肝肾，填精益血；如脾虚食少者，加砂仁（后下）5克、陈皮10克以行气健脾。

肾阴虚证

【主要证候】经来量少，2～3日即净，或点滴即止，血色淡红或黯红，质薄，腰脊酸软，足跟痛，头晕耳鸣，或小腹冷，或夜尿多，平时带下偏少，舌淡，脉沉弱或沉迟。

【治疗原则】补肾气，益肾精，佐以养血调经。

【处方用药】归肾丸。

菟丝子、山药各15克，杜仲、枸杞子、山萸肉、当归、熟地、茯苓各10克。

服法：水煎分服，每日1剂，以经前、经期服用为宜。

加减：若以经色黯红、小腹冷痛、夜尿多等肾阳虚证候为主者，加温肾阳药，如仙灵脾、巴戟天、仙茅、补骨脂、益智仁各10克等；如以经色红、手足心热、咽干口燥等阴虚火盛证候为主者，去杜仲、菟丝子，加丹皮10克，知母9克。

兼证型

气滞证

【主要证候】经水涩少，行而不畅，色紫或黯红有块，小腹胀痛，胸闷胁胀，乳房胀痛不适，舌质正常，苔薄白，脉弦或涩。

【治疗原则】疏肝理气，养血活血。

【处方用药】八物汤。

当归、赤白芍、白术、茯苓、熟地各10克，延胡索12克，制香附、川楝子、广木香各9克，川芎5克，山楂9克，甘草3克。

服法：水煎分服，每日1剂，以经前、经期服用为宜。

加减：经来量少，加丹参、茺蔚子各10克；小腹冷感，去川楝子，加官桂、乌药各6克；夜寐甚差，烦躁不安，加合欢皮10克，钩藤12克。

血寒证

【主要证候】经行量少，色黯红，小腹冷痛，得热痛减，畏寒肢冷，面色青白，舌黯，苔白，脉沉紧。

【治疗原则】温经散寒，养血活血调经。

【处方用药】温经汤加减。

当归、芍药、党参、牡丹皮各10克，川芎、吴茱萸、桂枝各6克，阿胶10克，半夏9克。

服法：水煎分服，每日 1 剂，以经前、经期服用为宜。

加减：小腹刺痛拒按，血块排出者加桃仁、红花各 10 克；若夜尿多等肾阳虚证，加仙灵脾、巴戟天、仙茅、补骨脂各 10 克。

血淤证

【主要证候】经行量少，色紫黑，有血块，小腹刺痛拒按，血块排出后，刺痛减轻，舌紫黯，或有小淤点，脉细涩或弦涩。

【治疗原则】活血化淤调经。

【处方用药】桃红四物汤。

桃仁、红花、当归、白芍、熟地各 10 克，川芎 9 克。

服法：水煎分服，每日 1 剂，以经前、经期服用为宜。

加减：若小腹胀痛以胀为甚，为气滞血淤，原方加香附、乌药各 10 克以理气行滞；如小腹冷痛，得热痛减，为寒凝血淤，原方加桂枝、吴茱萸各 6 克以温通血脉。

痰湿证

【主要证候】月经量少，色淡红，质黏腻如痰，形体肥胖，胸闷呕恶，或带多黏腻，舌淡，苔白腻，脉滑。

【治疗原则】化痰燥湿调经。

【处方用药】苍附导痰丸。

苍术、香附、胆南星、枳壳、茯苓、法半夏、陈皮各 10 克，神曲 9 克，甘草 3 克。

服法：水煎分服，每日 1 剂，以经前、经期服用为宜。

2. 痛经

是一种以经期或经行前后出现周期性腹痛为主要表现的月经病。

痛经严重者可伴恶心呕吐、冷汗淋漓、手足厥冷，甚至昏厥，给工作及生活带来影响。目前临床将其分为原发性和继发性两种。原发性痛经多指生殖器官无明显病变者，故又称功能性痛经，多见于青春期少女、未婚及已婚未育者。此种痛经在正常分娩后疼痛多可缓解或消失。继发性痛经则多由生殖器官的器质性病变所致。本病属妇科常见病，据有关调查，痛经的发病率为 33. 19% 。

（1）痛经的病因

①原发性痛经的病因

病因目前尚未完全明了。临床常见：

初潮不久后即出现痛经。常与精神因素密切相关。也可能由于子宫肌肉痉挛性收缩，导致子宫缺血而引起痛经。多见于子宫发育不良、宫颈口或子宫颈管狭窄、子宫过度屈曲，使经血流出不畅，造成经血滞留，从而刺激子宫收缩引起痛经。

膜性痛经。又称膜样月经，指的是在月经期，内膜呈片状脱落，排出前子宫强烈收缩引起疼痛，排出后症状减轻。

原发性痛经多在生育后缓解。

②继发性痛经的病因

继发性痛经多见于生育后及中年女性，因盆腔炎症、肿瘤或子宫内膜异位症等引起。另有一些研究表明，特殊的职业及工作环境与痛经也有一定关系，如长期接触汞苯类化合物（即使是低浓度）的女性痛经发生率增加。寒冷的工作环境与痛经也有关。

与继发性痛经有关的疾病：

子宫内膜异位症：好发于30～45岁的中年女性，因子宫内膜跑到子宫以外的地方“安营扎寨”，受卵巢激素影响而增殖、出血，由于不流出体外，因此刺激周围组织，引起子宫肌收缩或组织纤维化而诱发痛经。

子宫肌腺瘤：多见于40岁以上、多产及多次人工流产的女性。

子宫颈或宫腔粘连：多见于反复人流、子宫内膜结核等患者。

生殖道畸形或异常：子宫体过度屈曲，如过度前倾或后倾、阴道横隔等机械性阻塞，因积血而诱发痛经。

盆腔炎症：下腹炎症、积液导致持续性疼痛，可放射至腰部，有时伴肛门坠胀感。

（2）痛经的临床表现

①原发性痛经

原发性痛经通常是月经来潮后1～2日内出现，当经血外流通畅后疼痛自行消失。膜样痛经通常在月经来潮后第3～4日排出内膜时疼痛剧烈，待成块内膜排出后疼痛渐渐消失。

疼痛位置多在下腹部，重者可放射至腰骶、外阴和肛门，少数病人的疼痛可引向大腿内侧，多数呈阵发性绞痛，剧烈时病人脸色苍白、出冷汗、手足发凉、呕吐、恶心，甚至晕厥。通常在剧烈腹疼发作后，则渐渐转为阵发性中等度疼痛，约12～14 小时后逐渐降低，也偶有卧床2～3 日者。也有部分人在月经前1～2 日即有下腹疼痛、不适感或者腰骶部疼痛感，在月经临来前或者在行经时才发生剧痛。因疼痛是主观感觉，痛阈不同，难以衡量疼痛严重程度，所以临床常以有无呕吐、晕厥，是否可以坚持工作或者必须卧床等作为判断疼痛程度的参考标准。

痛经除并发呕吐、恶心等胃肠症状外，有一些患者也可能发生便秘、腹泻、腹胀气和回肠或者降结肠等处痉挛性疼痛。因月经期盆腔充血，盆腔及其周围脏器原有的病变如膀胱炎、结肠炎、慢性阑尾炎等常会在经期加剧，易和痛经混淆，要注意它们之间的区别。

②继发性痛经

继发性痛经常有不同的症状，伴腹胀下腹坠牵引痛常较明显。疼痛多在月经来潮前发生，月经前半期达高峰以后减轻，直至消失。但子宫内膜异位症的痛经也有可能发生在初潮后不久。性生活的开始可以降低痛经的发生率。

继发痛经的特点和盆腔病患有关，初次发生在初潮后数年，生育年龄阶段多见；继发性痛经常伴有腹胀、下腹坠、牵拉痛明显；疼痛多发生在月经来潮前，月经前半期达高峰，之后降低直至月经结束；盆腔检查及其他辅助检查常有异常发现，可找出继发性痛经的病灶。

继发痛经的并发症是伴发心理性疼痛。

（3）痛经的诊断

①原发性痛经的诊断

诊断原发性痛经，主要是排除盆腔器质性病变的存在，如排除子宫内膜异位症、子宫腺肌症、盆腔炎症等。

病史：痛经大多发生在月经周期开始数小时，且在2～3 天内疼痛消失。

妇科检查：生殖器官无明显器质性病变。

②继发痛经的诊断

病史：盆腔炎症发病史、月经周期不规则、月经过多、放置宫腔节育器、不育等病史有助于继发性痛经之诊断。

妇科检查：双合诊及三合诊：可发现一些导致痛经的病因，如生殖器畸形、子宫肌瘤、卵巢肿瘤、盆腔炎症等。肛诊扪及子宫骶骨韧带结节状增厚，对早期诊断子宫内膜异位症尤为重要。

其他检查：B超盆腔检查、子宫输卵管造影、诊断性刮宫，最后应用宫腔镜、腹腔镜检查可及早明确痛经的发病原因。

宫腔镜下诊刮可以避免单纯刮宫遗漏的细小病灶，如小肌瘤、息肉、溃疡等，并提供有价值的诊断依据。

鉴别诊断：应与慢性盆腔痛区别，大多慢性盆腔痛的疼痛与月经周期无关；还应与继发性痛经特别是子宫内膜异位症相鉴别。

以下疾病可引起腹痛，需加以鉴别。卵巢肿瘤蒂扭转：可查到大小不同的肿物，症状多局限于病侧；卵巢黄体破裂：腹痛常伴有恶心及便意，症状偏于一侧；阑尾炎：转移性右下腹痛。

根据病史妇科检查及必要的辅助诊断方法明确继发性痛经的病因。

盆腔子宫内膜异位症：卵巢、子宫骶骨韧带、子宫直肠窝盆腔腹膜等处异位的内膜组织，在月经周期中同样受卵巢激素的影响而有周期性变化。

子宫腺肌症：妇科检查子宫呈球形均匀性增大，质地较韧，一般约为2个月妊娠大小可有轻压痛。

子宫肌瘤：盆腔检查可发现子宫不同程度增大，表面光滑或有结节状突起、质硬。

慢性盆腔炎：患者多有不育及急性盆腔炎史，盆腔检查子宫多为后位，活动度差，甚至完全固定。

生殖道畸形：生殖道畸形也可导致痛经。

③痛经的程度

轻度：经期或其前后小腹疼痛明显，伴腰部酸痛，但能坚持工作，无全身症状，有时需要服止痛药。

中度：经期或其前后小腹疼痛难忍，伴腰部酸痛，恶心呕吐，四肢不温，用止痛措施疼痛可缓解。

重度：经期或其前后小腹疼痛难忍，坐卧不宁，严重影响工作学习和日常生活，必须卧床休息，伴腰部酸痛，甚者面色苍白，冷汗淋漓，四肢厥冷，呕吐腹泻，或肛门坠胀，采用止痛措施无明显缓解。

(4) 痛经的治疗

①西医治疗

原发性痛经

一般治疗：进行必要的解释工作，帮助病人打消顾虑，树立信心。痛经时可卧床休息或热敷下腹部。注意经期卫生，可服用一般非特异性止痛药，如水杨酸盐类，以缓解疼痛。

口服避孕药：适用于需要避孕措施痛经病人。避孕药可抑制内膜生长，降低血中前列腺素、血管加压素及催产素水平，抑制子宫活动。

前列腺素合成酶抑制剂：一般月经来潮，疼痛开始服药 2～3 天（有效率 60%～90%）。

钙离子通道阻滞剂：可明显抑制催产素引起的子宫收缩。于经前预先服用 5～10 毫克一日 3 次，服用 3～7 天，或疼痛时 10 毫克，舌下含服，多数取得良好效果。

继发性痛经

治疗继发性痛经，主要是要治疗引起痛经的病因，其方法有手术治疗和保守性的药物治疗。如果是子宫内膜异位症引起，重者则需要手术；若系盆腔炎性疾病引起的痛经，可用抗生素治疗；子宫肌瘤、纤维瘤、宫颈狭窄和盆腔肿瘤都需手术治疗。

如果是避孕器具所引起，可应用抗生素药物或建议取出宫内避孕器而改用其他方法避孕；对于治疗慢性盆腔炎所致的痛经，首先要注意休息，改善营养，讲究卫生，加强锻炼，树立彻底治疗疾病的信心，同时要积极治疗盆腔炎。通常采用的治疗措施有抗生素和物理治疗等。

②中医辨证治疗

中医学认为：女性在经期及月经前后，生理上冲任的气血较平时变化急骤，此时若感病邪或潜在病因与气血相干，以致冲任、胞宫气血运行不畅，则“不通则痛”；或致冲任、胞宫失于濡养，而“不荣则痛”。痛经多因情志所伤，六淫为害，导致冲任阻滞，或因精血不足，胞脉失于濡养所致。

痛经的主症是伴随月经周期出现小腹疼痛，所以，辨证时首先应识别疼痛的属性，并根据疼痛发生的时间、性质、部位、程度，结合月经的期、色、量、质、兼证、舌、脉以及患者的素体情况等辨其寒热虚实。如经血量多，质稠、挟块而痛发于经前，痛为掣痛、绞痛、灼痛、刺痛、拒按者多属实；经血量少、色暗红、

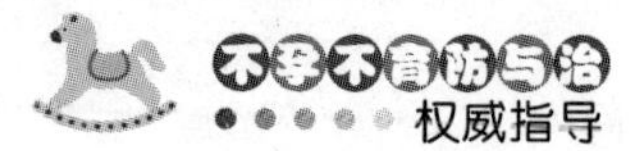

质薄而痛发于经后者，痛为隐痛、空痛、坠痛、喜揉按者多属虚。

明确诊断后，中医针对病因，分别采取活血化淤、行气理气、温经散寒、除湿、益气补血、益肾养肝等方法治疗痛经，效果非常显著，必要时还可配合针灸治疗。除口服汤药外，还有中药汤剂泡脚、热敷小腹等综合治疗，效果更佳。

气滞血淤型

【主要证候】经前或经期下腹胀痛，拒按，经量少，经色紫黯夹血块，血块排出后疼痛减轻，月经干净后疼痛消失，伴胸胁、乳房胀痛，痛甚伴恶心、呕吐、腹泻、头晕、冷汗淋漓、手足厥冷，甚至昏厥。舌质紫暗，有淤点淤斑，苔薄白，脉弦或弦滑。

【治疗原则】行气活血止痛。

【处方用药】隔下逐淤汤加减。

当归15克，川芎10克，赤芍15克，桃仁12克，丹参20克，香附12克，延胡索12克，枳壳12克，牛膝9克，木香9克（后下）。

加减：如月经量多，夹血块，去桃仁、牛膝、丹参，加益母草30克、田七10克、炒蒲黄10克，五灵脂10克以止血止痛；伴恶心呕吐，加法半夏12克，生姜4片、苏梗10克以和胃止呕；伴胃纳欠佳，大便烂者，去桃仁、当归，加茯苓20克、白术15克以健脾化湿；兼口干口苦，舌苔黄，将当归、川芎减为6～9克，加柴胡10克，丹皮12克，川楝子10克以疏肝清热。

寒凝胞宫型

【主要证候】经前或经期小腹冷痛，腰骶酸痛，得热痛减，经量少，经色黯黑夹血块，畏寒肢冷，口淡，舌质淡黯，苔白润，脉沉紧。

【治疗原则】温经暖宫，化淤止痛。

【处方用药】少腹逐淤汤加减。

当归15克，川芎10克，吴茱萸10克，小茴香6克，桂枝10克，艾叶12克，炒蒲黄10克，延胡索12克，台乌药12克。

加减：痛甚而厥，手足不温，冷汗淋漓加熟附子10克、吉林参10克（另炖）以回阳救逆；腰骶酸痛、夜尿多加补骨脂15克、川续断15克、杜仲15克以温肾壮阳；月经量多去当归、川芎，加炮姜炭10克、党参30克、白术15克以温经益气止血。

湿热淤结型

【主要证候】平时下腹时痛，经前或经期疼痛加剧，拒按，有灼热感，经量多，色鲜红或暗红，夹血块，低热起伏，平时带下量多，色黄，口干口苦，小便黄短，大便干结，舌质红，苔黄腻，脉弦滑数。本型多见于盆腔炎患者。

【治疗原则】清热利湿，化淤止痛。

【处方用药】保阴煎合失笑散加减。

黄芩12克，黄柏10克，生地20克，白芍15克，丹皮12克，地榆15克，益母草30克，生蒲黄10克，五灵脂10克，香附12克，木香9克（后下），败酱草20克。

加减：大便干结加大黄9克、厚朴12克、枳实12克以行气通腑泄热；疼痛较剧加延胡索12克、台乌药12克，血块多加田七末3克冲服以理气化淤止痛。

气血虚弱型

【主要证候】经期或经后小腹隐痛，喜按，小腹空坠，月经量少，色淡质稀，神疲乏力，面色白，纳少便溏，舌质淡胖，苔薄白，脉细弱。

【治疗原则】补气养血止痛。

【处方用药】圣愈汤加减。

当归15克，熟地20克，川芎10克，白芍15克，党参20克，黄芪15克，白术15克，炙甘草6克，香附12克，延胡索12克。

加减：头晕、心悸加大枣15克、鸡血藤30克、酸枣仁10克，以补血养心；腰膝酸软加菟丝子15克、川续断15克、桑寄生15克以补肾滋肾。

肝肾亏损型

【主要证候】经期或经后小腹隐隐作痛，腰骶酸痛，月经量少，经色淡黯，头晕耳鸣，心烦，口干，舌质淡红，苔少，脉细略数。

【治疗原则】益肾养肝止痛。

【处方用药】调肝汤加减。

当归15克，白芍15克，山茱萸12克，巴戟天15克，炙甘草6克，女贞子15克，阿胶12克（烊化），熟地20克，延胡索12克，台乌药12克。

加减：腰骶酸痛为主加续断15克、杜仲15克以补肾，少腹及两胁胀痛加川楝子12克、香附12克、郁金15克以理气疏肝。

温馨提示

1. 痛经的危害

（1）导致夫妻性生活不和谐

痛经是指经期前后或行经期间出现下腹剧烈疼痛、腰酸，甚至恶心、呕吐的现象，是女性的常见病。其实该病只是生殖系统异常明显的外在表现之一。子宫异常还会使阴道内表层细胞数和分泌液逐渐减少，引起阴道萎缩、干燥不适，产生痛苦的性生活不悦感。据临床统计，60%的痛经女性，婚后易出现性欲低下、性能力差、性生活后盆腔酸胀感等症状，直接导致夫妻性生活不和谐。

（2）痛经与不孕

痛经总会给女性带来许多烦恼，严重的痛经会直接影响正常工作和生活，而且与不孕的确有着十分密切的关系。据临床观察，不孕患者中约有半数以上伴有轻重程度不同的痛经。大量临床资料表明，不孕症中伴有痛经者占56%，并且发现痛经一旦消除，患者也随即受孕。由此可见痛经与不孕的关系确实是非常密切的，同时也表明古人所谓“种子先调经，经调孕自成”的观点是非常正确的。

（3）痛经与乳腺增生

乳腺增生中医称之为“乳癖”，其临床特点是单侧或双侧乳房内生有肿块，平时轻微作痛或不痛，一般在月经将来潮时有肿块增大并作痛或加重，多发生在20～40岁的女性。临床观察，约有1/3以上的痛经病人伴有乳腺增生病，和痛经的关系较为密切。

2. 子宫内膜异位症与痛经的关系

异位的子宫内膜可经过血液转移到全身各部位，当转移到肺部时，会使病人在经期内发生“气胸”，出现呼吸困难、咳血和流鼻血的症状。

当痛经的程度逐渐加重和发作渐频，或随月经周期而呼吸困难、咳血和流鼻血，应考虑子宫内膜异位症的发生。

子宫内膜异位症是引发女性痛经的罪魁祸首，在导致不孕症的病因中居第二位，一旦患上，难以根治。患病后，病人卵巢内产生黑色糊状触痛性的“巧克力囊肿”，随病情的恶化，囊肿发生破裂，可导致子宫粘连，影响生育。

如果患者结婚生子，在妊娠之后异位的子宫膜会萎缩，使病情减轻，及早进行治疗，不会影响女性生育。年轻女性应对痛经予以足够重视，月经期内避免剧烈运动，以免经血沿输卵管倒流回盆腔。

3. 冬季预防痛经，防患于未然

天气变冷后，不少女性就会出现痛经，或原有痛经更加严重。冬季痛经多是女性个人体质虚寒，或不良生活习惯使喜温的子宫受凉所致。

寒冷的冬季，女性月经延后、痛经的情况比其他季节多发，且多为二三十岁女性，主要症状为痛经和月经量减少。一些女性天冷了还穿短裙、甚至露脐装，致使腹部受寒着凉，导致子宫、下腹部血液循环不畅、子宫肌痉挛，是痛经的主要原因。而此病与肾阳虚相关，肾阳虚引起宫寒，进一步引起月经后期、血滞、冲盈失调，血块不能按时排出子宫。下半身着凉会直接导致女性宫寒，而宫寒造成的淤血，会使白带增多，阴道内环境质量下降，从而引发盆腔炎等疾病。

那么，冬季该如何预防痛经呢？

首先，衣着不能太单薄，天凉时不要穿短裙，不要穿露脐装，即使是夏季，也要注意保暖，尤其在月经期，以利改善全身及子宫的血液循环。

其次，要加强体格锻炼，增强体质，增强人体对寒冷的适应能力。所谓“动则生阳”，即使只是多走动、快步走也能调畅气血、改善血液循环，使全身温暖。

三是在饮食上适当多食一些温热食物，如牛肉、羊肉等，少食寒性食物，忌食冷饮。

四是平时生活中要保持愉快的心情与积极的生活态度，这对女性的“气色”好坏至关重要。

五是每天坚持用热水洗脚，防止“寒从脚起”。

总之，冬季多见寒湿凝滞型痛经，因此在冬季寒冷的天气里，一定要注意经期保暖。保持身体暖和以利加速血液循环，并松弛肌肉，尤其是痉挛及充血的盆腔部位。只要做好下半身的保暖工作，女性就可以避免许多妇科疾病。

4. 减轻痛经的保健方法

（1）饮食均衡

虽然健康的饮食不会彻底消除痛经，但对改善全身的健康状况却至关重要。

日常生活中，女性应避免过甜或过咸的食物，否则会引起胀气及行动迟缓，多吃蔬菜、水果、鸡肉、鱼肉，并尽量少量多餐。

（2）补充矿物质

钙、钾及镁等矿物质，也能帮助缓解痛经。专家发现，服用钙质的女性，较未服用者痛经人数会少，并且症状较轻。镁也很重要，因为它能帮助身体有效地吸收钙，所以，应该在月经前及月经期间，增加钙及镁的摄取量。

喝酸奶和牛奶可以减轻痛经，因为酸奶或牛奶含有大量的钙，钙可以平稳神经，帮助体内电离子的平衡。女性生理期时，由于子宫肌肉过度收缩，而导致疼痛。女性在经期，钙离子不平衡，女性激素下降，黄体素上升，钙不易被吸收，所以多喝酸奶和牛奶，可以缓解痛经。

（3）避免咖啡因、禁酒

咖啡、茶、可乐、巧克力中所含的咖啡因，会使人兴奋性增强，另一方面可能引发月经期间的不适。因此，应避免咖啡因。此外，咖啡所含的油脂也可能刺激小肠。

月经期间勿喝酒。

（4）指压法

足部的一些指压点（穴位），与骨盆部位的经络相连。在脚踝双边的凹陷处，皆有指压点。轻轻地用拇指与其他指尖对捏后，沿着跟腱而上，直至小腿肌。右脚做完，换左脚，各指压数分钟。

（5）保持温暖

保持身体暖和会加速血液循环，并使肌肉松弛，尤其是痉挛及充血的骨盆部位；多喝热的药草茶或热柠檬汁；也可在腹部进行热敷，一次数分钟。

（6）热敷（浴）疗法

痛经期间在小腹上放上一个热水袋，或躺在床上用加热的毯子垫在身下等加热的方式都可缓解痛经。

（7）适当运动

尤其在月经来临之前，走路或从事其他适度的运动，会减轻月经期间的不适；瑜伽也有减痛的作用。举例如下：弯膝跪下，坐在脚跟上，前额贴地，双臂靠着身体两侧伸直。坚持每日 2 次，每次 20 分钟左右，会有明显的效果。

（8）服用止痛药

阿司匹林等，能抑制前列腺素的作用。当经痛开始时，和食物一起服用（1 片），避免伤胃，并达到镇痛的作用。

3. 闭经

闭经是妇科疾病的常见症状，指月经停止至少 6 个月。根据发生的原因，分为两大类：一类是生理性闭经，即女性因某种生理原因而出现一定时期的月经不来潮，例如初潮、妊娠期、产后哺乳期、绝经后等。另一类是病理性闭经，是指因某些病理性原因而使女性月经不来潮。按发病年龄来分，可分为原发性和继发性两类。前者系指凡女性年满 18 岁或第二性征发育成熟 2 年以上仍无月经来潮者，后者指女性曾已有规则月经来潮，但以后因某种病理性原因而月经停止 6 个月以上者。

（1）闭经的原因及分类

①生理性闭经的原因

妊娠期、哺乳期及绝经期后，不来月经者为生理性闭经。正常月经周期是卵巢接受下丘脑、垂体的促性腺激素以后，周期性地分泌的雌、孕激素作用于子宫内膜而出现周期性增生、分泌、剥脱的变化。当这种内分泌机能发生改变时，就会出现闭经。妊娠时由于卵巢的黄体和胎盘大量分泌雌激素和孕激素，抑制卵巢的卵泡正常发育和排卵，所以妊娠后会出现闭经。分娩以后，由于催乳素的大量分泌，抑制了腺垂体促卵泡刺激素的分泌，因此也就影响了卵巢中的卵泡的发育，故哺乳期半年到一年内也会出现闭经。

上述闭经均属于生理变化引起，所以称为生理性闭经。

②病理性闭经的病因

精神、神经因素

环境改变、精神创伤：如过度紧张、恐惧、忧虑等以及外界各种刺激因素，如寒冷等可导致中枢神经与丘脑下之间功能失调，并通过丘脑下部—垂体—卵巢轴，使排卵功能障碍，影响卵泡成熟而致闭经。

神经性厌食症：精神因素引起的丘脑下功能紊乱疾病。患者厌食，严重消瘦而致闭经。

营养不良症：由于营养失调或某些消耗性疾病，如肠胃功能紊乱、严重肺结核、严重贫血、血吸虫病、疟疾等，引起全身性营养不良，从而抑制促性腺激素、性腺功能减退而导致原发或继发性闭经。

药物抑制综合征：有些女性注射长效避孕针或口服避孕药后导致继发闭经，常见于女性原有月经失调或流产后过早服用避孕药者，是由于药物抑制了丘脑下部和垂体的功能，这种情况一般是可逆的，停药3～6个月即可自然恢复。

闭经溢乳综合征：患者除闭经外还有持续性分泌乳汁、内生殖器萎缩等症状。导致溢乳的原因有很多种，如口服避孕药、长期服利血平、氯丙嗪、眠尔通等都可引起闭经溢乳综合征。

多囊卵巢综合征：患者主要表现闭经、不孕、多毛、肥胖、双侧卵巢增大，卵巢分泌的雄烯二酮和睾酮量增多，雌激素相应减少，以致无排卵，出现闭经。

其他内分泌功能异常：肾上腺、甲状腺、胰腺功能紊乱也可引起闭经，常见的疾病有甲状腺机能亢进和不足、肾上腺皮质功能亢进、肾上腺皮质肿瘤等。

③分类

子宫性闭经：闭经的原因在于子宫。月经调节功能正常，卵巢有功能，但子宫内膜对卵巢不能产生正常的反应，故称子宫性闭经。引起子宫性闭经的常见疾病有：子宫内膜损伤或粘连综合征；常发生在人工流产后、产后出血或流产后出血刮宫以后，多是由于刮宫过度，损伤了子宫，造成宫腔粘连，出现闭经；子宫内膜炎，最常见的导致闭经的子宫内膜炎是结核性子宫内膜炎，其他流产后或产后严重的子宫内膜炎也可发生闭经；子宫发育不全或缺如，由于副中肾管发育不全或不发育而致子宫发育不全或不发育，往往表现为原发性闭经；子宫切除后或子宫腔内放射治疗后，因生殖道疾病切除子宫后或因某些子宫恶性肿瘤放射治疗破坏子宫内膜后而出现闭经。

卵巢性闭经：闭经的原因在于卵巢。卵巢性激素水平低落，子宫内膜不发生周期性变化而致闭经，常见的疾病有：先天性卵巢发育不全或缺如；卵巢功能早衰；卵巢切除或组织被破坏；卵巢功能性肿瘤。

垂体性闭经：主要病变在于垂体。主要的疾病有：垂体前叶功能减退；垂体肿瘤等。

丘脑下闭经：最常见的一类闭经，由于丘脑下功能失调而影响垂体，进而影响卵巢而引起闭经。其病因复杂，可由于中枢神经器质性病变、精神因素、全身性疾病、药物和其他分泌机能紊乱而引起。

（2）闭经的诊断

首先要寻找闭经的原因，找出丘脑下部—垂体—卵巢轴的调节失常究竟发生在哪一个环节，然后才能确定是哪一种疾病引起的。

询问病史：医生会详细询问患者的月经史、初潮年龄、月经周期、经期、经量等，了解患者生长发育史、家庭史、幼年健康情况、有无先天性缺陷或其他疾病，服用过哪些药物，已婚女性则需注意其生育史、产后并发症等。另外还要询问患者发病前的情况，有无任何导致闭经的诱因，如精神因素、环境改变、各种疾病等。

体格检查：应注意全身情况，发育是否正常，有无畸形，还应注意其身高、体重、四肢、躯干的比例、智力、营养和健康情况。妇科检查应注意内外生殖器的发育、有无缺陷、畸形以及第二性征，如毛发分布、乳房发育、有无乳汁分泌等。

子宫功能的检查：主要是用于了解子宫、子宫内膜及其功能，常用的检查方法有：

诊断性刮宫及子宫内膜组织检查：多适用于已婚女性，用以了解宫腔是否通畅、宫腔的深度和宽度，刮取子宫内膜送病理检查，以了解子宫内膜对卵巢激素反应的周期性变化，排除结核性子宫内膜炎的可能，必要时对刮出物进行结核菌培养。

子宫、输卵管碘油造影术：了解子宫腔的形态、大小、有无畸形以及输卵管情况。

内窥镜检查：腹腔镜检查直接窥视子宫、输卵管、卵巢等，并可直视下取活体组织进行检查。有时还需做宫腔镜检查，观察子宫腔及其内膜有无粘连、畸形、病变以及薄厚，必要时取内膜组织送病理检查，观察子宫腔有无畸形等。

药物性试验：

孕酮试验：黄体酮：每日肌注 20 毫克，连续 3～5 天；醋酸甲孕酮：每日口服 10 毫克连服 5 天。停药后 3～7 天出现撤药性流血者为阳性结果，提示子宫内膜有功能，已受一定水平雌激素的影响，对孕酮起反应而剥脱。

雌激素试验：如孕酮试验阴性（说明患者体内雌激素水平低、故对孕酮无反应），可做雌激素试验。即给患者每日服己烯雌酚 1 毫克，连续 20 天或肌注苯甲酸雌二醇隔日注 2 毫克，共注 5 次。停药后 2～7 天出现撤药性流血，提示子宫内膜对激素有正常反应而且宫腔通畅。

卵巢功能的检查

阴道脱落细胞检查：观察表、中、底层细胞的百分比，表层细胞百分率越高反映雌激素水平越高。

子宫颈黏液结晶检查：如涂片上见羊齿状结晶，羊齿状结晶越明显、越粗、提示雌激素作用显著。如涂片上见成排的椭圆体，提示在雌激素作用的基础上已有孕激素的影响。

基础体温测定：如月经周期的后两周基础体温较前两周上升0.4℃～0.6℃，视为双相型，提示卵巢内有排卵和有黄体形成。说明卵巢功能基本正常。

测定血中雌、孕激素的含量：如雌、孕激素含量低，提示卵巢功能不正常或衰竭。

垂体功能检查：雌激素试验阳性提示患者体内雌激素水平低落，但雌激素缺乏可能是由于卵巢功能低下，也可能是由于体内促性腺激素缺乏以致卵巢不分泌甾体激素，故需进一步检查垂体的功能。

其他检查：如疑为其他内分泌功能失常或发育畸形等，则应做有关的生化、病理、病理生理检查，如染色体核形及分带分析、盆腔充气造影、有关部位的B型超声检查等以辅助诊断。

（3）闭经的治疗

①西医治疗

纠正全身健康情况：女性生殖器官是整体的一部分，因此全身健康将影响生殖器官的情况，故治疗闭经应先纠正患者的全身健康情况。

病因治疗：找到引起闭经的器质性疾病给以合理的治疗。例如结核性子宫内膜炎应进行抗痨治疗；宫腔粘连患者应扩张宫腔并放置节育环，以防再次粘连；垂体或卵巢肿瘤在确诊之后，要根据肿瘤的部位、大小、性质确定治疗方案，选择手术、放疗、化疗或其他综合措施。

性激素补充疗法：对先天性卵巢发育不良，或卵巢功能受损或破坏以致早衰者可用激素补充疗法。一般应用性激素后，出现月经样的周期性撤药性出血，一方面纠正患者的生理和心理状态，另一方面促进生殖器官和第二性征有一定程度的发育。

小剂量雌激素周期治疗，其作用是促进垂体功能，分泌黄体生成素，从而增加卵巢分泌雌激素，并促进排卵。

雌、孕激素序贯疗法，其作用是抑制丘脑下部—垂体轴，停药后月经可能恢复并排卵。

雌、孕激素合并治疗，其作用是抑制垂体促性腺激素，停药后偶有回跳作用，而使月经恢复并排卵。用口服避孕药每晚服 1 次，自月经第五天起服，连服 22 天停药。下次月经第 5 天起开始第二疗程，共用 3 ~ 6 周期。

诱发排卵，如卵巢功能未衰竭，并要求生育的患者，可采用激素或其类似物诱发排卵。

溴隐亭的应用

用以治疗溢乳闭经综合征患者，其作用是抑制促催乳激素以减少催乳素，开始时用小剂量 1.25 毫克，每天 2 ~ 3 次，如无明显反应即逐渐加量，最大剂量每天不超过 10 毫克。

②中医辨证治疗

从中医的角度看，闭经的发病机理主要是冲任气血失调，有虚、实两个方面。虚者由于冲任亏败，源断其流；实者因邪气阻隔冲任，经血不通。导致闭经的病因复杂，有先天因素，也有后天因素，可由月经不调发展而来，也有因他病致闭经者。常见的分型有肾虚、脾虚、血虚、气滞血淤、寒凝血淤和痰湿阻滞。

肾气亏损型

【主要证候】女子年逾 18 周岁月经尚未来潮，或月经后期量少渐至经闭，面色晦暗，毛发脱落，性欲减退，头晕耳鸣，腰膝酸软，小便清长，夜尿多，大便溏，舌质淡，苔白，脉沉弱。

【治疗法则】补肾益精调经。

【处方用药】归肾丸加减。

菟丝子 30 克，杜仲 15 克，熟地 20 克，枸杞子 15 克，淫羊藿 15 克，山茱萸 12 克，当归 15 克，党参 20 克，白术 15 克，鹿茸 12 克（另炖），紫河车 12 克（先煎）。

加减：形寒肢冷，命门火衰加肉桂 1.5 克（焗服）、熟附子 10 克以温肾助阳，精亏血少加鸡血藤 30 克、黄精 30 克以养血益精。

气血虚弱型

【主要证候】月经逐渐延后，量少，色淡质稀，继而停闭，面色萎黄，毛发不泽或脱落，头昏眼花，心悸气短，神疲肢倦，食欲不振，舌质淡，苔薄白，脉虚细。

【治疗法则】补气养血调经。

【处方用药】八珍汤加味。

当归15克，熟地30克，川芎10克，赤芍15克，党参20克，白术15克，茯苓20克，炙甘草6克，鸡血藤30克，黄芪20克。

加减：心悸加酸枣仁12克、大枣15克、五味子9克以养心安神，纳呆加砂仁6克（后下）、陈皮6克以理气醒胃。兼肾虚加淫羊藿12克、菟丝子30克以补肾。

气滞血淤型

【主要证候】月经停闭数月，小腹胀痛拒按；精神抑郁，烦躁易怒，胸胁胀满，乳房、小腹胀痛；嗳气叹息，舌紫黯或有淤点，脉沉弦或涩而有力。

【治疗法则】行气活血，祛淤通络。

【处方用药】桃红四物汤加味。

桃仁12克，红花6克，当归12克，川芎9克，赤芍15克，熟地20克，牛膝15克，丹参30克，鸡血藤30克，枳壳12克，香附12克。

加减：口干口苦，舌质红，舌苔黄者去熟地，加生地20克、丹皮12克以滋阴清热；乳房胀痛加柴胡10克、橘核10克、夏枯草15克以疏肝通络。

阴虚血燥型

【主要证候】经血由少渐至停闭，两颧潮红，五心烦热，午后潮热，形体消瘦，舌质嫩红，少苔，脉细数。

【治疗法则】养阴清热调经。

【处方用药】一贯煎加减。

沙参15克，麦冬15克，生地20克，当归10克，枸杞子15克，熟地20克，女贞子15克，菟丝子15克，山茱萸12克，桑寄生15克。

加减：午后潮热者加地骨皮12克、青蒿9克（后下）以清虚热；咳嗽咳血者加百合15克、川贝末3克（冲服）、阿胶12克（另溶）以润肺止咳；心悸失眠者加五味子9克、酸枣仁12克、柏子仁12克、夜交藤30克以养心安神。

痰湿阻滞型

【主要证候】月经停闭数月，带下量多，色白质稠，形体肥胖，或面浮肢肿，神疲肢倦，头晕目眩，心悸气短，胸脘满闷，舌淡胖，苔白腻，脉滑。

【治疗法则】豁痰除湿，活血通经。

【处方用药】苍附导痰丸加减。

法半夏12克，陈皮6克，茯苓20克，苍术10克，香附12克，胆南星10克，当归15克，川芎10，牛膝12克，丹参30克。

加减：脾虚加党参 15 克、白术 15 克以健脾益气，血虚加鸡血藤 30 克以养血，带下量多加萆薢 15 克，薏苡仁 30 克以利湿止带。

若胸脘满闷者，酌加瓜蒌、枳壳；肢体浮肿明显者，酌加益母草、泽泻、泽兰。

4. 功能性子宫出血

功能性子宫出血，简称功血，是一种常见的妇科疾病，是指异常的子宫出血，经诊查后未发现有全身及生殖器官器质性病变，而是由于神经内分泌系统功能失调所致，表现为月经周期不规律、经量过多、经期延长或不规则出血。

（1）功能性子宫出血的病因

主要是由于神经系统和内分泌系统功能失调而引起的月经不正常。正常月经周期有赖于中枢神经系统控制，下丘脑—垂体—卵巢性腺轴系统的相互调节及制约。任何内外因素干扰了性腺轴的正常调节，均可导致功血。

（2）功能性子宫出血的症状

功能性子宫出血表现为不规则的子宫出血、月经周期紊乱、出血时间延长、经血量多，甚至大量出血或淋漓不止。根据排卵与否，通常将功血分为无排卵型及排卵型两大类，前者最为多见，约占 80% ~90%，主要发生在青春期及更年期，后者多见于生育期女性。

①无排卵型功血

症状与体征：闭经一段时间后发生出血，出血亦可为无规律性，量的多少与持续及间隔时间均不定，有的仅表现经量增多、经期延长。大量出血时，可造成严重贫血。

青春期功能性子宫出血：月经初潮时，下丘脑—垂体—卵巢轴正处在逐渐成熟的过程中，所以月经初潮两年内，月经周期不规则比较正常，一般能自行调整恢复。如果出血时间长，出血量多而造成贫血、头晕、心悸等症状，说明性腺轴还未完全成熟，容易受营养、精神因素等情况影响。

更年期功能性子宫出血：在无排卵型功能性子宫出血患者中，更年期功能性子宫出血比较多见，但这个年龄的器质性病变也比较多，必须做病理检查。

临床特点：因为无排卵，所以没有黄体形成，也没有孕酮分泌。雌激素水平随着卵泡的发育及萎缩而增减。当雌激素水平不断增多时，子宫内膜继续增生，这时不发生出血，而当体内雌激素水平突然下降时，可发生撤退性出血。临床表现可能闭经一段时间后发生出血，出血亦可为无规律性，量的多少与持续及间隔时间均不定，有的仅表现经量增多、经期延长。大量出血时，可造成严重贫血。由于雌激素刺激，子宫可稍大，质较软，宫颈口松，宫颈黏液透明、量多，可呈不同程度的羊齿状结晶，或不典型结晶。基础体温单相型。子宫内膜活检多为单纯性或囊性增生，偶可见腺瘤样或不典型增生。有时也可呈萎缩性改变。孕激素测定停留在增殖期的基础水平。

②排卵型功血

临床表现：有规律的月经周期，但周期缩短，或经前数日即有少量出血，经血量可无变化。

临床特点：多发生在生育年龄的女性，大都发生于产后或流产后的恢复期中。一般来说，育龄女性的性腺轴应该处于稳定状态，发生异常的子宫出血多数是器质性病变，如炎症、赘肉、子宫肌瘤、子宫内膜异位等，应及时到医院检查确诊。也有时出现在更年期。可分为黄体功能不全和黄体过早萎缩两种。

黄体功能不全：可因排卵前雌激素分泌不足，致黄体发育不良而过早萎缩。黄体发育不全时，则分泌功能欠佳，使孕酮分泌量不足。临床表现是有规律的月经周期，但周期缩短，或经前数日即有少量出血，经血量可无变化。经前期子宫内膜活检可见腺体分泌不良或不均，间质水肿不明显。基础体温双相型，但上升缓慢，黄体期较正常短，一般在10天左右。由于孕酮不足，往往形成不孕或早期流产。

黄体萎缩不全：黄体发育多良好，月经周期正常，但因黄体未能及时全面萎缩或持续过久。孕酮量分泌不足，但分泌时间延长，使子宫内膜不规则脱落，而导致出血时间延长，经血量增加，在经期第2～3天量多，以后淋漓不净可长达十余日。如在月经第5～6天取内膜，仍见有分泌反应，可为诊断依据之一。基础体温呈双相型，但常在排卵后缓升慢上，幅度偏低，且升高后维持时间不长，以后缓慢下降。

其他常见症状

不规则子宫出血：多发生于青春期和更年期女性，其出血特点是月经周期紊乱，经期延长，血量增多，流血时间、出血量及间隔时间均不规律，往往在短时间的闭经后，发生子宫出血。

月经过频：流血时间和流血量可能正常，但月经周期缩短，一般少于21天，可以发生于各种年龄的女性。月经过多，一是经血量多，尤其第2~3天更多，伴有血块，一次月经失血总量达500~600毫升，周期正常。二是经期延长，需10~20日经血方可干净，经量不一定多。三是月经间期出血，两次月经期中间出现子宫出血，流血量少，常不被注意，多发生于月经周期的12~16天，持续1~2小时至1~2天，很少达到月经量，常被认为是月经过频。绝经期后子宫出血是闭经一年以后，又发生的子宫出血，出血量少，点滴而行，但由于绝经期后子宫恶性肿瘤发病率高，故应到医院排除恶性肿瘤的可能性。

（3）功能性子宫出血的诊断

①既往病史

详细询问发病时间、月经周期、经期变化、出血持续时间、失血量、出血性质、病程长短及伴随症状，并与发病前月经周期比较。

了解出血前有无停经，有无早孕反应。

了解有无慢性病如肝病、高血压、血友病等。

了解孕产史、避孕情况，有无不良精神刺激。

了解就诊前是否接受过内分泌治疗。

出血时间过长或出血量过多，应询问有无贫血症状。

②体格检查

病程长者或有贫血貌，要做全面体检，除外周身器质性疾病。妇科检查一般无特殊发现，有时子宫略有增大，或可触及胀大的卵巢。

无排卵型功血由于雌激素刺激，子宫可稍大，质较软，宫颈口松，宫颈黏液透明、量多，可呈不同程度的羊齿状结晶，或不典型结晶。

基础体温呈单相型：子宫内膜活检多为单纯性或囊性增生，偶可见腺瘤样或不典型增生。有时也可呈萎缩性改变。孕激素测定停留在增殖期的基础水平。排卵型功血经前期子宫内膜活检可见腺体分泌不良或不均，间质水肿不明显。

基础体温呈双相型，但上升缓慢，黄体期较正常短，一般在10天左右，往往形成不孕或早期流产。

③辅助检查

诊断性刮宫：用于已婚女性，可以了解宫腔的大小、形态，宫壁是否平滑，软硬度是否一致，对刮出物进行病理分析，可以明确诊断。

基础体温测定：无排卵型呈单相型曲线；排卵型呈双相型曲线。

宫颈黏液结晶检查：经前出现羊齿状结晶提示无排卵。

阴道脱落细胞涂片：无排卵型功血时说明有雌激素的作用，黄体功能不全时则表明孕激素作用不足，缺乏典型的细胞堆集和皱褶。

激素测定：若需确定排卵功能和黄体是否健全，可测孕二醇。

子宫输卵管造影：可了解宫腔病变，排除器质性病变的可能。

查血常规、出凝血时间、血小板计数：可了解贫血程度，并排除血液病的可能。

④鉴别诊断

全身性疾病：如血液病、高血压、肝病及甲状腺功能低下等。

妊娠有关的出血性疾病：对生育年龄的已婚女性，如发生子宫出血，应首先考虑异常妊娠，如流产、宫外孕、葡萄胎等。如继发于产后或流产后，需考虑胎盘残留、胎盘息肉、子宫复旧不全、子宫内膜炎、绒毛膜癌等。

生殖器肿瘤：常见的子宫器质性疾病，如子宫内膜息肉、子宫颈癌等；如在绝经后发生子宫出血，有可能为子宫内膜腺癌。此外，卵巢功能性肿瘤，如颗粒细胞瘤、卵泡膜细胞瘤等也可导致子宫出血。

生殖器炎症：宫腔感染、子宫内膜功能层的再生受到阻碍，造成出血量多而持久；流产后子宫内膜炎、慢性子宫内膜炎、宫颈息肉等亦常有出血，这些都要与功血进行区别。

性激素类药物应用不当：性激素类药物不适当减量或漏服，也会引起出血。

（4）功能性子宫出血的治疗

①西医治疗

功能性子宫出血的治疗方法有：止血治疗、诊断性刮宫、激素疗法。

刮宫：器械刮宫法或药物刮宫法。

雌激素止血法：如果年轻尚未结婚的功血患者因失血过多，或由于其他问题造成了严重贫血，当时尚不能采用刮宫手术，又不能接受“药物刮宫”后引起的撤退性再失血，这样的患者应该用激素止血法治疗。

超导消融刀治疗：超导消融刀治疗功能性子宫出血，不手术，不开刀，不住院，一次可愈。超导消融刀不是真正意义的手术刀，是在超导监测下破坏子宫的基底层，基底层破坏后不再有生长功能，内分泌失调不作用于功能层，故而达到治疗功血的目的。该疗法对卵巢功能基本没有影响。

②中医辨证治疗

脾虚型

【主要证候】阴道骤然下血或漏下不止，血色鲜红或浅淡，小腹胀痛，食少便溏，心慌气短，倦怠乏力，腰部酸痛，面色浮黄，舌淡苔薄，脉象细数等。

【治疗原则】补脾摄血。

【处方用药】加减归脾汤。

党参15克，黄芪30克，阿胶15克（另烊化，分2次服），血余炭9克，白术9克，炒当归6克，远志9克，炒枣仁15克，棕榈炭30克，陈皮9克，甘草9克。

【临证加减】血色红、口干脉数者，加地榆炭30克；血色暗有块、舌有淤点淤斑、脉沉弦者，加三七粉6克（分两次另服）；腹胀痛、两胁胀痛、舌质紫暗、脉弦者，加乌梅30克；头痛者，加荆芥炭9克；气短懒言、舌质淡、脉细弱者，减党参，加人参9克（另煎入）；下血量多不止者，加醋30克配水煎。

血热型

【主要证候】阴道骤然下血甚多，血色鲜红，烦热口渴，睡眠欠佳，面色潮红，腰酸，心慌气短，倦怠乏力，舌红苔黄，脉象数大。

【治疗原则】清热止血。

【处方用药】清热止血汤。

生地30克，黄芩9克，丹皮9克，地骨皮15克，地榆30克，棕榈炭30克，阿胶15克（烊化另入），甘草9克。

【临证加减】血色红、口干脉数者，加地榆炭30克；血色暗有块、舌有淤点淤斑、脉沉弦者，加三七粉6克（分两次另服）；腹胀痛、两胁胀痛、舌质紫暗、脉弦者，加乌梅30克；头痛者，加荆芥炭9克；气短懒言、舌质淡、脉细弱者，减党参，加人参9克（另煎入）；下血量多不止者，加醋30克配水煎。

气郁型

【主要证候】阴道骤然下血或淋漓不断，或时有时无，血色紫暗，小腹及胸胁胀痛，心烦易怒，时欲叹气，精神抑郁，腰酸倦怠，舌质红，苔微黄，脉象弦数或弦涩等。

【治疗原则】舒肝解郁止血。

【处方用药】加味逍遥散。

炒当归6克，白芍9克，柴胡9克，茯苓15克，焦栀子9克，地榆炭30克，阿胶15克（烊化另入），乌梅15克。

肾阳虚型

【主要证候】阴道下血不断，血色浅淡，面色淡白，形寒怕冷，腰部冷痛，舌质淡，苔薄白，脉细弱等。

【治疗原则】温补肾阳，佐以止血。

【处方用药】加减右归丸。

熟地 30 克，山药 15 克，女贞子 15 克，菟丝子 15 克，枸杞子 15 克，鹿角胶 15 克（烊化另入），川断 9 克，海螵蛸 9 克，姜炭 9 克，血余炭 9 克。

肾阴虚型

【主要证候】阴道下血量多，血色较红，失眠耳鸣，健忘腰酸，舌红少苔，脉虚细等。

【治疗原则】滋阴补肾，佐以止血。

【处方用药】加味地黄汤。

熟地 30 克，山药 15 克，山萸肉 15 克，丹皮 9 克，茯苓 15 克，泽泻 9 克，阿胶 15 克（烊化另入），仙鹤草 30 克。

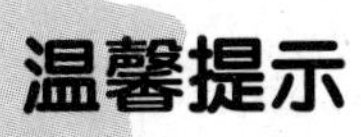

温馨提示

1. 功能性子宫出血的危害

（1）贫血

因长期出现引起不同程度的贫血，部分患者造成重度贫血。

（2）继发感染

长期的子宫出血，给细菌、病毒侵袭造成可乘之机。因此，功血患者容易继发盆腔感染，引起腹痛，分泌物异常等表现。

（3）不孕

功血患者因不排卵或黄体功能不足，造成不孕；此外，贫血、盆腔感染也是造成不孕的原因。

（4）增生型子宫内膜腺瘤或子宫内膜腺癌

长期无排卵的不规则子宫出血患者，或长期用雌激素治疗者，须注意子宫内膜的变化是否发展成为腺瘤型增生期子宫内膜或子宫内膜腺癌。

2. 月经不调和功能性子宫出血

（1）排卵期出血与功能性子宫出血的区别

月经干净之后10天左右的时间，阴道会有少量出血，一两天就会干净，这就是排卵期出血了。而功血的情况是一种出血比较频繁的疾病，流血量会比月经多，而且持续时间也长，所以患者大多会感觉到贫血和乏力，精神非常不好，如果严重的话，还会出现休克甚至是死亡，所以，阴道出血的情况如果持续时间很长，就要引起高度重视了。

（2）以下为月经不调，并非功能性子宫出血

月经频繁：月经频繁则体现为月经周期缩短，一般少于21天，但是出血量和出血的天数都比较正常。

月经量多：一般来说，月经周期正常，但是每次出血的量会过多，有时候甚至达到几百毫升。

月经淋漓不尽：有的女性虽然其月经周期正常，但是在月经来潮前数天或月经来潮后数天淋漓不尽，月经前后可能会持续出血十几天。

月经周期不规则：月经提前或者错后，完全没有规律。

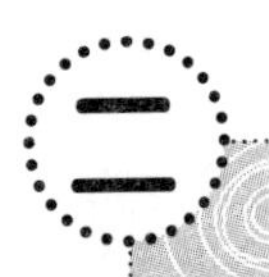

二 外阴、阴道疾病与不孕

1. 外阴疾病与不孕

通常人们把女性外生殖器称为外阴。外阴可以患多种疾病，如外阴白斑、外阴瘙痒。另外外阴皮肤不洁等，也易引起外阴炎。非特异性外阴炎以单纯性外阴炎为多见，另外还包括外阴毛囊炎、毛囊性脓皮病及外阴疖病，主要指发生于外阴部皮肤或黏膜的炎症。

（1）外阴白色病变

外阴白色病变又俗称“外阴白斑”。1975 年，国际外阴病研究会决定取消“外阴白斑”名称，而称该病为“外阴白色病变”或“慢性外阴营养不良”。

外阴白色病变系指出现在女性阴部皮肤的局限性或弥漫性白色斑块，可向会阴及肛门蔓延，严重者可累及尿道口及前庭，主要症状有阴部瘙痒、皮肤干燥、肥厚变白、失去弹性，甚至萎缩破溃，伴有疼痛及烧灼感。

外阴白色病变包括原发性外阴萎缩、萎缩性硬化苔藓、外阴白斑、白斑性阴道炎、外阴干枯。临床医生通常把皮肤和黏膜变白、变粗成萎缩的外阴病统称为外阴白斑。

①病因

外阴营养不良会造成局部病变，根据其组织病理变化的差异，分为增生型营养不良、硬化苔藓型营养不良、混合型营养不良。

外阴鳞状上皮增生：是以外阴瘙痒为主要症状但病因不明的外阴疾病。虽无导致此病发生的直接原因，但外阴局部皮肤长期处于潮湿状态和阴道排出物的刺激等与其发病有关。

外阴硬化性苔藓：是一种以外阴及肛周皮肤萎缩变薄为主的皮肤病。虽然病因不明，但有家族遗传史。还有学者发现，患有此病者通常还合并斑秃、白癜风、甲状腺功能亢进症或减退等自身免疫性疾病，说明此病与自身免疫力有关。

混合型营养不良：外阴白斑病增生型和萎缩型患者的病情发展到中期至后期，一般会出现两种类型混合症状。病理表现为，混合型营养不良。

全身疾病因素：全身性疾病因素，如糖尿病、黄疸、自身免疫性疾病及代谢功能障碍性疾病等。局部因素，主要是外阴长期慢性刺激，如潮湿、炎症、化纤或污染的内裤过敏等。

②临床症状

增生型外阴白斑病各期的典型症状

Ⅰ期增生型：主要症状是外阴瘙痒，部分患者瘙痒剧烈，晚间瘙痒加剧，常因搔抓可引起红肿和溃破，可有烧灼等不适感。

Ⅱ期增生型：在Ⅰ期症状基础上，病变区皮肤出现角化增生，外阴皮肤局部出现轻度色素减退（一般多出现在大，小阴唇内侧），成点状或白色小丘疹样，表面呈霜样白变。

Ⅲ期增生型：皮肤角化增生严重，角化层反复脱落，或因搔抓引起外阴红肿、水肿、皲裂、溃破糜烂，可有瘙痒伴随疼痛感觉，患者感觉症状剧烈，但此型患者治疗效果明显，一个疗程内约85%患者症状基本消除。

萎缩型外阴白斑病各期的典型症状

Ⅰ期萎缩型：主要症状不明显，部分患者有轻度瘙痒，无白色病变出现，外阴有不容易被肉眼发现的萎缩。

Ⅱ期萎缩型：典型症状是外阴有轻度肉眼可见萎缩，一般从大、小阴唇、阴蒂开始。大、小阴唇弹性降低，表面皱褶减少或无皱褶，外阴瘙痒比较轻微。因萎缩可有外阴干燥、性生活不适等感觉。外阴皮肤局部出现色素减退，成点状多发或片状。

Ⅲ期萎缩型：症状严重。外阴大阴唇扁平，小阴唇消失，阴蒂萎缩变小或粘连。尿道口萎缩，严重时小便失禁，阴道口萎缩，性生活困难。部分患者波及肛门白斑及萎缩，引起肛周皮肤无皱褶，弹性降低，引起大便时肛裂。约有50%的患者外阴皮肤出现大面积色素减退。

混合型外阴白斑病症状表现

外阴白斑病增生型和萎缩型患者的病情发展到Ⅱ期后期至Ⅲ期，一般会出现两种类型混合症状。

③诊断

病史：此病可发生于任何年龄，在女性的各个时期，如幼年期、青春期、更年期和老年期都有报道，但50岁前后的更年期者居多，病程长短不一，长者可达数十年。好发部位在阴蒂、小阴唇和大阴唇内侧沟间，有时发生于前庭、阴道及尿道口、后联合等处，常呈对称性。

外阴检查：由于搔抓，外阴道有多处抓痕、红肿，由于长期瘙痒结果，使局部发生溃疡、皲裂、溃烂和继发性感染，所以患者常有局部灼热疼痛感，特别是阴蒂、小阴唇等处很敏感。早期患部角化过度，浸润皮肤。外阴皮肤黏膜出现局限性或弥漫性白色增厚像皮革样、隆起有皱襞或有鳞屑、湿疹样变。外阴肤色多紫红色或淡红色，也可呈灰白色、灰蓝色，其中夹杂有界限清楚的白色角化斑块，形状及大小不一，混合型营养不良，具有萎缩型与增生型混合症状，其表现有外阴明显萎缩，阴蒂包皮肥厚，角化明显，大阴唇纹粗，色素减退，有局限性增厚溃疡。患部皮肤粗糙，呈苔藓样增厚，有抓痕，有时发生皲裂。局部色素减退，大阴唇、小阴唇普遍变白。外阴可见轻度萎缩，严重时阴蒂、大小阴唇萎缩、粘连，小阴唇部分或全部消失，后联合缩紧，阴道口狭小、弹性消失，甚至影响排尿和性生活。

活检：除以上特有的症状体征外，应以病理诊断为最后结论。因为多种疾病均可导致皮肤瘙痒及色素的减退或脱色，其表现虽不同，但肉眼不易区别，即使肉眼能够诊断也不能做到病理分型，特别是不能较早地发现不典型增生（癌前病变）。有文献报道，约50%的外阴鳞状上皮癌常与外阴白色病变伴发，因此，遇有病损不典型或有慢性皲裂、局限性增厚、溃破者，必须依靠活组织病理检查确诊。

④西医治疗

外阴鳞状上皮增生

一般治疗：应注意保持外阴清洁干燥，禁用肥皂或其他刺激性药物擦洗；避免用手或器械搔患处。

局部激素药物治疗：主要在于控制局部瘙痒，一般均主张采用皮质激素局部治疗，常用药物有肤氢松软膏、氢化可的松软膏等，每日涂擦局部3～4次以缓解瘙痒症状。当瘙痒基本控制后，即应停用高效类固醇制剂，改用作用轻微的氢化可的松软膏每日1～2次继续治疗。在局部涂药前可先温水坐浴，每次10～15分钟，一日2～3次，以暂时缓解瘙痒症状，并有利于药物的吸收。经过长期治疗后，增生变厚的皮肤方可明显改变，甚至有可能完全恢复正常。

外科治疗：外阴鳞状上皮增生发生癌变机会约5%，内科治疗无效可改用外科治疗，其方法一是单纯外阴切除，二是激光治疗，但外科治疗难以避免再度复发。

硬化性苔藓

一般治疗：与外阴鳞状上皮增生相同。

局部治疗：目前均认为丙酸睾丸酮局部涂擦是治疗硬化性苔藓的标准方法，但其疗效常因人而异，有的病变有所改善，但亦有无明显疗效者。若用丙睾后有局部男性化副反应可停药观察，如症状仍较明显的可用黄体酮100毫克加入30克凡士林软膏中局部涂擦以替代。局部涂药最初一个月每日2次，继而每日1次共2个月，最后每周2次共用3个月，总计治疗时间半年为期。凡瘙痒顽固、表面用药无效者可用曲安奈德混悬液皮下注射。

外科治疗：同外阴鳞状上皮增生。

⑤中医辨证治疗

此病中医叫阴藓、阴疮、阴蚀、阴痛、阴疼，多因肝经湿热下注浸渍外阴，或血虚肝旺、肝肾阴虚、肾阳虚衰等精血不能润养外阴所致。

肝郁化火

【主要证候】病变部位皮肤干燥皲裂，瘙痒，带多色黄，心烦易怒，溲赤便秘。苔黄，脉弦。

【治疗原则】清肝泻火除斑。

【处方用药】龙胆泻肝汤加减。

龙胆草9克，茵陈10克，生山栀9克，生大黄3克（后下），黄柏9克，白鲜皮15克，马鞭草15克，苏木12克，泽泻10克。

【临证加减】外阴皮肤干燥皲裂者，加麦冬15克、知母12克、阿胶9克（烊冲）、赤芍10克；大便秘结者，加麦冬12克、瓜篓仁9克（打）。

肝肾阴虚

【主要证候】外阴萎缩性改变，干燥萎枯，瘙痒带少，阴道干涩，头晕目眩，腰膝酸软，口干，舌红，脉细沉。

【治疗原则】滋肾养肝除斑。

【处方用药】左归丸加减。

大生地15克，淮山药10克，山茱萸9克，菟丝子12克，枸杞子10克，怀牛膝9克，龟板胶12克（烊冲），蛇床子10克，女贞子12克，巴戟肉9克，柏子仁9克。

【临证加减】阴道干枯而痒者，加黄精12克、制首乌10克、当归9克。

脾肾阳虚

【主要证候】气血虚弱，外阴萎缩型营养不良为主，外阴有硬化性苔藓，萎缩性改变，头晕目眩，面色萎黄，心悸乏力。苔薄，舌淡，脉细弱。

【治疗原则】益气养血除斑。

【处方用药】八珍汤加减。

党参12克，黄芪10克，白术9克，茯苓10克，当归9克，大白芍10克，熟地10克，阿胶9克（烊冲），仙灵脾9克，蛇床子10克，炙甘草3克。

【临证加减】外阴萎缩者，加山茱萸9克、知母10克、巴戟9克、淫羊藿12克、制首乌12克。

湿热下注

【主要证候】外阴白色病变，皮肤湿润浸渍，带多色黄，外阴瘙痒，苔黄腻，脉细滑。

【治疗原则】清热利湿除斑。

【处方用药】地肤子汤（验方）加减。

地肤子15克，苦参12克，黄柏10克，薏苡仁12克，草粟12克，六一散12克（包煎），防风9克，茵陈9克，玄参10克，败酱草12克。

【临证加减】带多色黄，浸润外阴者，加知母10克、黄柏9克、五倍子10克、白术12克；阴痒难忍者，加白毛藤15克、赤芍12克、土茯苓15克。

肾虚精衰

【主要证候】外阴萎缩性改变，干枯皲裂，腰酸膝软，四肢畏冷，舌淡胖，脉沉细弱。

【治疗原则】益肾填精除斑。

【处方用药】右归丸加减。

熟地12克，淮山药10克，山萸肉9克，枸杞子10克，杜仲10克，菟丝子10克，制附子9克（先煎），鹿角胶12克（烊冲）黄精10克，黄芪12克。

温馨提示

1. 外阴白色病变的危害

(1) 瘙痒或奇痒难忍，影响工作情绪，影响与人正常交往，严重影响夫妻生活。

(2) 由于影响夫妻生活，会造成不孕。

（3）少数患者可能发生癌变，危及生命。

2. 治疗期间的注意事项

（1）本病长期不愈有恶变可能，在治疗过程中应密切随访，必要时重复做病理检查。

（2）保持外阴清洁，彻底治疗阴道炎、外阴炎，避免用手搔抓外阴部，避免用烫水擦洗外阴。

（3）增加营养，包括维生素摄入，保持情绪舒畅。

3. 日常生活注意事项

（1）日常生活中应穿宽松、透气性好的内衣裤，以纯棉制品为主，避免穿腈纶等化纤制品的内裤。

（2）应保持患处干爽、通气、清凉。

（3）有些女性过于清洁，每天有清洗外阴一次或几次的习惯，在此我们建议，由于女性外阴有自洁作用，所以，不必过度清洗，清洗时不要用任何洗涤剂（因其一般均为碱性），只用温水清洗即可，切忌水温过烫。

（4）日常生活中应注意生活压力及情绪的调节，保持情绪乐观，心情开朗。这一点，患者家属应积极配合，使其树立战胜疾病的信心。

4. 外阴白斑与白癜风、白化病的区别

（1）白癜风：若外阴皮肤出现界限分明的发白区，但表面光滑润泽，质地完全正常，且无任何自觉症状者为白癜风。

（2）外阴白化病：为全身性遗传性疾病，但也可能仅在外阴局部发病。外阴局部白化病无自觉症状，活检除表皮色素消失，无特殊变化。

（3）白塞病：主要表现为阴部溃疡，常合并有眼部和口腔损害，也叫眼、口、生殖器综合征。中医称为狐惑病。

虽然外阴白斑与白化病、白癜风、白塞病不同，但它们也是有可能同时并发的，病理活组织是唯一的确诊手段。

（2）外阴瘙痒

外阴瘙痒是外阴各种不同病变所引起的一种症状，但也可发生于外阴完全正常者。一般多见于中年女性，瘙痒严重时，患者多坐卧不安，影响生活和工作。

①病因

阴部瘙痒可导致夫妻不和，引起女性外阴部瘙痒的原因有以下几种：

局部病因

局部皮肤不洁：有些女性使用卫生纸方法不当，外阴部皮肤受经血、阴道分泌物，甚至尿液、粪便和汗液的浸渍而使局部皮肤发生慢性炎症，从而引起外阴部瘙痒。

阴道毛滴虫感染：当女性阴道黏膜酸性减低时，使乳酸的生成减少，容易发生阴道毛滴虫感染，表现为泡沫状白带和外阴部瘙痒。

霉菌感染：患糖尿病或长期应用抗菌素引起正常菌群失调的女性，霉菌中的白色念珠菌易侵入外阴及阴道，发生霉菌性外阴和阴道炎，常出现豆渣样白带及外阴部瘙痒。

寄生虫感染：蛲虫主要侵犯幼女，成年女性也可感染，当夜间肛门松弛时，蛲虫从直肠内爬出游动到外阴部交配产卵，并刺激外阴部皮肤黏膜，引起局部瘙痒。疥虫感染引起疥疮时，外部皮损最严重，故局部瘙痒也最明显。阴虱则表现为长阴毛的部位剧烈瘙痒，在阴毛根部或毛杆上可发现灰白色小米粒大小的虮子或虱子。

药疹：过敏体质的女性服用磺胺类或其他药物引起的“固定型药疹”，常发生在外阴部皮黏膜交界处，除了局部瘙痒外，可并发糜烂、渗液。使用药物做阴道冲洗或阴道内置入，如发生过敏反应及接触性皮炎也可发生外阴瘙痒。

外阴部皮肤病：股癣的皮肤损害常扩大到外阴部，引起局部剧烈瘙痒。外阴部湿疹和神经性皮炎引起的局部瘙痒更为剧烈，前者表现为局部皮肤边界不清的丘疹水疱及糜烂渗液，后者因搔抓常出现皮肤增厚伴苔藓化。外阴部白斑除引起局部瘙痒外，常伴发外阴营养不良和皮肤萎缩。

病毒感染：尖锐湿疣大多发生在女性阴道壁、宫颈口及外阴部，还出现带有恶臭的白带。发生在外阴部的传染性软疣多表现为中央有脐窝样凹陷的圆形丘疹，也可引起外阴部瘙痒。生殖器疱疹多表现为尿道口及阴道壁出现米粒大小且明亮的水疱。

全身性原因

糖尿病：由于糖尿对外阴皮肤的刺激，特别是伴发霉菌性外阴炎时，外阴瘙痒特别严重。不少患者都是先因外阴部瘙痒和发红而就医，经过进一步检查才被确诊为糖尿病。

其他疾病：黄疸、维生素 A、维生素 B 缺乏，贫血、白血病等慢性病患者出现外阴痒时，常为全身瘙痒的一部分。

精神性因素：多由于心理紧张等原因所致，妇科检查无发病原因，病人常诉外阴瘙痒在夜间加重。

其他因素：妊娠期和经前期外阴部充血偶可导致外阴瘙痒不适；不明原因外阴瘙痒部分患者外阴瘙痒十分严重，但找不到明显的全身或局部原因。

②临床症状

瘙痒部位：外阴瘙痒多发生在阴蒂、小阴唇，也可波及大阴唇、会阴甚至肛周等皮损区。长期搔抓可出现抓痕、血痂或继发毛囊炎。

瘙痒特点：常系阵发性发作，也可为持续性的，一般夜间加剧，无原因的外阴瘙痒一般仅发生在生育年龄或绝经后女性，多波及整个外阴部，但也可能仅局限于某部或单侧外阴，但局部皮肤和黏膜外观正常，或仅有因搔抓过度而出现的抓痕。

不同病因的表现：

外阴阴道假丝酵母菌病、滴虫性阴道炎所致外阴瘙痒、白带增多为主要症状。

外阴鳞状上皮增生以外阴奇痒为主要症状，伴有外阴皮肤色素脱失。

蛲虫病引起的外阴瘙痒以夜间为甚。

糖尿病的患者尿糖对外阴皮肤刺激，特别是并发外阴阴道假丝酵母菌病时，外阴瘙痒特别严重，甚至难以忍受，但局部皮肤和黏膜外观正常，或仅有因搔抓过度而出现的抓痕和血痂。

黄疸，维生素 A、维生素 B 缺乏，贫血、白血病等慢性病患者出现外阴痒时，常为全身瘙痒的一部分。

妊娠期胆汁淤积也可以出现包括外阴在内的全身皮肤瘙痒。

③诊断

诊断外阴瘙痒症需进行病因学诊断，才能获得有效的治疗。

全面完整的病史：各种感染的接触史、药物过敏史、局部理化刺激史等，并应了解患者的精神心理状态。

外阴瘙痒一般昼轻夜重，精神紧张、劳累、食用刺激性食物后加重，严重瘙痒呈持续性，奇痒难忍，影响排尿及性生活。

局部和全身检查：由于长期异常分泌物的刺激和搔抓，外阴皮肤口有不同程度的破损、充血、斑疹及浅表小溃疡，继发感染有脓性分泌物。慢性刺激和搔抓可引起皮肤肥厚、粗糙、苔藓硬化及色逐渐退变白，有的外阴皮肤萎缩干枯。还要仔细检查阴道、宫颈，并根据病史进行必要的全身检查。

异常分泌物实验室检查：阴道分泌物直接涂片及细菌培养可以明确感染的性质。

应行常规的尿糖检查，如有指征应进行血糖检查及其他特殊的实验检查，包括性传染性疾病的检查。

局部病变组织活检：大多数外阴病患者局部需要做活组织检查以明确诊断，排除癌前病变及癌变。

④西医治疗

一般治疗：注意经期卫生，保持外阴清洁干燥，切忌搔抓。不要用热水洗烫，忌用肥皂。有感染时可用高锰酸钾溶液坐浴，但严禁局部擦洗。衣着，特别是内裤要宽适透气。忌酒及辛辣或过敏食物。

病因治疗：消除引起瘙痒的局部或全身性因素，如滴虫，霉菌感染或糖尿病等。

黄疸时出现的外阴瘙痒用药：除积极治疗相关的肝胆疾病外，还可口服消胆胺以减轻胆盐对皮肤的刺激，口服多虑平适宜精神心理因素引起的外阴瘙痒。

霉菌感染者外阴瘙痒用药：可用2%苏打水冲洗外阴及阴道，并用制霉菌素栓剂塞入阴道。

蛲虫感染者：可肛门注入蛲虫膏，肛周皮肤涂雄黄粉以杀灭蛲虫。疥虫引起的外阴瘙痒应在皮损处涂搽10% ~20%硫黄软膏等药物。

阴虱：患者应剃去阴毛，局部涂搽20%硫黄软膏。

湿疹、药疹和神经性皮炎：外阴部湿疹、药疹和神经性皮炎应口服抗组织胺药物，局部可用皮质激素类外用药如乐肤液涂搽。

股癣：股癣应外搽克霉唑霜等抗真菌药物。糖尿病引起的外阴瘙痒应内服降糖药物。

阴道毛滴虫感染：阴道毛滴虫感染者可用1%乳酸冲洗阴道，并口服及阴道内塞入灭滴灵治疗；或用中药蛇床子、苦参、枯矾、黄柏、花椒、百部煎水熏洗。

⑤中医辨证治疗

中医认为，外阴瘙痒症常与肝脾肾失常有关。临床以肝经湿热和肝肾阴虚、肝脾不协等为多见。

内服药

【治疗原则】滋补肝肾、利湿泻火

【处方用药】用龙胆泻肝汤。

车前子10克，木通6克，黄芩6克，龙胆草6克，山栀9克，当归10克，生地15克，泽泻10克，柴胡6克，甘草4克。

【煎用方法】水煎两次，早晚分服。10天为1疗程。

或用中成药“龙胆泻肝丸”，每日两次，每次9克。10天为1疗程。

外用药

【药物组成】

百部15克，野菊花10克，白藓皮15克，蛇床子15克，川黄柏15克，枯矾12克。

【煎用方法】

煎汤去渣存液。

用法：每天趁热先熏，待水温低至适度时，坐浴清洗外阴，每日1次，每次20分钟，10天为1疗程。

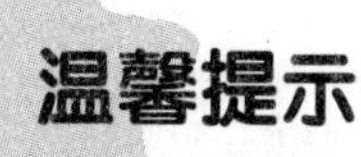

1. 外阴瘙痒的危害

(1) 诱发生殖器感染、盆腔炎、性交痛等，日久不愈还可导致多种疾病同时发生。

(2) 由于女性外阴瘙痒，会影响夫妻生活导致夫妻感情不和，引发不孕症。

(3) 严重的女性外阴瘙痒，不易根治，易反复，引发早产、胎儿感染畸形等。

(4) 外阴瘙痒严重时，不但使人坐卧不宁，而且影响工作、学习、生活和睡眠。

2. 外阴瘙痒时的注意事项

(1) 注意经期卫生，行经期间勤换卫生巾，勤清洗。

(2) 保持外阴清洁干燥，不用热水烫洗，不用肥皂擦洗。

(3) 忌乱用、滥用药物，忌搔抓及局部摩擦。

(4) 忌酒及辛辣食物，不吃海鲜等及易引起过敏的食物。

(5) 不穿紧身兜裆裤，内裤要宽松、透气，以棉制品为宜。

(6) 局部如有破损、感染，可用1:5000高锰酸钾液（在温开水内加入微量高锰酸钾粉末，使其呈淡红色即可，不可过浓）浸洗，每日2次，每次20~30分钟。最好看过医生后遵医嘱。

(7) 就医检查是否有霉菌或滴虫，如有应及时治疗，而不要自己应用“止痒水”治疗。

(8) 久治不愈者应做血糖检查。

(9) 保持外阴清洁干燥，尤其在经期、孕期、产褥期，每天清洗外阴更换内裤。

(10) 不穿化纤内裤、紧身裤，着棉织内衣裤。局部坐浴时注意溶液浓度、温度及时间、注意事项。

(11) 外阴瘙痒者应勤剪指甲、勤洗手，不要搔抓皮肤，以防破溃感染，从而继发细菌性感染。

(12) 不用刺激性的香皂、药物以及太凉或太热的水来清洗外阴。

(3) 外阴炎症

外阴炎症，临床上最为常见的就是外阴炎，包括霉菌性外阴炎、婴幼儿外阴炎、非特异性外阴炎、性病、急性外阴溃疡和前庭大腺炎等。

①霉菌性外阴炎

患霉菌性外阴炎时外阴有灼热感、红肿及瘙痒，可有水疱状丘疹，成群出现或呈湿疹样糜烂，常诉有性交痛及尿痛。霉菌性阴道炎时主要表现为外阴、阴道炎，常见症状有白带增多及外阴、阴道瘙痒和灼痛，排尿时尤为明显，还可有尿频、尿痛及性交痛。

病因：霉菌性外阴炎是一种类酵母菌引起的外阴炎，最常见的病原菌是白色念珠菌。在10%~20%的正常女性阴道中可能有少量白色念珠菌，霉菌性外阴炎仅在机体抵抗力降低、念珠菌达到相当数量时才致病。因此，机体细胞免疫力低下，霉菌繁殖迅速引起炎症，多见于孕妇、糖尿病及接受雌激素治疗的患者。

症状：患霉菌性外阴炎时外阴有灼热感、红肿及瘙痒，可有水疱状丘疹，成群出现或呈湿疹样糜烂，局限于外阴或向周围扩展至会阴、肛门周围及股生殖皱襞，直至大腿内侧，外表完全类似急性或亚急性湿疹，阴唇之间及阴蒂附近黏膜增厚，互相接触的皮肤表面潮红糜烂，个别可引起微小的白色脓疱，严重时发生溃疡，患处疼痛，局部淋巴结发炎，常有性交痛及尿痛。霉菌性阴道炎时主要表现为外阴、阴道炎，常见症状有白带增多及外阴、阴道瘙痒和灼痛，排尿时尤为明显，还可有尿频、尿痛及性交痛。典型的霉菌性阴道炎，白带黏稠，呈白色豆渣样或凝乳样。有时白带稀薄，含有白色片状物或表现正常。

诊断：典型的霉菌性阴道炎诊断并不困难，做阴道分泌物检查可证实诊断。

严重及顽固性外阴瘙痒，首先应考虑是否霉菌感染，可通过局部分泌物直接涂片检查与培养明确诊断，镜下容易看到霉菌的菌丝分枝和芽孢。白色念珠菌为卵圆形，革兰氏染色阴性，但染色常不均匀，约3～5μm（较葡萄球菌大数倍），常产生长芽而不脱落（芽孢），以致形似菌丝而实非菌丝，故称之为假菌丝。

西医治疗

应保持外阴清洁干燥，局部涂擦2%龙胆紫液或制霉菌素软膏每日2～3次，同时应治疗霉菌性阴道炎，如有糖尿病，应积极治疗，及时停用广谱抗生素，男方有生殖器霉菌感染者应同时治疗。

可用2%～3%的苏打液冲洗外阴及阴道或坐浴，轻轻拭干后，置制霉菌素栓剂于阴道深部，或用制霉菌素霜剂涂于阴道壁上，每晚一次或早晚各一次，共10～14天，约50%～80%的患者经上述治疗可治愈。

念珠菌在干燥的环境中不易增殖，坐浴或冲洗后应保持外阴干燥，用霉康唑或克霉唑栓剂或软膏每天2次，共3天或每晚一次用7天，疗效好，有85%～95%的患者可治愈。治疗霉菌性阴道炎的同时应治疗外阴炎，清洁外阴后，用制霉菌素软膏涂擦，如有糖尿病，须同时治疗。为避免感染新生儿，孕妇患霉菌性阴道炎时，仍应进行局部治疗，操作须注意动作轻柔。

由于霉菌性外阴炎可通过性生活感染，所以治疗期间应避免性生活，夫妇应同时进行治疗。顽固性及反复发作的病例多见于应用广谱抗生素及免疫抑制药物的患者，或者是由于未应用有效的抗霉菌药物、未对丈夫进行治疗、或未治疗霉菌性外阴炎、未消灭肠道念珠菌等都是导致复发的原因。如果症状严重者，请尽快到医院检查，及时进行治疗。

中医辨证治疗

本病的发生主要与肝、脾功能失常关系密切，肝脉绕阴器，主藏血，为风木之脏，脾主运化水湿。肝经湿热或肝郁脾虚，化火生湿，均可使湿热之邪随经下注，蕴郁生虫，虫蚀阴器或因忽视卫生而致。

脾虚湿盛（湿重于热）

【主要证候】外阴瘙痒、有灼热感，甚则波及后阴及大腿内侧，带下量多有味，胸闷纳呆，体倦乏力，小便混浊。舌体胖，舌质淡红或边有齿痕，舌苔厚腻，脉濡或濡数。

【治疗原则】健脾利湿、兼以清热、杀虫止痒。

【处方用药】萆薢渗湿汤加减。

苍术15克，薏苡仁20克，白术15克，萆薢15克，黄柏15克，赤苓20克，丹皮15克，泽泻15克，通草15克，苦参15克，白鲜皮20克。

【临证加减】带下多有味者，加椿根皮15克，鱼腥草15克，败酱草15克；胸闷纳呆者，加陈皮15克，木香10克。

肝经湿热（热重于湿）

【主要证候】外阴瘙痒、灼热，甚则波及后阴及大腿内侧，伴有心烦易怒，坐立不安，胸胁胀痛，口苦而干，大便秘结，小便赤涩淋痛。舌红，苔薄黄，脉弦数。

【治疗原则】疏肝泻热、兼以利湿、杀虫止痒。

【处方用药】龙胆泻肝汤加减。

龙胆草15克，黄芩10克，当归15克，生地15克，柴胡10克，泽泻15克，车前子15克，苦参15克，白鲜皮20克。

【临证加减】小便淋痛者，加扁蓄15克，瞿麦15克；心烦胁胀者，加焦栀15克，郁金15克；大便干结者，可加大黄5克。

附：外洗、外搽疗法

外洗法：

苦参30克，黄柏、薄荷、明矾、硼砂各15克。煎汤坐浴，每日1次。

蛇床子、川椒、明矾、苦参、百部各15克。煎汤熏洗，每日1次，10次为一疗程，有破溃者去川椒。

外搽法：

珍珠散：珍珠、青黛、雄黄各3克，黄柏8克，儿茶6克，冰片0.03克。研细末外搽。

蛤粉3克，雄黄1.5克，冰片0.3克。共研细末外搽或用麻油调匀涂擦外阴。

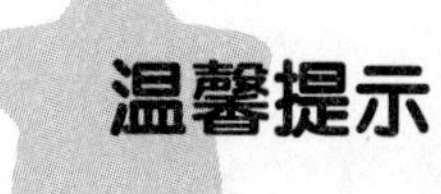

霉菌性外阴炎的预防

由于正常人体自身就是念珠菌的携带者，念珠菌作为人体的共生细菌，只有在一定条件下才可能致病，因此，只要消除可能引起霉菌性阴道炎的致病条件，就能达到预防目的。具体的预防方法可以从以下几点做起：

（1）锻炼身体，均衡饮食，不过食含糖量高的食品。

（2）合理穿衣，不穿化纤内裤，不借穿他人内衣、内裤及泳装。

（3）使用公共厕所时尽量避免坐式马桶；提倡淋浴，不洗盆浴；浴后不直接坐在浴室坐椅上；不在消毒不严的泳池内游泳。

（4）积极治疗糖尿病。糖尿病患者平时可用苏打水清洗外阴，提高阴道 pH 值，抑制霉菌生长。

（5）不滥用抗生素。长期大量应用抗生素会破坏阴道细菌间的制约关系，使念珠菌失去抑制过多生长而致病。

（6）药物避孕的女性如果反复发生霉菌性阴道炎，应停用避孕药，改用其他方法避孕。

（7）养成良好的卫生习惯。上厕所前、后都应该洗手；不滥用不洁卫生纸；排便后擦拭宜从前向后擦；每日清洗外阴；常换洗内裤并放于通风处晾干；用自己的盆具和毛巾；内裤与袜子不同盆清洗。

（8）不过度清洗外阴，有些病人就诊时说自己非常注意卫生，每天要清洗外阴 2～3 次，每次还用冲洗器或手清洁阴道。其实这种做法是错误的。因为阴道内环境呈弱酸性，又有许多菌群共同存在。菌群间的相互制约作用能抑制某种菌属过度增长，这是人体的一种自然防御系统。清洗阴道无疑将阴道的弱酸环境和菌属间的相互制约关系破坏了，使阴道上皮的抗病力下降，从而引起念珠菌或其他细菌所致的阴道炎。

②非特异性外阴炎

皮肤的各种炎症均可见于外阴，以非特异性外阴炎多见。

病因与病理机制

病因：外阴与尿道、肛门临近，经常受到经血、阴道分泌物、尿液、粪便的刺激，若不注意皮肤清洁易引起外阴炎；其次糖尿病患者糖尿的刺激、粪瘘患者粪便的刺激以及尿瘙患者尿液的长期浸渍等；此外，穿紧身化纤内裤，导致局部通透性差，局部潮湿以及经期使用卫生巾的刺激，均可引起非特异性外阴炎。

病理机制：正常情况下有需氧菌及厌氧菌寄居于阴道内，形成正常阴道菌群。需氧菌包括棒状杆菌、非溶血性链球菌、肠球菌、表皮葡萄球菌，兼性厌氧菌有乳杆菌、加德纳尔菌和大肠杆菌；厌氧菌包括消化球菌、消化链球菌、类杆菌、梭杆菌和动弯杆菌等。此外还有支原体及念珠菌。阴道与这些菌群形成一种平衡的生态，阴道环境影响着菌群，菌群也影响阴道环境。正常阴道中乳杆菌占优势，在维持阴道正常菌群中起关键作用。虽然有外阴及阴道的防御机制存在，但由于外阴前与尿道毗邻，后与肛门邻近，易受污染；外阴及阴道又是性交、分娩及各种宫腔操作的必经之道，容易受到损伤及各种外界病原体的感染。此外，虽然阴道内菌群为正常菌群，但当大量应用抗生素、体内激素发生变化或各种原因致机体免疫能力下降，阴道与菌群之间的生态平衡被打破，也可形成条件致病菌。

临床表现与症状体征

临床表现：急性炎症患者先感到外阴不适，继而出现瘙痒及疼痛，或有灼热感，同时可出现外阴部位（包括大、小阴唇，阴蒂）皮肤及黏膜有不同程度的肿胀充血。

慢性炎症主要表现为外阴瘙痒、皮肤增厚、粗糙、皲裂，也可以伴有排尿痛或性交痛。

症状体征：外阴皮肤瘙痒、疼痛、烧灼感，于活动、性交、排尿、排便时加重。检查见局部充血、肿胀、糜烂，常有抓痕，严重者形成溃疡或湿疹。慢性炎症可使皮肤增厚、粗糙、皲裂，甚至苔藓样改变。

诊断：根据病史及临床表现，常规阴道分泌物检查滴虫、霉菌等，必要时查尿糖。年轻患者查大便有无蛲虫卵。

西医治疗

病因治疗：积极寻找病因，若发现糖尿病应治疗糖尿病，若有尿瘘、粪瘘应及时行修补术。

局部治疗：可用0.1%聚维酮碘液或1∶5000高锰酸钾液坐浴，每日2次，每次15~30分钟。坐浴后涂抗生素软膏或紫草油。此外可选用中药苦参、蛇床子、白癣皮、土茯苓、黄柏各15克，川椒6克，水煎熏洗外阴部，每日1~2次。急性期还可选用微波或红外线局部物理治疗。

中医治疗

脾虚湿盛

【主要证候】阴部瘙痒、肿痛，难以自制，搔后流水伴有白带量多、质清稀，食少便溏，舌质淡白，舌体胖大有齿痕，苔白而润，脉沉缓。

【治疗原则】健脾利湿，止痒。

【处方用药】完带汤加减。

白术30克，苍术30克，山药20克，陈皮15克，车前子15克，萆薢20克，茯苓15克，泽泻15克，蛇床子20克。

【临证加减】如外阴被搔后流水量多难止，局部疼痛者加苦参20克；外阴被搔后流水及白带混有血丝者，可加白芨15克，土茯苓15克。

肝经湿热

【主要证候】阴部瘙痒、肿痛，甚至坐卧不安，搔后灼热痒痛，流出黄水或肿痛糜烂溃疡伴带下量多，色黄质稠，伴心烦少寐，口苦咽干，胸闷食少，纳谷不香，舌质淡白，苔黄腻，脉弦数。

【治疗原则】疏肝清热，解毒止痒。

【处方用药】龙胆泻肝汤加减。

龙胆草20克，黄芩15克，泽泻15克，生地15克，木通15克，柴胡15克，丹皮15克，黄柏15克，薏苡仁15克。

【临证加减】如头晕目眩者可加菊花20克；口舌生疮加黄连15克，山栀子15克；大便燥结、小溲短赤者加大黄10克。外阴肿痛脓毒甚者合五味消毒饮（公英，地丁，野菊花，双花，天葵子）。

肝肾明亏

【主要证候】阴部瘙痒、皮肤增厚、粗糙可有皴裂，伴五心烦热，头晕耳鸣，腰酸膝软，舌红少苔，脉细数。

【治疗原则】滋阴降火，祛风止痛。

【处方用药】知柏地黄汤加味。

知母15克，熟地15克，黄柏15克，丹皮15克，泽泻15克，山萸肉15克，山药15克，茯苓15克，蛇床子15克，白鲜皮15克，制首乌15克，当归15克。

【临证加减】如夜寐欠佳可加夜交藤、桂圆肉各15克；如见神疲乏力食少便溏，可加党参、白术、炙甘草各15克。

附：外用药方

（1）蛇床子洗方：取蛇床子20克，川椒15克，百部15克，明矾20克。煎汤，趁热先熏后洗，坐浴。每日1次，10次为一疗程。

（2）止痒膏：取丹参、鸡血藤、赤芍、补骨脂、何首乌、淫羊藿各30克，煎汤浓缩后加冰片1克。以香油及鱼肝油加脂，调和冷却后制成，涂于患处表面，每日2次，1周为一疗程。

③前庭大腺炎

前庭大腺炎是前庭大腺的炎症，前庭大腺位于两侧大阴唇下1/3深部，其直径约为0.5厘米~1.0厘米，出口腺管长约15厘米~2.0厘米，腺体开口处位于小阴唇内侧近处女膜处。在性交的刺激下分泌出黏液，以资滑润。因解剖部位的特点，在性交、分娩或其他情况污染外阴部时，病原体容易进入而引起炎症。

病因病理：前庭大腺炎为多种病原体感染而发生的炎症，如果没有得到及时治疗，造成急性化脓性炎症则成为前庭大腺脓肿。此病以育龄女性多见，幼女及绝经后女性少见。

临床表现：急性期局部疼痛、红肿，前庭大腺脓肿形成时疼痛最为剧烈。常有发热，寒战者较少。有时大小便困难。临床检查可发现大阴唇下1/3处有红肿硬块，触痛明显。如已发展为脓肿，多呈鸡蛋至苹果大小肿块，常为单侧性。肿块表面皮肤发红菲薄，周围组织水肿，炎症严重时可向会阴部及对侧外阴部发展。局部触痛显著，有波动感，腹股沟淋巴结多肿大。

并发症：脓肿如不及时进行处理，可向后侧方向播散，形成直肠周围脓肿，甚至溃破。脓肿切开排脓后，多数脓腔可完全闭合而痊愈，但偶尔也会形成瘘管，不断有少量分泌物排出，触诊时可扪到小而硬的硬结，有轻微压痛，挤压时有时可从瘘口流出脓液。

诊断：根据病史及局部外观与指诊进行诊断。但同时亦应注意尿道口及尿道旁腺有无异常。

西医治疗

局部冷敷：由于剧痛，急性期应绝对卧床休息，注意局部清洁，局部冷敷，应用抗菌素。

切开引流：如已形成脓肿，应立即切开引流。切口应选择于皮肤最薄处。一般在大阴唇内侧，做一半弧形切口排脓。亦可在外阴消毒后用18号针头从黏膜侧刺入脓腔，吸出脓液，针头留在原位，缓缓注入20万~40万单位青霉素生理盐水。此法治疗后24小时内炎症多能消退，疼痛即可减轻，如疗效不显著，则再采取切开引流法。

中医辨证治疗

邪毒入里

【主要证候】阴户一侧突然肿胀疼痛，继而肿胀高起，行动艰难，伴有发热、发冷，日苦咽干，白带黄稠臭秽，便干溲黄。舌质红，苔黄，脉数。

【治疗原则】清热解毒，活血逐淤。

【处方用药】五味消毒饮加味。

公英30克，地丁30克，银花20克，连翘20克，天葵子20克，乳香10克，没药10克，丹皮15克，赤芍15克。

【临证加减】如口干口苦较甚者加龙胆草15克，生地15克；如高热甚者可加石膏20克，栀子15克；如大便燥结难排加大黄10克；如白带量多，甚至脓性黄稠者可加土茯苓20克；肿疼较重，加三七粉5克冲服。

毒热内盛

【主要证候】阴户肿胀愈甚，肿处皮肤焮红，壳薄，按之较软，或已有脓汁自溃口排出，多臭秽难闻，伴发热、口渴、带下量多。舌质红，苔薄黄，脉沉数。

【治疗原则】清热解毒，化淤排脓。

【处方用药】仙方活命饮。

银花20克，甘草15克，穿山甲15克（先煎或研末冲服），皂角刺15克，当归15克，赤芍15克，乳香10克，没药10克，天花粉20克，陈皮15克，防风15克，贝母15克，白企15克。

【临证加减】如脓成已清可去穿山甲、皂刺；如二便秘涩者可加大黄10克，槟榔10克；如热甚者，可加大黄10克，黄连15克；如心烦口渴可加生地15克，栀子15克，玄参15克。

2. 阴道疾病与不孕

阴道疾病引起的不孕约占不孕症的1%~5%。某些外阴阴道器质性或功能性疾病影响了精液或精子进入并储存阴道内，如外阴阴道先天发育异常（无孔处女膜、阴道发育异常等)，或由于外阴阴道内环境变化，如阴道炎影响了正常精子的功能而致不孕。

（1）阴道发育异常

阴道发育异常包括：先天性无阴道、阴道横隔、阴道纵隔、阴道斜隔、阴道部分闭锁、阴道僵硬等。

阴道是性交和精液的容受器官。阴道后穹隆池储存精液和精子以便精子向上游动进入宫颈和子宫。阴道内环境受卵巢激素的影响，在排卵期呈弱碱性，以有利于精子的成活。而阴道发炎时阴道内环境不利于精子的成活，影响精子的活动力和穿透力，减少了进入宫颈和子宫腔内精子的数量，从而降低了受孕率。

①先天性无阴道

本病是胚胎在发育期间受到内在或外界因素的阻扰，亦可能是由于基因突变（可能有家庭史）引起副中肾管发育异常所致。外阴正常，阴道缺失，子宫发育，输卵管细小。

病因：染色体异常；雄激素不敏感综合征；母亲孕早期使用雄性激素、抗癌药物、反应停等；孕早期感染某些病毒或弓形体。

症状：约有1/10病人可有部分子宫体发育，且有功能性子宫内膜，青春期后由于经血潴留，出现周期性腹痛，无月经或直至婚后因性交困难就诊检查而发现。

治疗：先天性无阴道的处理原则，就是重建阴道。

人工阴道成形方法多种多样，但至今还无非常理想的成形手术，主要应根据病人具体情况进行抉择。近年随着显微外科手术的进展，已有应用带血管的肌皮瓣覆盖腔穴，为此项手术开辟了新途径，其利弊还需要推广后始能得出结论。

②阴道纵隔

纵隔将阴道均分为二，形成双阴道。个别患者中隔偏离中线，与阴道侧壁融合，形成阴道斜隔。

病因：阴道纵隔为双侧中肾旁管融合后，其中隔未消失或未完全消失所致。常合并双宫颈，双子宫。

症状：阴道纵隔一般无症状，直至婚后因性交困难就诊发现。因其他妇科疾病行妇科检查时发现，有的迟至分娩时，胎先露下降受阻才发现。

治疗：无症状者可暂不手术治疗；手术治疗，包括有症状者行纵隔切除；若已临产阻碍胎先露下降，可以沿隔的中线将其切断，待分娩后再做细致处理。

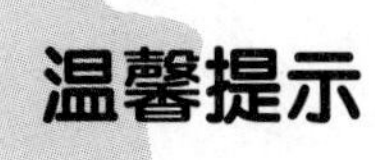

温馨提示

阴道纵隔的危害

（1）影响夫妻生活

纵隔一般附着在阴道前、后壁的正中线上，纵向行走，使阴道狭窄，性交困难，严重影响夫妻生活。

（2）阴道纵隔性不孕

指由于体内的两侧副中肾管会合后，中隔未消失导致完全纵隔而形成双阴道。通常情况下，如果一旦发生道纵隔常合并子宫畸形，则可能会导致不孕的发生。

③阴道横隔

系胚胎期由泌尿生殖窦—阴道球向头端增生增长演变而成的阴道板，自下而上腔道化时受阻，未贯通或未完全腔化所致。

一般阴道横隔都发生在阴道较高段，而且部分闭锁，可不影响性生活，并可以受孕，但在分娩时会影响胎儿娩出；一旦横隔发生在阴道较低段，就会影响性生活，如完全闭锁时，其症状与处女膜闭锁大同小异。

病因：常发生于阴道上、中1/3交界处，因两侧副中肾管尾端与尿生殖窦相接处未被贯通所致。影响阴道液与经血排放。

临床表现：横隔厚度亦有很大差别，有的很薄，似纸，有的则较厚（1厘米~1.5厘米）。有无临床症状出现，完全按隔膜有无小孔而定。

阴道横隔应与处女膜闭锁相鉴别。根据症状以及妇科检查不难鉴别。但如完全闭锁时，其症状与处女膜闭锁大同小异。

治疗：无症状者或隔膜较薄者可暂不行手术治疗；位置低、性生活不满意或不孕者，以小孔为据点，向四周做“X”形切开并分离黏膜片，切开后修整创面；无孔者明确诊断后及时手术，以穿刺针为中心，做“X”形切开并修整。

④处女膜闭锁

处女膜闭锁又称无孔处女膜，临床上较常见。处女膜闭锁的女性其内生殖器大多发育正常，在进入青春发育期后，子宫仍然每月有一次月经产生。由于阴道口被处女膜封锁，经血便不能流出。月经排不出去，积于阴道子宫内，甚至可以通过输卵管倒灌入腹腔，输卵管黏膜被积血挤压破坏，失去输送精子、卵子和受精卵的功能，从而不能怀孕。此外，经血倒流入腹腔，可引起子宫内膜异位症和腹腔粘连，导致剧烈腹痛。

病因：处女膜闭锁系胚胎发育期间泌尿生殖窦未被贯通所致。

症状：在青春期初潮前一般没有症状。初潮后由于处女膜闭锁而导致经血无法排出。最初经血只积存在阴道内，多次月经来潮后，经血逐渐积聚，造成子宫、输卵管积血，甚至腹腔内积血。

绝大多数处女膜闭锁患者临床上表现为青春期后出现逐渐加剧的周期性下腹痛，但无月经来潮。严重者伴有便秘、肛门坠胀、尿频或尿潴留等症状。

治疗：确诊后应立即手术治疗。术后留置导尿管1~2日，外阴部置消毒会阴垫，每日擦洗外阴1~2次直至积血排净为止。术后给予抗感染药物。

（2）阴道炎症

阴道炎症，是指阴道黏膜及黏膜下结缔组织所发生的炎症，是妇科门诊当中常见的疾病。包括滴虫性阴道、霉菌性阴道炎等。

①病因

正常健康的女性，其阴道对病原体的侵入有自然防御功能，只有当阴道的自然防御功能遭到破坏时，病原体才易于侵入，导致阴道炎症。幼女及绝经后女性由于雌激素缺乏，阴道上皮菲薄，细胞内糖原含量减少，阴道pH高达7左右，故阴道抵抗力低下，比青春期及育龄女性易被感染。

②症状

阴道炎临床上以白带的性状发生改变以及外阴瘙痒灼痛为主要临床特点，也有人有性交痛，感染累及尿道时，可有尿痛、尿急等症状。常见的阴道炎有非特异性阴道炎（细菌性阴道病）、滴虫性阴道炎、霉菌性阴道炎、老年性阴道炎。

非特异性阴道炎（细菌性阴道病）：非特异性阴道炎是由一般病原菌，如变形杆菌、链球菌、葡萄球菌、大肠杆菌等引起的阴道炎，约有10%~50%的患者无症状，如果有症状，多为鱼腥臭味的灰白色的白带、阴道灼瘙感、瘙痒等状。

妊娠期细菌性阴道病常可引起绒毛膜羊膜炎、羊水感染、胎膜早破、早产及剖宫产后或阴道产后子宫内膜感染等。

滴虫性阴道炎：由阴道毛滴虫感染引起，通过性交传播或间接传播（经浴池、浴盆、游泳池、衣物、敷料及污染的器械等传播）。白带增多，可为稀薄浆液状，灰黄色或黄绿色，有时混有血性，20% 白带中有泡沫。外阴有瘙痒、灼热，性交痛也很常见，感染累及尿道口时，可有尿痛、尿急，甚至血尿。

滴虫能消耗上皮内糖原，改变阴道内的 pH 值，妨碍乳酸杆菌生长，所以，引起继发性细菌感染时白带会呈草绿色，有臭气。

霉菌性阴道炎：霉菌性阴道炎是由白色念珠菌感染而引起的，和滴虫恰恰相反，这种念珠菌在酸性环境中特别容易生长，一般是通过性接触传播。所以，称为念珠菌性阴道炎。最常见的症状是白带多，外阴及阴道灼热瘙痒。波及尿道，也可有尿频、尿急、尿痛等症状。

③诊断

妇科检查：通过常规妇科检查，做出初步诊断，并取分泌物做必要的检查。

阴道分泌物检查：检查阴道清洁度，是否有霉菌、滴虫、细菌（线索细胞、脓细胞）感染。

阴道分泌物培养：检查是哪种病原菌感染，为医生提供准确的诊断依据。

药物敏感试验：检测病原菌对哪种药物敏感，以便有针对性地用药，提高治疗效果。

美国真彩电子阴道镜检查：可放大 50 倍，准确、清晰地观察阴道、宫颈等部位的有关病变，并准确选择可疑部位做活组织检查，对子宫颈癌和癌前病变的早期发现、早期诊断有相当高的价值。

白带检查确诊阴道炎症：将阴道分泌物涂片，在显微镜下观察，按阴道杆菌、白细胞（WBC）及杂菌的多少来判定阴道清洁度，共分 4 度：

Ⅰ度：有大量阴道杆菌及上皮细胞，无杂菌、白细胞，视野干净，是正常分泌物。

Ⅱ度：阴道杆菌及上皮细胞中量，少量白细胞及杂菌，仍属于正常阴道分泌物。

Ⅲ度：少许阴道杆菌及鳞状上皮，较多杂菌及白细胞，提示有较轻的阴道炎症。

Ⅳ度：无阴道杆菌，只有少许上皮细胞，有大量白细胞及杂菌。提示有相对较重的阴道炎症，如霉菌性阴道炎、滴虫性阴道炎。

严重的阴道炎暂时不做白带检查。

④西医治疗

非特异性阴道炎：将四环素和磺胺噻唑制成栓剂，置入阴道深部，每晚一次，共10日；口服敏感抗菌素。有全身感染者，可静脉用药。

滴虫性阴道炎：口服抗菌素及阴道内放置灭滴灵栓，7～10天为一疗程，或用1%乳酸液冲洗外阴。丈夫也应同时治疗，在治疗期间应避免性生活。此外，患者应注意个人卫生，避免不洁性交和交叉感染。

霉菌性阴道炎：口服抗霉菌药物，也可将制霉菌栓塞入阴道。治疗期间避免性生活，勤换内裤，洗涤用具均应用开水烫洗等。

⑤中医辨证治疗

阴道炎症主要属于中医的“带下”“阴痒”的范畴。

脾湿下注型

【主要证候】阴部瘙痒、肿痛，难以自制，搔抓后流水伴有白带量多、清稀，食少便溏、舌淡红、苔白润，脉沉缓等病证。

【治疗原则】健脾、除湿、止痒。

【处方用药】完带汤加减。

苍术、白术各20克，山药、车前子、白鲜皮、蛇床子、白芍各15克，萆薢、苦参各30克，乌药9克。

【临证加减】如外阴搔破流水或带中混有血丝者，可加土茯苓、仙鹤草各30克。另于破损局部喷涂西瓜霜，每日2～3次，也可外涂珍珠散。

肝经湿热型

【主要证候】阴部瘙痒、肿痛，甚至坐卧不安，外阴可有充血、灼热或糜烂溃疡以及带下量多，色黄质稠，有臭秽，烦躁易怒，口干口苦，便秘、溲黄，舌苔黄腻、脉弦数等病证。

【治疗原则】清热解毒、燥湿止痒。

【处方用药】龙胆泻肝汤加减。

龙胆草、栀子、黄柏、生地、泽泻、车前子、丹皮各15克，柴胡、木通各9克，败酱草、薏苡仁各30克。

【临证加减】兼见头晕、耳鸣者，加菊花、白蒺藜各15克，桑叶9克；口舌生疮者，加黄芩、黄连、竹叶、元参各9克；外阴肿痛，渗流脓水，或有皮肤破损者，还可与五味消毒饮合用。药如：蒲公英、地丁、野菊花、金银花、天葵子等。

肝肾阴亏型

【主要证候】阴部瘙痒，外阴皮肤增厚、粗糙，可有皲裂，伴有头晕耳鸣、手足心热、腰酸腿软、舌红少苔、脉弦细数等病证。

【治疗原则】滋阴降火，养血活血。

【处方用药】知柏地黄汤加减。

熟地、萸肉、山药、首乌、当归、丹皮、泽泻、茯苓、牛膝、蛇床子、白鲜皮各15克，知母、黄柏、草红花、茜草各9克。

【临证加减】夜寐不佳者，加甘松、炒枣仁各30克；神疲乏力、食少便溏者，可加太子参、白术各15克，藿香梗6克，减去方中丹皮。

附：在应用上述内服药的同时，如果配合外用药治疗，则效果更佳。一般可采用熏洗方。

取蛇床子9克，乌贼骨、白鲜皮、枯矾、苦参各15克。加水2000毫升煎汤，趁热先熏后洗，每日2次，5日为一个疗程。如有破溃流水，或生疮流脓者，则用冰硼散或珍珠散，或西瓜霜等喷涂局部。

温馨提示

1. 阴道炎的危害

（1）造成不孕

正常情况下，阴道内的菌群比较平衡，酸碱度比较均衡（pH值大概在3.8～4.5之间）。这种适宜精子暂时存留、通过的环境，是非常重要的，一旦这种环境被破坏，就容易发生不孕。如果患了细菌性阴道炎，阴道的pH值会超过4.5，阴道内环境酸碱度的改变会使精子的活动力受到抑制。另外，致病菌会吞噬精子，且患细菌性阴道炎时，阴道内分泌物大量增多，分泌物中含有大量的白细胞，这些都会妨碍精子的成活，使精子数量减少。精子本来数量少、活动力差者，就很有可能引起不孕。另外，一旦炎症上行，感染到宫腔，造成输卵管炎、盆腔炎等，也会造成不孕。当然，如果积极治疗，是可以再次怀孕的。

（2）影响胎儿发育

细菌性阴道炎对于患者自身的危害是可想而知的，除了会给母体的生殖健康造成麻烦外，细菌严重感染的患者还会影响正常的工作和学习。在妊娠期间，这种危害自然增大，因为还会危及胎儿。轻则引起胎动不安，重则导致早产、流产。

此外，有学者通过大量的临床观察，认为本病与未足月胎膜早破及其宫内感染有直接关系。很显然，这种情况对优生优育是极其不利的。

（3）诱发其他疾病

细菌性阴道炎可诱发生殖器感染、盆腔炎、肾周炎、性交痛等疾病。

（4）影响生活质量

得了细菌性阴道炎，会伴有外阴瘙痒等症状，对女性的生活和工作会造成诸多的不便和影响，也会影响到夫妻生活。

2. 罹患阴道炎症的四大元凶

阴道炎症可说是造成女性朋友最困扰不已的妇科疾病之一，日常稍不注意卫生问题便有可能会复发。那么，要对付阴道炎，我们必须先探清其原因。究竟导致女性阴道炎发作的原因是什么呢？

阴道所处的解剖位置对阴道自洁十分不利，它内通子宫颈，外连会阴，又与尿道和肛门毗邻。所以，如果忽略了阴道和周围器官的清洁卫生，就很容易诱发形形色色的各种阴道炎。

元凶之一，少女“初潮”不注意卫生。

青春期女子首次来月经时，出于少女的羞怯和对月经的朦胧认识，往往不懂得或不注意经期卫生，慌乱中滥用了不洁净的卫生用品，引起阴道炎。

元凶之二，常穿紧身裤所致。

这种阴道炎是因穿紧身裤引起的。这些年来，大多数女青年在穿着打扮上追求时髦、新潮和性感，喜欢穿显露体形曲线美的涤纶丝三角内裤、弹力健美裤、牛仔裤。由于这类裤子紧裆、包臀，裤料为化纤织物又密不透风，致使阴道分泌物不能透发，适宜细菌的滋生繁殖，引起阴道炎。特别是炎热的夏天，穿涤纶丝三角内裤或弹力连裤丝袜，阴道和外阴在湿闷多汗的环境中捂久了，便易罹患这种阴道炎。紧身裤性阴道炎的主要症状特点是白带增多、阴道和大小阴唇瘙痒，并伴有尿频、尿急等尿路刺激症状。预防此种阴道炎，首先要换掉连裤袜、涤纶丝三角内裤、健美裤等紧身裤，清洗外阴。

元凶之三，过敏惹的祸。

有些女青年追求新潮时髦，不仅艳抹浓妆，洗浴后也常在外阴部扑些香粉，洒点香水，特别是夏天更喜欢这样做。须知，香粉、香水所含的化学成分对外阴和阴道黏膜刺激性很大，更容易引起过敏反应而发生阴道炎、外阴炎。

元凶之四，细菌的危害。

由化脓性细菌感染而引起，患者发病前多患有糖尿病、结核病，尤其是因骑摩托或单车上下车过猛发生阴道撕裂伤，未及时就医而感染罹病。这种阴道炎主要症状是：白带增多，呈黄脓样带有腥臭，阴道灼热感或疼痛。妇科检查时可见阴道黏膜发红、肿胀、甚至有小溃疡面。

3. 阴道炎患者还能怀孕吗

阴道炎症都会导致阴道分泌物增多，从而影响精子的穿透能力，对怀孕有一定的影响。患有轻度霉菌性阴道炎，一般对怀孕无妨，但是如果是比较严重的阴道炎，则应治愈后再怀孕。如果不及时治疗，胎儿被感染后，皮肤上会出现红斑疹，脐带上出现黄色针尖样斑，若胎儿从阴道分娩，则有2/3的新生儿发病，出现鹅口疮和臀红，因此还是在治愈后再怀孕比较好。

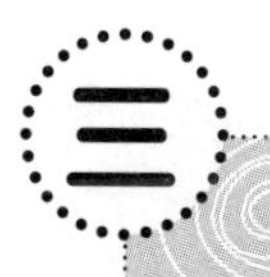

三 排卵障碍与不孕

排卵障碍，即不排卵，是女性不孕症的主要原因之一，约占不孕原因的25%～30%。

排卵障碍除引起不孕外，还可导致月经失调、闭经、多毛、肥胖等症状。另外，如果长期不排卵，性激素代谢紊乱，易发生子宫内膜癌及乳腺癌。所以对排卵障碍应给予足够的重视，进行积极的检查和治疗。

1. 为什么会发生排卵障碍

(1) 下丘脑性排卵障碍

颅内肿瘤压迫：常见为颅咽管瘤。由于肿瘤压迫引起颅内高压、视力障碍、下丘脑和垂体功能异常，并可引起肥胖生殖无能综合征。

Kallmann 综合征：为性腺发育不全和功能减退的一种疾病。特点为：原发闭经；性腺发育不全，生殖器呈幼稚型；染色体正常；雌二醇（E2）水平明显降低或测不到；自幼丧失嗅觉或嗅觉减退，可并发糖尿病。

精神因素：严重的精神疾病、过度紧张可引起应激性的下丘脑—垂体—卵巢轴功能异常，导致排卵障碍。

药物因素：长期服用氯丙嗪等抗精神病药物、避孕药等，也可抑制下丘脑的功能，引起月经紊乱、闭经，可伴有血清催乳素的升高，停药后一般可自行恢复。

其他因素：过轻或过重的体重以及剧烈运动、神经性厌食可抑制下丘脑的分泌功能，导致无排卵；下丘脑神经核先天发育不良、外伤、颅内感染等原因可导致下丘脑的器质性病变，从而引起排卵障碍。

(2) 垂体性排卵障碍

垂体肿瘤、垂体损伤以及其他原因导致垂体病变，均可导致排卵障碍。常见的有如下病变：

①原发垂体单一性促性腺激素释放激素缺乏症

垂体分泌促性腺激素释放激素功能障碍，其他功能正常。临床表现为性腺、第二性征、生殖器官不发育，原发闭经，身高正常或高于正常，内分泌检查提示促卵泡激素（FSH）、黄体生成素（LH）、雌二醇（E2）均低下。

②垂体肿瘤

生长激素肿瘤可大量分泌生长激素（GH），导致排卵障碍，若发病在未成年时，患者表现为巨人症，伴有性腺发育不全和原发闭经。

③空蝶鞍综合征

是造成闭经—溢乳的原因之一，常伴有头痛、视力障碍等症状。

④席汉综合征

由于产后大出血合并失血性休克导致垂体前叶组织缺血性坏死，表现为闭经、性欲淡漠、性征消退、生殖器官萎缩等。

⑤垂体破坏

缺血、炎症、放射线和手术亦破坏垂体的功能，导致排卵障碍。

（3）卵巢性排卵障碍

①染色体异常

先天性卵巢发育不全：患者外貌为女性，外生殖器为幼稚型，性腺条索状，无阴毛和腋毛，无月经，乳房发育程度差，但无男性化特征。身材矮小，常合并有其他遗传病典型征象。患者不能生育，

单纯性腺发育不全：是一种罕见的性别发育异常。患者出生时外貌为女性，成年后身材高，原发闭经，乳房及外阴不发育，无性毛，睾丸不发育。文献报道本病恶变率高，40岁以上患者肿瘤恶变率高达80%，一旦确诊应立即切除条索状性腺，以防恶变。

性腺发育不全：性腺一侧为发育不全的睾丸，另一侧为条索状卵巢。临床特征有特纳综合征的表现，部分患者可有阴蒂增大。

②多囊卵巢综合征

是以月经失调（月经稀少或过多、不规则出血、功血甚至闭经），双侧卵巢增大、包膜增厚、多囊样改变、排卵障碍性不孕、多毛、肥胖、皮肤色素沉着、痤疮、乳房发育不良、溢乳等为主要临床表现呈多态性的内分泌综合征，以不排卵为不孕的典型表现。

③卵巢早衰

是指40岁以前自然绝经，常伴有更年期症状。

④未破裂卵泡黄素化综合征

是指卵泡生长到一定的时期未破裂，无卵子排卵，但内部发生黄体化。

患者有明显的双相基础体温，血浆孕酮水平增高及分泌期子宫内膜，宫颈黏液变稠等黄体化表现，而B超监测无排卵发生，腹腔镜检查未见排卵孔，是无排卵月经的一种特殊类型，也是女性不孕的原因之一。

⑤卵巢对促性腺激素（Gn）不敏感综合征

又称卵巢抵抗综合征，多与自身免疫有关。患者原发闭经，第二性征和生殖器发育不良，卵巢内有始基卵泡存在，但少有窦状卵泡。性激素检查促性腺激素（Gn）水平升高。

⑥其他因素

放射线、卵巢肿瘤、卵巢切除或组织被破坏、严重的卵巢炎、精神因素也有可能造成卵巢功能衰退而引起排卵障碍。

（4）其他内分泌腺的影响

①甲状腺功能异常

呆小病： 有典型的面貌特征。血清 T3、T4 低下，TSH 明显升高，患者性发育障碍，大都出现原发闭经。

甲状腺功能亢进： 因发病较迟，较少引起原发闭经。甲状腺功能轻度亢进导致功能失调性子宫出血，甲亢加重时引起闭经。

②胰岛素依赖型糖尿病（Ⅰ型糖尿病）

患者常伴有卵巢功能低下。

有胰岛素抵抗存在的高胰岛素血症患者，过多的胰岛素促进卵巢产生过多雄激素，导致高雄激素血症，从而出现排卵障碍、月经失调甚至闭经。Ⅱ型糖尿病较少引起原发闭经。

③肾上腺皮质功能异常

肾上腺皮质能分泌多种激素，其中少量的雄激素为女性雄激素的主要来源，但合成过多能，使卵巢功能受到抑制，导致女性男性化和无排卵。

2. 排卵障碍有哪些症状

（1）排卵障碍的症状

要想了解排卵障碍的临床表现，首先应该知道正常排卵是什么样的。

①正常排卵

排卵是一个生理过程，大部分人并没有什么特殊不适感觉，少数人会有下列不适感：

身体不适： 排卵时觉得腰酸、下腹轻微疼痛，但出现这些感觉并不一定说明有排卵，因为不少疾病也可表现为腰酸、腹痛。

少量阴道流血： 有少数人在两次月经中间会有少量的阴道流血，比月经量少，此即“排卵期出血”，应进行治疗。

性欲改变： 有些人表现为性欲增强，容易引起性兴奋，也有的人表现为性欲减退。

白带增多：大部分人到了排卵期白带会明显增多，变得像蛋清一样透明，可以拉长为丝状，如果没有阴痒、黏腻等不适感，不必感到惊慌。

其他：还有的人会感到乳房胀痛、脾气暴、情绪低落等。排卵期出现的感觉因人而异，有上述感觉也不意味着即有排卵。但通常来说，月经刚来潮时会觉得腰酸、下腹痛甚至痛经的人多有排卵，没有排卵的人往往没有痛经。

②排卵障碍

发育情况：体形、体态、毛发、嗓音、乳房发育等第二性征的情况及颈部、四肢有无畸形等现象，如身材矮小、第二性征发育不良，且从未来过月经就可能是卵巢发育不良，从而导致排卵障碍。身材高大、第二性征发育不良则可能是中枢神经引起的性功能不正常。全身毛发增多，可能是卵巢或肾上腺分泌雄激素太多。乳头内有乳汁排出可能是血中催乳激素太多。

月经不调：月经失调、闭经等都是排卵障碍的表现。有无慢性疾病，如结核、贫血和消化吸收不良等，是否动过手术、以往性发育的情况和有无职业性的有毒物质影响等，都可以初步推测是否有影响排卵的病变。

（2）临床上怎样诊断是否排卵障碍

①基础体温

无排卵基础体温为单相，有排卵为双相。一般基础体温多在排卵后2~3天上升，少数在排卵日上升，升高幅度>0.3度。基础体温监测排卵方法简单、经济，但预测排卵不十分准确，一般存在±4天的误差。再者仅80%~90%排卵者基础体温为双相，另有10%~20%的排卵正常者基础体温为单相；而且个别基础体温双相者也无排卵。

②阴道脱落细胞

阴道上1/3的上皮细胞对性激素变化敏感，在月经周期中也有周期性变化。如果月经后阴道脱落细胞无周期性变化，表示无排卵。该方法操作繁琐，准确性差，目前应用很少。

③宫颈黏液

月经后半期宫颈黏液仍为羊齿植物状结晶，无椭圆体，为无排卵。

④子宫内膜检查

受卵巢雌、孕激素的影响，月经周期中子宫内膜有明显的周期性变化，医生会根据内膜变化的情况，判断是否排卵。

⑤血清激素测定

月经周期的不同阶段，血中性激素的水平是不同的，分析血清性激素水平是否正常，一定要考虑抽血时间，观察是否有排卵：一般在两个时间测血性激素：

月经中期（排卵期）：主要观察是否出现 LH 峰（>40U/L），和 E2 峰（400p 克/毫升）；

月经第 21 天（或来月经前 7 天）：主要观察孕激素和雌激素水平，P>5n 克/毫升表明有排卵，P 在 6~10n 克/毫升，虽有排卵，但存在黄体功能不足，P>15n 克/毫升则正常；

月经第 9 天检测：如果 FSH、LH<15U/毫升、E2<100p 克/毫升，则卵泡发育不良，不排卵的可能性大。当然，其他时间检测血清性激素，也能判断排卵是否正常。

⑥排卵试纸自我监测

此种方法简单、方便，但不十分准确，应严格按照说明书操作。

⑦超声卵泡监测

超声可分辨 2~4 毫米的卵泡（阴道超声更清楚）。一般从月经周期第 9 天开始，每 1~3 天观察 1 次，通过连续观察，可看到卵泡逐渐长大，并向卵巢表面迁移；第 9~12 天可确定优势卵泡（>14 毫米），排卵前卵泡每天长 2~3 毫米。成熟卵泡 18~24 毫米（自然周期 17 毫米，hMG 促排卵>18 毫米，克罗米芬促排卵>20 毫米），位于卵巢表面。

3. 排卵障碍的治疗

由于排卵障碍的原因很多，所以治疗起来也比较复杂。为了取得预期疗效，最好采取中西医结合的方法。

（1）西医治疗

①针对排卵障碍的特殊病因的治疗

雌激素或人工周期：适用于 E2 低、子宫发育不良者。

倍美力 0.25~0.5 毫克/天，22 天，3 个周期；

补佳乐（戊酸雌二醇－天然雌激素），1 毫克/天，21 天，3 个周期。

人工周期 3 个，停药后性腺轴反馈性调节，个别病例可恢复自然排卵。对子宫发育不良者用 6~12 月人工周期，以促进子宫发育，有利于今后妊娠。

因甲状腺功能低下：可用甲状腺素替代疗法。

高催乳素血症：可用溴隐亭治疗。

对不要求妊娠的患者，可用孕激素撤退疗法。

②要求妊娠者，可诱导排卵

克罗米芬治疗：是目前临床上广泛应用的口服促排卵药物，方法简单，价格便宜，具有较强的抗雌激素作用和微弱的雌激素效应。对排卵正常的妇女，不能提高其妊娠率。

他莫昔芬：临床上主要用于治疗乳腺增生和乳腺癌，有抗雌激素作用，对宫颈黏液影响小，多用于对克罗米芬无效的患者。

注射用人绒毛膜促性腺激素（HMG）治疗：HMG即是由绝经期妇女尿液中提取的，所以又叫人绝经期促性腺激素，适用于内源促性腺激素不足或缺乏者，如席汉氏综合征、下丘脑性不排卵、CC治疗无效者及辅助生殖技术中；高促性腺激素闭经患者，如卵巢早衰，不宜用HMG促排卵。

绒促性素（HCG）治疗：适用于卵泡发育成熟而不排卵者。

溴隐停治疗：适用于高催乳素血症的治疗。

（2）中医治疗

中医认为，排卵障碍病证主要在于阴虚或偏阴虚，天癸不充，亦有少数属于偏阳虚，其他均为程度不同的兼夹证型。常见的兼夹证型有心肝郁火、气滞血淤、痰湿脂浊、脾胃虚弱四者。辨证论治如下：

主证型

阴虚证

【主要证候】婚久不孕，月经一般为后期、量少，抑或先期、量少，经色红或淡红，无血块，平时带下偏少或甚少，头昏腰酸，咽干，烦热，夜寐较差，大便偏干，形体较清瘦，脉象细弦，或细弦带数，舌质偏红或质边有裂痕，呈齿轮状者。

【治疗原则】滋阴养血，补肾添精。

【处方用药】归芍地黄汤加减。

当归、白芍、山药各10克，山萸肉6克，熟地、丹皮、茯苓、泽泻各9克，女贞子、怀牛膝各12克。

【服用方法】经净后即服，每日1剂，水煎分服。

【临证加减】阴虚火旺、舌红、口干、烦躁、五心烦热、大便干、小便赤黄者，加入知母6克，炒黄柏10克，生地9克，地骨皮12克；夜寐甚差，或心烦失眠者，加入夜交藤15克，炒枣仁6~9克，青龙齿（先煎）9~15克；腰酸明显、带下偏少者，加入川断16克，菟丝子12克。

偏阳虚证

【主要证候】婚久不孕，或继发不孕，月经后期经量偏少，色淡红，无血块，平时带下甚少，性欲淡漠，头昏，腰酸，四肢或小腹有凉感，小便较频，大便有时偏软，神疲乏力，脉象细弦，舌质淡红，苔黄白腻。

【治疗原则】滋阴助阳，补肾养精。

【处方用药】补天五子种玉丹加减。

熟地、当归、枸杞子各12克，丹皮、山萸肉、茯苓、泽泻、女贞子、覆盆子、紫河车各9克，怀牛膝、山药、杜仲、车前子各10克，五味子5克，巴戟天6克。

,【服用方法】经净后即服，每日1剂，水煎分服。

【临证加减】脾胃不和，有时腹胀，大便易溏者，上方去熟地、归身，加炒白术10克，砂仁（后下）5克；若心火偏旺，失眠心烦者，加入莲子心5克，黄连3克，炒枣仁9克；形寒腰酸，加入仙灵脾9克，补骨脂10克。

兼证型

心肝郁火证

【主要证候】婚久不孕，月经后期，量少，抑或先期量少，色红，有小血块，小腹作胀，平时带下甚少，头昏腰酸，经前期胸闷烦躁，情志抑郁，时欲叹气，夜寐甚差，有时失眠，咽喉干燥，或有物梗阻，形体清瘦，便干尿黄，两脉细弦，舌质偏红，苔薄黄。

【治疗原则】滋阴养血，疏肝宁心。

【处方用药】滋肾生肝饮加减。

炒当归、赤白芍、山药、山萸肉、干地黄、丹皮、茯苓各10克，炒柴胡5克，广郁金9克，五味子5克，钩藤15克，合欢皮9克。

【服用方法】经净后即服，每日1剂，水煎分服。

【临证加减】肾虚明显，腰酸较著者，加入川断、菟丝子各10克；心火偏旺，失眠烦躁者，加入莲子心5克，青龙齿（先煎）10克；肝火偏甚，头痛、急躁等较甚者，加入炒栀子、白蒺藜各10克。

气滞血淤证

【主要证候】婚后不孕，月经前期，经量偏少，色紫红有时淡红，质稀或黏稠，或月经后期，量多，色紫黑，血块偏多偏大，小腹作胀，头昏腰酸，胸闷烦躁，夜寐甚差，口干不欲饮，脉象细弦带涩，舌质黯紫。

【治疗原则】滋阴养血，理气化淤。

【处方用药】滋阴活血生精汤。

丹参、赤白芍、山药、山萸肉、炙鳖甲、干地黄各 10 克，红花 5 克，生山楂、炒丹皮、川断、菟丝子各 12 克，夜交藤 15 克。

【服用方法】经净后服，每日 1 剂，水煎分服。

【临证加减】经行量多，或淋漓不净者，加入五灵脂 10 克，蒲黄（包煎）6 克，茜草炭 12 克；经行量少者，加入川牛膝、泽兰叶各 10 克；大便偏溏者，加入炒白术 10 克，砂仁（后下）5 克。

痰湿滞浊证

【主要证候】婚久不孕，月经后期，量少，色淡红，无血块，平时带下甚少，头昏腰酸，胸闷烦躁，口腻有痰，形体逐渐肥胖，性欲较差，或时神疲，脉象细弦带滑，舌苔黄白腻根部厚。

【治疗原则】滋阴养血，理气化痰。

【处方用药】归芍地黄汤合越鞠二陈汤。

炒当归、赤白芍、山药、山萸肉各 10 克，牡蛎（先煎）15 克，丹皮、茯苓、川断、菟丝子各 9 克，制苍术、制香附、制南星各 12 克。

【服用方法】经净后即服，每日 1 剂，水煎分服。

【临证加减】若痰脂不甚者，当以熟地 10 克更换牡蛎，加入女贞子 15 克；若肝胃不和，口腻痰多，大便不实者，去当归、牡蛎，加入炒白术 10 克，六曲 9 克，砂仁（后下）5 克。

脾胃虚弱证

【主要证候】婚后不孕，月经前期，经量偏少，色淡红或紫红，质稀或略有黏稠，或月经后期，量多，淋漓不易净，色红或淡，无血块，平时带下少，或有脓浊样带下，头昏，腰酸，神疲乏力，偶或浮肿，腹胀矢气，大便易溏，形体清瘦，或有烦躁、心悸，脉象细弱，舌质淡红，苔色白腻。

【治疗原则】健脾滋阴，补中养精。

【处方用药】参苓白术散加减。

太子参（或党参）、炒白术、茯苓、山药各 10 克，桔梗 9 克，煨木香 6 克，赤白芍、山萸肉、建莲子肉、六曲各 10 克。

【服用方法】经净后即服，每日 1 剂，水煎分服。

【临证加减】脾阳亦虚，见腹胀肠鸣，大便溏泄次数较多者，加入炮姜，砂仁（后下）各5克；心肝郁火，眼干寐差，舌红苔黄腻者，加入炒丹皮10克，莲子心5克；肾阳亦虚，见腰酸明显，大小便频数者，加入川断、菟丝子、覆盆子各10克。

促排卵治疗（人工周期疗法）

根据我们的临床体会，在促排卵方面，一般有3种方法，常用的是补肾促排卵法，也是最为主要的方法；其次健脾补肾促排卵法，适用于脾虚气弱，天癸欠充，排卵障碍者；三是清心益肾促排卵法，适用于心火偏甚，烦热明显，致排卵功能障碍者。

补肾促排卵法

这是中医临床上常用的促排卵方法。

【主要证候】出现锦丝状带下。

【治疗原则】补肾助阳。

【处方用药】补肾促排卵汤。

炒当归（或用丹参）、赤白芍、山药、山萸肉、熟地、丹皮、茯苓各10克，川断、菟丝子、紫石英（先煎）各12克，五灵脂10克，红花6克。

【服用方法】如已出现锦丝状带下时即服，日服1~2剂，水煎分服。

【临证加减】亦可以鹿角片换紫石英，再加入川芎6克；如湿浊偏甚者，可去熟地，加入制苍术10克，泽泻10克；腰酸明显者，加入杜仲、寄生各10克。

脾肾不足

【主要证候】腹胀便溏，苔腻痰多，并已出现锦丝状。

【治疗原则】健脾补肾，促发排卵。

【处方用药】健脾补肾促排卵汤。

党参、炒苍白术、山药、丹皮、茯苓各10克，川断、菟丝子、紫石英（先煎）各12克，煨木香9克，省头草10克，五灵脂10克，砂仁（后下）5克。

【服用方法】凡出现锦丝带下时即服，每日1剂，水煎分服。

【临证加减】胃脘不舒者，可加入制半夏、广陈皮各6克；胸闷烦躁者，加入荆芥6克，广郁金9克，佛手片6克。

心肾失交

【主要证候】烦热口干，夜寐甚差，腰酸便艰，但又出现锦丝状带下。

【治疗原则】清心益肾，促发排卵。

【处方用药】益肾通经汤。

柏子仁10克，钩藤15克，丹参、赤白芍、川断、熟地、川牛膝、生茜草、五灵脂各10克，益母草15克，红花、山楂各9克。

【服用方法】月经久未来潮，但出现锦丝状带下时服，日服1剂，水煎分服。

【临证加减】如大便秘结、口干、舌苔黄厚者，加入炒枳实10克，生大黄5克；夹有湿浊、小便偏少、舌苔根部腻厚者，加入瞿麦穗、篇蓄各9克、茯苓12克；心慌失眠明显者，加黄连3克，合欢皮10克，夜交藤15克，炒枣仁6~10克。

温馨提示

中医促排卵的三方，适用于现代医学所说的内分泌功能紊乱，不排卵。临床上应用中药促排卵的方剂有促卵泡汤、促排卵汤、促黄体汤三个基本方，并随证加减，用于月经周期的不同时间，有一定的效果。具体方法如下：

①促卵泡汤。本方重在促卵泡发育。

当归15克，熟地12克，白芍15克，女贞子10克，山药15克，田大云12克，旱莲草20克，菟丝子15克，何首乌12克。

肾阳虚明显者加仙茅、仙灵脾、补骨脂；肾阴虚重者加山萸肉、金樱子、杞果。

脾虚者加党参、黄芪、白术。

血虚者加鸡血藤、黄精，重用当归、熟地。

腰痛者加续断、杜仲、桑寄生。

胖人多痰湿者加陈皮、半夏、枳壳、苍术。

肝气郁结者加香附、柴胡、郁金、全瓜蒌。

从月经周期第5天开始服用，每日一剂，连续6天。

②促排卵汤。

本方主要促使发育成熟的卵泡排卵。

当归12克，赤芍10克，丹参15克，泽兰10克，杞果15克，熟地12克，金樱子15克，王不留行15克，香附9克，红花15克，茺蔚子12克，仙灵脾15克（加减见促卵泡汤）。

从月经周期第11天开始，每日一剂，连服6天。

③促黄体汤。

本方主要促使黄体生成并能使其分泌足量的黄体酮。

龟板12克，丹参15克，旱莲草20克，川断12克，大云15克，杞果20克，菟丝子15克，女贞子10克，巴戟天12克，仙灵脾15克，制附子6克，肉桂3克（另包冲服）。

痛经者重用肉桂，并加乌药、元胡。

血淤者加泽兰、桃仁；寒甚者重用附子、巴戟天，并加炮姜、山萸肉。

其余加减见促卵泡汤。

从月经第17天开始服，隔日1剂，共5剂。

经后期/卵泡期

这一时期约为月经周期的第5～12天，可选用促卵泡汤：熟地、白芍、当归、枸杞子、紫河车、何首乌、阿胶各10克，川芎6克，菟丝子、覆盆子、五味子各15克。

水煎，分2次口服，每天1剂，以滋肾养血，促进卵泡发育。

经间期/排卵期

这一时期约为月经周期的第12～16天，可选用促排卵汤：熟地、白芍、当归、穿山甲，香附、茺蔚子各10克，川芎6克，路路通、王不留行各20克，丹参、牛膝、菟丝子各15克。

水煎，分2次口服，每天1剂，以活血化淤、温经通络，促进排卵的发生。

经前期/黄体期

这一时期约为月经周期的第17～28天，可选用促黄体汤：熟地、菟丝子、鹿角霜、淫羊藿、紫石英、寄生各15克，白芍、当归、肉桂、续断、艾叶、巴戟天各10克，川芎6克。

水煎，分2次口服，每天1剂，以温肾助阳，促进黄体功能。

行经期

这一时期的治疗方法以桃红四物汤加减：熟地、白芍、川芎、当归、桃仁、红花、香附、枳壳、乌药各10克，丹参、牛膝各15克，何首乌、鸡血藤各20克，益母草30克。

水煎，分2次口服，每天1剂，以活血调经，使经行顺畅、气血流通。

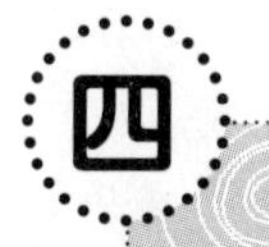

四 子宫、宫颈因素与不孕

1. 子宫性不孕

子宫是女性重要的生殖器官之一，被人们誉为“月经的故乡”“胎儿的宫殿”和“生命的摇篮”，可见，子宫对于人类是多么重要。

子宫是女性重要的生殖器官，它是产生月经和孕育胎儿的重要场所，这些生理功能主要取决于子宫内膜正常的周期性变化。而这种变化，则受到卵巢分泌的雌激素和孕激素的控制。

据有关研究资料证明，子宫异常致不孕约占女性不孕症的30% ~40%。子宫在生殖生理和生殖内分泌功能中起着重要的作用，主要表现有：月经功能；储存和输送精子；精子获能；孕卵着床；胎儿发育；分娩；卵巢激素靶器官。

因而，子宫的生长发育如何，均与月经和生殖功能密切相关，造成子宫异常性不孕的原因很多，也很复杂。

(1) 子宫发育不良

子宫发育不良，也称幼稚型子宫，是指子宫结构和形状正常，但体积较小，子宫颈相对较长，且可伴有痛经、月经稀少、原发性或继发性闭经。子宫发育不良常是造成不孕的重要原因，在不孕患者中约占16.2%。临床上有两种类型：

一种是青春型子宫，比较多见。主要由内分泌影响不足所引起，其子宫腔长度与颈管长度的比例约1∶1；另一种是幼稚型子宫，其子宫腔与颈管长度的比例约为1∶2。幼稚型子宫常伴有卵巢发育不全，在原发性不孕症中，本病较为常见。

①子宫为什么会发育不良

子宫发育不良，是女性生殖器官发育异常中较为常见的一种，主要是内分泌功能不足所致，特别是卵巢功能障碍造成雌、孕激素分泌异常，而子宫的发育需要雌、孕激素的联合作用。因此，这两种激素分泌障碍，就会妨碍子宫的正常发育。

正常情况下，女性发育成熟后，子宫理所当然具备了生育能力。如果脑垂体、下丘脑、卵巢等器官发生了“故障”，子宫发育则会迟缓，而且其他第二性征也不可避免地会受到牵连，直接导致无生育能力。

除了先天的原因外，青春期营养不良或患有慢性疾病，也可造成生殖器官发育不良及卵巢激素产生不足。因此女孩子在青春发育期，为了防止子宫发育不良，一定要注意生活规律，营养充分，使体内所有的器官都能健康地成长。

②子宫发育不良有哪些症状

月经迟潮伴月经稀少、痛经甚至月经不潮，常常是子宫发育不良的重要临床表现。

女性到了性发育期的年龄，月经迟迟不来，或是月经稀少，乳房又不见明显隆起，阴毛稀少，即使月经来了，量也特别少。常见症状有：

痛经与疼痛：主要表现为继发性与渐进性痛经。疼痛多位于下腹部及腰骶部，可放射至阴道、会阴、肛门或大腿部。常于经前1～2天开始，经期第1天最剧，持续至经后逐渐消退，但随月经周期而呈渐进性加重。

月经失调：月经量少、迟发或经期不规则，可能与内膜增生或卵巢功能失调有关。

不孕：因子宫发育不良、幼稚子宫所致不孕。

性交疼痛：盆腔内异位的子宫内膜常在子宫直肠窝形成结节性病灶，当性交中子宫颈碰撞及子宫上提升而引起疼痛。

病理妊娠：偶有妊娠，往往引起流产、早产或胎位异常，甚至发生妊娠期子宫破裂。

③治疗

西医治疗

激素治疗：己烯雌酚1毫克，自月经周期第5天起连服20天，停药5～7天月经来潮。下次月经来潮后第5天继续服用，连服3～6个月，待子宫增大后，再于月经后半期给适量孕激素，共用3个月，以使黄体功能旺盛，易于受孕。

也可用雌孕激素序贯疗法。

手术治疗：在激素治疗使子宫增大的基础上，用宫颈扩张手术，根据子宫内膜情况，宫内膜诊刮术，以增加受孕的机会。

中医辨证治疗

中医学认为，此病主要由先天肾气（精）虚弱、后天失养，天癸不充、冲任不足、胞宫失于滋养和煦而发育不良以及月经失调而导致不孕。所以治疗中以补肾益宫、调冲助孕为主。

肝肾不足

【主要证候】年过18岁仍未行经，或月经后期，月经过少，渐至闭经，形瘦纤弱，腰膝酸软，头晕耳鸣，目眶黑晕。舌质淡，苔少，脉沉细或细涩。

【治疗原则】补肾养肝，填精补髓。

【处方用药】左归丸加减。

熟地黄15克，枸杞子15克，山药15克，菟丝子15克，山茱萸、鹿角胶、龟板胶、川牛膝各15克。

【临证加减】若经闭不行者，加制香附、红花、鸡血藤；若五心烦热者，加玄参、知母、地骨皮；若腰酸、足跟痛者，加川续断、杜仲、桑寄生。

脾肾阳虚

【主要证候】月经量少，色淡而质薄，经行后期，带下稀薄，面色晦暗，腰膝酸软，神疲乏力，四肢不温，大便溏薄，小便清长或面部水肿。舌胖淡或有齿痕，苔薄白，脉沉细。

【治疗原则】温肾健脾，益冲养血。

【处方用药】毓麟珠加减。

党参15克，白术12克，茯苓12克，白芍12克，当归9克，川芎9克，熟地黄12克，菟丝子15克，鹿角霜12克（先煎），炒杜仲12克，炙甘草6克。

【临证加减】若白带多者，加薏苡仁、芡实；若大便溏薄者，加炮姜、砂仁；若水肿者，加葫芦巴、车前子。

气血淤滞

【主要证候】月经后期，经行涩滞不畅，量少或淋漓不净，经色黯黑有血块，喜叹息，烦躁易怒，胸胁胀满，经前乳房、小腹胀痛。舌紫黯，或有淤血点，脉沉弦或沉涩。

【治疗原则】疏肝理气，活血化淤。

【处方用药】血府逐淤汤加减。

生地黄12克，桃仁12克，红花12克，枳壳10克，赤芍12克，柴胡10克，桔梗6克，川芎12克，牛膝15克，甘草10克。

【临证加减】

加减：若小腹胀痛、胸胁胀满者可加乌药、香附、小茴香、青皮各12克；若小腹疼痛拒按，可加姜黄、延胡索、三棱、莪术各12克。

气虚血亏

【主要证候】经行延迟，经血量少，色淡而质薄或闭经，伴有头昏眼花，面色萎黄或心悸气短，神疲乏力，食欲不振，毛发不泽或早白，体瘦。舌淡，苔白薄少，脉沉细无力。

【治疗原则】补中益气，养血补血。

【处方用药】人参养荣汤加减。

人参12克，黄芪15克，当归12克，陈皮10克，白芍20克，桂心6克，熟地黄12克，白术15克，茯苓15克，远志12克，五味子12克，炙甘草12克。

【临证加减】若腰膝酸软，加杜仲、川续断；若失眠多梦、心悸，加柏子仁、炒枣仁；若患者闭经、第二性征发育不良，可加鹿角胶、紫河车等。

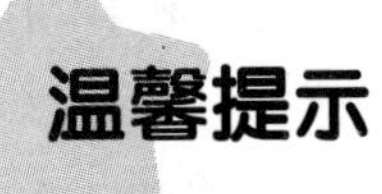

温馨提示

子宫发育不良的保健措施

(1) 注意生活规律，营养充分，饮食有节，避免过寒过凉，在发育期切莫盲目节食减肥，特别是发育期瘦弱的女子更是如此。

(2) 注意锻炼身体及劳逸结合，适当增加肉食类饮食，以促进性器官发育。因为脂肪是生成多种激素，尤其是性激素的必备物质，所以，不要节食减肥。

(3) 青春期少女和育龄女性应加强营养，多吃大豆、乌贼、香菜等食品。

(2) 子宫畸形

子宫畸形，也就是子宫发育异常。子宫发育畸形常见的类型有以下几类。

①双子宫

双子宫在临床上较为常见，其发生主要是由于两侧的副中肾管没有完全融合，各自发育形成两个子宫，而且子宫颈、阴道也完全分开，左右各有一个。少数双子宫的女性只有一个阴道。

临床表现：多数双子宫的患者没有任何症状，往往在人工流产、产前检查或分娩时才发现。但也有部分患者可出现月经量过多或经期延长；少数患者还可因双阴道的存在而妨碍性交，出现性交困难或性交痛。

治疗： 对于出现性交困难的患者，可行阴道手术，以恢复阴道的正常功能；怀孕后要定期检查，在医生的监测下妊娠。对于出现流产的双子宫女性，最好在一年后再考虑再次妊娠。

②双角子宫

子宫底部没有完全融合，子宫两侧各有一个角突出。当病变较轻时，子宫底部稍微下陷，子宫的外形像马鞍样，称为鞍状子宫。

临床表现： 双角子宫的患者在怀孕后往往会出现反复流产，并且较易发生胎位异常。

治疗： 对于出现反复流产的患者，可行子宫外形矫正手术。

③纵隔子宫

一般子宫外形正常，但从宫底到宫颈内口出现一纵隔，将宫腔部分或完全地隔开。

临床表现： 患者易发生流产、早产和胎位异常。分娩后，因胎盘较易粘连在纵隔上，导致胎盘滞留而不能完全排出。

治疗： 对有反复流产史的纵隔子宫患者，可利用宫腔镜切除纵隔。

④残角子宫

一侧副中肾管发育正常，另一侧的副中肾管则发育不完全，附着在发育正常的子宫上，称为残角子宫。

多数情况下，残角子宫与对侧的正常子宫不相通。此外，残角子宫的患者经常伴有患侧泌尿系统（肾、输尿管等）的发育畸形。

临床表现： 若残角子宫的子宫内膜有功能，子宫内膜可发生脱落而出现月经，经血往往不能顺利排出，从而积聚在宫腔内，使得患者出现痛经；若残角子宫内的子宫内膜没有功能，则患者一般不会出现症状。妊娠的患者，当胚胎逐渐长大，出现典型的宫外孕破裂症状，如腹痛、阴道出血等，甚至因大量出血而死亡。

治疗： 对于经血淤积而出现痛经的患者，可手术切除残角子宫；对于在残角子宫发生的妊娠，在进行人工流产时，不能刮除到该处的胚胎组织，因而必须行手术切除。

（3）宫腔粘连综合征

宫腔粘连综合征是指子宫内壁粘连，造成宫腔全部或部分闭塞，导致的一系列症状。子宫腔、子宫峡部、子宫颈管因创伤继发感染所造成的粘连，如：损伤性刮宫；还包括特异性感染，如结核、血吸虫病、阿米巴和放线菌病等，临床上出现闭经、月经过少和不育者，称子宫腔粘连综合征。

①主要病因

正常宫腔在生理状态下前后壁接触合拢，即使在月经期子宫内膜剥脱时亦不会出现粘连。如果一旦因手术或炎症等因素刺激，损伤了子宫内膜，造成内膜基底层的破坏，则可导致宫腔前后壁粘连。

宫腔手术史

妊娠因素：与妊娠有关的宫腔手术，如早孕负压吸宫术、中孕钳刮术、中孕引产刮宫术、产后出血刮宫术和自然流产刮宫术等。这是由于妊娠子宫的内膜基底层容易被损伤，而导致子宫壁互相粘着，形成永久性的粘连。

非妊娠因素：子宫肌瘤剔除术（进入宫腔）、子宫黏膜下肌瘤经宫腔摘除术、子宫纵隔切除术、双子宫矫形术等破坏了内膜的基底层，使子宫肌层暴露于宫腔内，导致宫壁的前后粘连。

手术炎症因素：宫内感染子宫结核、宫腔操作术后继发感染、产褥期感染、放置宫内节育器术后引起继发感染等。

人为因素：人为地破坏子宫内膜基底层，使之出现宫腔粘连，如子宫内膜电切除术后、宫腔内微波、冷冻、化学药物治疗及局部放射治疗后。

因各种原因刮宫时内膜损伤：如反复多次的刮宫，这种原因引起的宫腔粘连，最为多见，因此妇产科医生在刮宫时深浅要适度，育龄女性要落实好避孕措施，避免人流手术，特别是第一胎人流可能造成宫腔粘连以后继发不孕。

②宫腔粘连综合征有哪些症状

宫腔粘连的症状主要是月经异常和生育功能障碍。由于宫腔的形状位置变化或者其他疾病感染，改变了正常月经周期中子宫内膜有规律的生长脱落，导致子宫间质中的纤维蛋白原渗出、沉积，造成宫腔前后壁部分或全部粘连。

临床表现

由于粘连部位和程度不一，临床表现也略有不同。

月经异常：表现为刮宫术后月经减少或闭经。

周期性腹痛：宫颈粘连时，因经血不能外流亦可产生闭经假象，但多伴有周期性腹痛，查体子宫增大，宫颈举痛，B超提示宫腔积液。

周期性腹痛一般在人工流产或刮宫术后一个月左右，出现突发性下腹痉挛性疼痛，其中有一半以上伴有肛门坠胀感；有些患者腹痛剧烈，坐卧不安，行动困难，甚至连排气、排便都很痛苦，有时有里急后重感。疼痛一般持续3~7天后逐渐减轻、消失，间隔一个月左右，再次发生周期性腹痛，且渐进性加重。

不孕及反复流产、早产：子宫腔粘连后易发生继发性不孕，即使怀孕也容易发生反复流产及早产。据统计，子宫腔粘连症的患者中约50%有继发性不孕或习惯性流产的病史。另有报道在不孕症患者中，宫腔粘连的检出率为20%。由于子宫腔粘连，内膜损坏，子宫容积减小，影响胚胎正常着床，并影响胎儿在宫腔内存活至足月。

③宫腔粘连综合征有哪些类型

宫颈内口粘连：宫颈内口粘连，是人工流产术或刮宫术后远期并发症。临床则表现为月经过少或闭经，伴周期性下腹疼痛。子宫略大并有压痛，宫颈举痛，附件可有增厚及压痛。如在做人工流产术或刮宫术时，注意操作手法，以避免术后感染，此症是可以预防的。宫颈内口粘连综合征的治疗原则是分离粘连并防止再粘连。

创伤性宫腔粘连：创伤性宫腔粘连是指人工流产、中期引产或足月分娩以及诊断性刮宫、子宫内膜切除术等手术后发生的宫腔粘连，患者会出现月经量过少或闭经、不孕、流产、早产、前置胎盘、胎盘粘连或植入等症状。

内膜性粘连：粘连带由子宫内膜形成，多位于宫腔的中央，表面与周围正常的子宫内膜很相似，较细柔软，多呈白色。

肌纤维性粘连：粘连带由平滑肌和纤维组织形成。其特征为表面有薄层的子宫内膜覆盖，并可见到内膜的腺体开口。与前者相比，此型较粗略韧，多呈粉红色。粘连组织中微血管很多，壁薄，有时扩张呈窦，有的血管壁可有玻璃样变性。

结缔组织性粘连：因粘连时间较长，粘连带结缔组织纤维化，形成肥厚且致密的瘢痕，其表面没有子宫内膜覆盖，所以，与周围正常组织有明显的区别。

④宫腔粘连综合征与下列疾病有何不同

异位妊娠：子宫粘连出现闭经及下腹痛时与异位妊娠是不一样的。前者有人工流产或刮宫术史，腹痛以周期性为主，下腹部虽有压痛或反跳痛，但无内出血及休克等症状；异位妊娠者出现腹痛后常有内出血症状。

盆腔感染：人工流产或刮宫术后若引起盆腔感染，也可引起下腹部疼痛，但感染所引起的腹痛为持续性钝痛，无周期性发作史，并有发热、白细胞增多等感染表现；而宫腔粘连所致腹痛为周期性、痉挛性宫缩痛，且无发热、白细胞增多等现象。

子宫内膜异位症：本病所引起的痛经虽亦为周期性腹痛，且进行性加重，但经血排出通畅，经血流出后，腹痛症状并不减轻；而子宫腔粘连所致的腹痛系梗阻性痛经，经扩张宫颈使经血流出后症状可立即减轻，甚至消失。从病史来看，子宫内膜异位症常为不孕，而宫腔粘连多发生于人工流产之后。

早孕吸宫、刮宫术后闭经：应排除早孕。早孕一般无腹痛，常有妊娠反应史，子宫增大与妊娠月份往往相符，尿妊娠试验常呈阳性。

闭经：宫腔粘连后仅有单纯性闭经而无腹痛或腹痛不明显者，需与垂体或下丘脑性闭经、卵巢早衰等相区别。宫腔粘连所致闭经，在用黄体酮、雌激素或人工周期治疗后月经仍不能恢复，而基础体温测定、宫颈黏液结晶及阴道脱落细胞涂片检查，均显示卵巢功能正常。

⑤治疗

西医治疗

手术治疗

- 用宫颈扩张器或探针分离粘连。
- 宫腔镜直视下分离粘连。
- 分离粘连后，宫腔内放置节育器3～6个月，以防再次发生粘连。
- 术后可给予人工周期治疗，连用2～3个周期。

药物治疗

本病经手术分离粘连后多采用宫内放置节育环，酌情用雌、孕激素人工周期治疗。

疗效评价原则

- 治愈：粘连完全分离，症状消失。
- 好转：症状减轻。
- 未愈：粘连仍存在，症状无改善。

中医辨证治疗

血淤气滞证

【主要证候】人工流产手术后闭经或经量极少，伴有经前少腹胀痛，肛门下坠，舌质偏暗，苔薄白，脉弦或涩。

【治疗原则】活血化淤、疏肝通经。

【处方用药】桃红四物汤加减。

桃仁12克，当归10克，川芎10克，赤芍10克，红花10克，穿山甲10克，丹参15克，青皮10克，益母草20克，香附10克。

肝肾虚弱证

【主要证候】人工流产手术后经量减少或闭经，腰膝酸软，头晕耳鸣，舌质淡，苔薄白，脉细。

【治疗原则】补益肝肾、和血调经。

【处方用药】左归丸加减。

熟地黄12克，怀山药12克，山茱萸12克，淫羊藿10克，菟丝子（包）12克，枸杞子12克，泽兰15克，鸡血藤12克，茺蔚子（包）12克，丹参15克，首乌15克，鹿角片2克（先煎）。

（4）子宫内膜炎

子宫内膜炎可以分为急性子宫内膜炎和慢性子宫内膜炎两种。子宫内膜发炎之后，整个宫腔常常发生水肿、渗出，急性期还会导致全身症状，出现发热、寒战、白细胞增高、下腹痛、白带增多等症状，有时子宫略大，子宫有触痛。慢性子宫内膜炎可由急性子宫内膜炎发展而来。

①子宫内膜炎的常见症状

急性子宫内膜炎

• 起病较急。有恶寒甚至寒战，发烧（38℃～40℃），脉搏加快，全身无力，出汗，下腹疼痛甚剧，下坠，腰酸。大量血性、脓性或水样白带，并有臭味。产后感染则恶露呈泥土色。

• 患者可有轻度发热，下腹部坠胀疼痛，多呈持续性。

• 白带量明显增多，可为脓性，有臭味，也可以呈血性。发生在产褥期的急性子宫内膜炎常有恶露淋漓不尽，有臭味时多为大肠杆菌和厌氧菌感染，若为溶血性链球菌或金黄色葡萄球菌感染时，一般恶露量少，也没有明显臭味，但容易沿淋巴扩散。

• 妇科检查时见宫颈口有脓性白带，宫颈举痛，子宫体有轻度压痛。检查血象见白细胞升高，中性粒细胞增多。

慢性子宫内膜炎

• 盆腔区域疼痛。约有40%病人在月经间歇期间有下腹坠胀痛、腰骶部酸痛。

• 白带增多。由于内膜腺体分泌增加所致，一般为稀薄水样，淡黄色，有时为血性白带。

• 月经过多。经期仍规则，但经量倍增，流血期亦显著延长。有极少数病人由于大量流血而引起贫血。不规则出血者不多见，有时偶可出血数小时或持续1~2天即停止。

● 痛经。较多发生于未产妇，但严重痛经者极少，可能由于内膜过度增厚，阻碍组织正常退变坏死，刺激子宫过度痉挛性收缩所致。

②子宫内膜炎的常见原因

感染： 主要为细菌感染，感染细菌的种类有葡萄球菌、大肠杆菌、链球菌、厌氧菌、淋球菌。此外还有支原体等病原体感染。

● 性交感染：不注意个人卫生，产后性交过早或月经期性交，使致病菌通过阴道到达子宫内膜，引起炎症。其感染可以由性传播性疾病引起，但有时也可以没有明显的诱因。

● 产褥感染：产褥期宫内胎盘滞留，子宫复旧不全，常发生子宫内膜炎，并且是子宫内膜炎中最严重的类型。

● 手术操作感染：消毒不严的妇科检查，在子宫内放置节育器，人工流产刮宫手术、宫颈电灼、放置镭针等，带入污染源，导致内膜感染。

● 其他感染：不完全性流产感染、子宫颈炎、阴道炎的上行感染、子宫内膜息肉或黏膜下肌瘤坏死引起的感染。

子宫腔内疾病： 如子宫内膜息肉、黏膜下子宫肌瘤、子宫内膜癌等，亦有可能发生子宫内膜炎。

慢性子宫内膜炎： 比较少见。因为子宫内膜每月有一次剥脱，炎症性内膜均可随月经排出体外。如果是子宫内膜的基底层发生炎症，新生的内膜也会受到感染，成为慢性子宫内膜炎，长期不愈。

③子宫内膜炎常用的检查方法

实验室检查： 可做血及宫腔分泌物细菌培养及药物敏感试验，可明确诊断，且供治疗用药参考。

B超的检查： B超进行宫内状态初步诊断，其检查结果结合临床症状及化验结果来诊断是否子宫内膜炎。

体内扫描检查： 在没有明显症状的情况下，就需要做体内扫描检查了。利用扫描器检查患者，还可同时决定治疗方式和方法。

白带检查： 可以排除是否患有阴道炎，治疗的时间和效果要看患者接受药物的敏感程度。

血象： 急性子宫内膜炎时，周围血白细胞总数及中性白细胞均增多。

诊断性刮宫： 疑为慢性子宫内膜炎时，可经抗生素控制炎症3天后，进行诊断性刮宫。经病理学检查以明确诊断，同时亦起到一定的治疗作用。

④子宫内膜炎的治疗

西医治疗：以应用抗生素为主，可根据药物敏感试验，选择相应的抗生素，若病情较重，应在配伍合理的情况下联合用药。

急性子宫内膜炎的治疗

一般疗法

急性子宫内膜炎应卧床休息，宜半卧位，以有利于炎症的局限及宫腔分泌物的引流；可做下腹部热敷，以促进炎症的吸收并止痛；要保持大便通畅，以减轻盆腔充血，并有利于毒素排泄；应避免过多的妇科检查，以防止炎症扩散；高热时可物理降温；饮食以流质或半流质易消化并含有高热量、高蛋白、多种维生素的食物为宜，不能进食者，应静脉补充营养及水分，并注意纠正电解质紊乱及酸中毒。

清除宫腔残留物及其他异物

发生于分娩或流产后的子宫内膜炎，如怀疑有胎盘组织残留，应在使用抗生素的同时，立即予以清除，但尽量不要刮宫，待抗生素达到一定剂量、炎症得以控制时，再进行刮宫术，以防炎症扩散。如果子宫有活动性出血，在应用大量抗生素的情况下清理宫腔。对子宫内有避孕器者，亦应尽快将其取出，以消除原发病灶，控制炎症的扩散。

扩宫引流及雌激素治疗

对于慢性子宫内膜炎以及老年性子宫内膜炎，可用扩张宫颈口的方法配合治疗，以利于宫腔分泌物的引流，并祛除诱因。老年患者可在医生指导下应用少量雌激素。

宫腔内给药

对已婚患者可采用宫腔内给药的方式。将选定的药品，经导尿管缓慢注入宫腔，每日 1 次，经期停用，由于本方法能使药物直接作用于病灶处，往往疗效显著。

手术治疗

本法适合于因黏膜下肌瘤或息肉而致的慢性子宫内膜炎，此时单用抗生素治疗往往效果不佳，因此可考虑手术切除。

慢性子宫内膜炎治疗

治疗原则

治疗慢性子宫内膜炎时，首先应看有无引起的诱因，如残留胎盘、宫内避孕器等。去除这些诱因，慢性子宫内膜炎会很快痊愈。

治疗方法

• 药物治疗：可每日口服己烯雌酚 1 毫克，共 1 个月。若加用适当抗生素，如青霉素、链霉素、红霉素、庆大霉素等可提高疗效。

老年性子宫内膜炎，可应用己烯雌酚 0.25 ~ 0.5 毫克，每日口服 1 次，连服 1 ~ 2 周，并选用适宜的抗生素治疗 5 ~ 7 天。

• 手术治疗：并发宫腔积脓者应立即扩张颈管，引流脓液。术后置橡皮引流管于颈管至无脓液流出为止，同时应用上述药物治疗。

中医辨证治疗

中医认为，子宫内膜炎的主因是血淤宫中，治疗以活血去淤的分型论治为主，同时配合灌肠法、贴敷法及饮食疗法，具体如下：

气滞血淤型

【主要证候】经前或经期小腹胀痛，拒按，经行不畅有块，血块排出后疼痛减轻，或不孕，经前乳房胀痛，两胁胀痛，精神抑郁或烦躁易怒，舌紫暗或有淤点，脉弦或弦滑。

【治疗原则】疏肝理气，活血祛淤。

【处方用药】膈下逐淤汤加减。

当归 20 克，赤芍 15 克，川芎 10 克，桃仁 15 克，红花 15 克，枳壳 15 克，元胡 15 克，灵脂 15 克，丹皮 10 克，乌药 15 克，香附 15 克，炙甘草 10 克。

【临证加减】若气滞为主，胀甚于痛者加川楝子 15 克；血淤为主，痛甚于胀，加用蒲黄 15 克，重用五灵脂 20 克；疼痛剧烈加全蝎 3 条，三棱 15 克，莪术 15 克；有症瘕加血竭 15 克，穿山甲 15 克，皂角刺 20 克，三棱 15 克，莪术 15 克；月经量多加蒲黄 15 克，茜草 15 克，三七面 10 克（冲服）。

寒凝血淤型

【主要证候】经前或经期小腹冷痛，得热痛减，经量少色暗黑有块，块下痛减，形寒畏冷，面色苍白，痛甚则呕恶，或不孕，舌暗，苔白，脉弦紧。

【治疗原则】温经散寒，活血祛淤。

【处方用药】少腹逐淤汤。

小茴香 15 克，干姜 15 克，元胡 15 克，灵脂 15 克，没药 15 克，川芎 10 克，当归 20 克，蒲黄 15 克，官桂 15 克，赤芍 15 克。

【临证加减】若腹痛甚剧，肢冷汗出者加川椒 15 克，制川乌 10 克，制草乌 10 克；阳虚内寒者加人参 15 克，熟附子 15 克，仙灵脾 20 克；湿邪较重，兼有胸闷腹胀，舌苔白腻者加苍术15克，橘皮10克，泽兰15克，茯苓20克。

气虚血淤型

【主要证候】经期或经后腹痛，喜按喜温，肛门坠胀，大便不实，神疲乏力，面色不华，月经量或多或少，色淡暗质稀，有块，舌体胖，舌质淡紫或有淤点，苔薄白，脉细弱无力。

【治疗原则】益气补阳，活血祛淤。

【处方用药】补阳还五汤。

黄芪30克，当归20克，赤芍15克，地龙20克，川芎10克，桃仁15克，红花15克。

【临证加减】汗出畏冷者加桂枝15克，白芍15克；腹痛剧烈者加艾叶15克，小茴香15克，乳香15克，没药15克；恶心呕吐加吴茱萸15克，干姜10克，姜半夏10克；便溏者加肉豆蔻15克，葫芦巴15克，补骨脂20克。

热郁血淤型

【主要证候】经前或经期发热，腹痛拒按，甚则经期高热，直至经净体温逐渐恢复正常，月经色暗红，质稠，有块，周期提前或经期延长，量多，口苦咽干，烦躁易怒，大便干结，性交疼痛，舌质红，或边尖有淤点，淤斑，苔黄，脉弦数。

【治疗原则】清热和营，活血祛淤。

【处方用药】血府逐淤汤加味。

桃仁15克，红花15克，当归20克，生地30克，赤芍20克，川芎10克，柴胡10克，枳壳10克，牛膝10克，甘草10克，桔梗10克，丹参20克，丹皮15克。

【临证加减】经行发热者加黄芩15克，青蒿15克；大便干结加大黄15克，枳实10克；腹痛者加鱼腥草20克，地鳖虫15克，五灵脂15克；口苦咽干，烦躁易怒者加栀子15克，黄芩15克。

肾虚血淤型

【主要证候】经期或经后腹痛，腰部酸胀，月经量或多或少或有血块，不孕，头晕目眩，大便不实，小便频数，舌质淡暗或有淤点淤斑，舌苔薄白，脉沉细而涩。

【治疗原则】益肾调经，活血祛淤。

【处方用药】归肾丸合桃红四物汤。

熟地20克，山药20克，山茱萸15克，茯苓20克，当归20克，枸杞子20

克，杜仲15克，菟丝子25克，桃仁15克，红花15克，川芎10克，白芍20克。

【临证加减】腰背酸痛甚者加仙灵脾20克，寄生15克，狗脊15克；大便不实加补骨脂20克，赤石脂20克。

中成药

妇科千金片

功效主治：用于妇女急慢性盆腔炎、子宫内膜炎、宫颈炎、白带多等病证。

金鸡胶囊

功效主治：清热解毒，健脾除湿，通络活血，主治附件炎、子宫内膜炎。

花红片

功效主治：用于湿热下注，带下黄稠，月经不调，痛经等证；附件炎见上述证候。

康妇炎胶囊

功效主治：清热解毒，化淤行滞，除湿止带。用于月经不调、痛经、附件炎、子宫内膜炎等。

妇科止带片

功效主治：清热燥湿，收敛止带。用于慢性子宫颈炎、子宫内膜炎、阴道黏膜炎等。

灌肠疗法

疗法一：蒲公英、金银花、红藤、败酱草、鱼腥草各30克，当归、桃仁、三棱、莪术各15克，加水1000毫升，浓煎至100毫升，保留灌肠，每晚1次，适用于治疗急慢性子宫内膜炎。

疗法二：丹参、鸡血藤、连翘各30克，赤芍、丹皮、三棱、莪术各15克，加水1000毫升，浓煎至100毫升，每日1次，保留灌肠。

贴敷疗法

药物组成：千年健、地追风、羌活、独活、川椒、白芷、乳香、没药、红花、血竭各6克，川断、寄生、五加皮、赤芍、当归、防风各20克，透骨草、祁艾叶、蛤蟆草各100克。

制用方法：上药共研细末，入布袋内，蒸热后敷于下腹部，每日1次，每次30~40分钟。

温馨提示

1. 子宫内膜炎的危害

子宫内膜炎对女性的危害颇多，有生活方面的，也有生理方面的，共有如下几种：

（1）导致性趣乏味

子宫内膜炎患者，除了阴道分泌物增多之外，还会有腰酸、腹痛等症状，女方的性趣会急速下降。

（2）扰乱生理规律

患了子宫内膜炎之后，患者会出现发烧、无力、出汗、脉搏加快、腰酸腹痛、白带增多、月经过多、痛经、盆腔疼痛等症状，并且打乱生理周期。

（3）危害输卵管及盆腔

急性子宫内膜炎严重时，子宫内膜会充血、子宫体会触痛，进一步发展后，子宫肌炎、输卵管炎及盆腔炎便会接踵而来。

（4）引发不孕症

在所有子宫内膜炎的危害之中，不孕症的发生可归咎于如下三点：

①受精卵不易在有炎性的子宫内膜着床，或者因抗子宫内膜体导致着床障碍，造成不孕。

②精子进入宫腔后，细菌毒素、白细胞吞噬等炎症因素造成精子死亡或活动力降低，使精子进入输卵管的数量减少，从而影响生育。

③受精卵着床不稳固，极易导致流产，导致不孕。

2. 急性子宫内膜炎的预防

由于急性子宫内膜炎多发生于流产后或分娩后，与细菌逆行感染子宫创面有关，因此产前积极治疗生殖道炎症，流产后及产后注意个人卫生，对预防急性子宫内膜炎的发生会起到一定作用。

（1）流产前、产前进行全面的妇科检查，及时发现生殖道急、慢性炎症并予以治疗，防止流产后或产后细菌上行感染。

（2）选择正规医院进行流产手术或分娩。手术时或接生时消毒不严格是引起急性子宫内膜炎的重要原因，应予以重视。

（3）产后或流产手术后注意个人卫生，不使用不洁卫生纸巾，卫生巾及时更换，并且禁止房事。

（4）孕妇应该定期到指定医院进行产前检查，接受孕期卫生指导，积极治疗营养不良、贫血等慢性疾患，增强体质。妊娠晚期禁止性生活。产后注意饮食调养，进食易消化、富含蛋白质及维生素的营养食品，保持良好的身体状况。在恶露未排净时多取半卧位，以便于恶露的排出。

（5）一般女性平时也应该注意个人卫生，阴道有出血时绝对禁止房事。

（6）注意饮食，在炎症发生时，切勿食用刺激性食物。

（5）子宫肌瘤

子宫肌瘤又叫子宫平滑肌瘤，是女性生殖器最常见的一种良性肿瘤，多无症状，少数人表现为阴道出血、腹部触及肿物以及压迫症状等。如发生蒂扭转或其他情况时可引起疼痛。本病确切病因不明，可能与体内雌激素水平过高，长期受雌激素刺激有关。由于子宫肌瘤生长较快，当供血不良时，可以发生不同变性。肌瘤愈大，缺血愈严重，则继发变性愈多。现代西医学采取性激素或手术治疗，目前尚无其他理想疗法。

①子宫肌瘤的常见症状

多数患者无明显症状，仅于盆腔检查时偶然被发现。若出现症状，与肌瘤的部位、生长速度及肌瘤有无变性等关系密切。

月经改变：为最常见的症状，表现为月经周期缩短、经量增多、经期延长、不规则阴道流血等。

腹块：腹部胀大，下腹扪及肿物，伴有下坠感。

白带增多：白带增多，有时产生大量脓血性排液及腐肉样组织排出伴臭味。

疼痛：一般患者没有腹痛症状，常有下腹坠胀、腰背酸痛等，当浆膜下肌瘤蒂扭转时，可出现急性腹痛肌瘤红色变时，腹痛剧烈且伴发热。

压迫症状：肌瘤向前或向后生长，可压迫膀胱、尿道或直肠，引起尿频、排尿困难、尿潴留或便秘。当肌瘤向两侧生长，则形成阔韧带肌瘤，其压迫输尿管时，可引起输尿管或肾盂积水；如压迫盆腔血管及淋巴管，可引起下肢水肿。

不孕：肌瘤压迫输卵管使之扭曲，或使宫腔变形以致妨碍受精卵着床，导致不孕。

继发性贫血：若患者长期月经过多可导致继发贫血，出现全身乏力、面色苍白、气短、心慌等症状。

低糖血症：子宫肌瘤伴发低糖血症比例亦属罕见。主要表现为空腹血糖低，意识丧失以致休克，经葡萄糖注射后症状消失，肿瘤切除后低血糖症状即完全消失。

②子宫肌瘤都有哪些类型

子宫肌瘤大体分为子宫体肌瘤和子宫颈肌瘤。

根据肌瘤所在子宫的不同部位，还可以分为以下几类：

肌壁间肌瘤：肌瘤位于肌壁内，周围均为肌层所包围，初发病时多为此类肌瘤，故最常见，占子宫肌瘤的60%～70%。

浆膜下肌瘤：肌壁间肌瘤向浆膜发展，并突出于子宫表面，与浆膜层直接接触，占子宫肌瘤的20%。如突入阔韧带两叶之间生长，即为阔韧带内肌瘤。

黏膜下肌瘤：肌壁间肌瘤向宫腔内生长，突出于子宫腔内，与黏膜层直接接触，占子宫肌瘤的10%～15%。此瘤可使子宫腔逐渐增大变形，并常有蒂与子宫相连，如蒂长可堵住子宫颈口或脱出于阴道内。

子宫颈肌瘤：较少见。肌瘤在子宫颈部位生长，因生长部位低，可嵌顿于盆腔内，产生压迫症状，手术切除困难，易损伤输尿管、膀胱。子宫肌瘤常为多发性，并且以上不同类型肌瘤可同时发生在同一子宫上，称为多发性子宫肌瘤。

③诊断子宫肌瘤需要做哪些检查

诊断子宫肌瘤，除了医生询问病史外，还应做如下的检查。

妇科检查：检查中可以发现子宫不规则增大或均匀性增大，如浆膜下肌瘤在子宫表面可扪及单个或数个结节状突起，质硬；黏膜下肌瘤有时可使宫口开大，并通过宫口触到宫腔内肌瘤的下端；如悬垂于阴道内，可看到瘤体并触摸到其蒂部。

辅助检查：较小的肌瘤，尤其是黏膜下肌瘤，仅靠妇科检查诊断比较困难。B型超声可以较明确显示肌瘤大小及部位；是诊断子宫肌瘤主要手段之一；诊断性刮宫可以感觉到内膜有突起或明显不平，通过以上检查，诊断一般无困难。对肌瘤增长迅速或绝经后仍继续增大，由硬变软者，应考虑有恶变之可能。

确诊子宫肌瘤可能做的检查还有超声检查：

探测宫腔、X 光平片、诊断性刮宫、子宫输卵管造影以及 CT 与 MRI 等。

④子宫肌瘤容易与哪些疾病相混淆

子宫肌瘤易与下列情况或疾病相混淆，应注意它们之间的区别。

妊娠子宫：子宫肌瘤并发囊性变时，易误诊为妊娠子宫；而妊娠子宫，特别是 40 岁以上高龄孕妇，或过期流产而有流血者，也可能被误诊为子宫肌瘤。育龄女性一旦停经，应首先想到妊娠的可能，经 B 型超声检查或 HCG 测定不难确诊，必要时应刮宫加以鉴别。要特别注意肌瘤合并妊娠，此时，子宫较停经月份为大，外形多不规则，质地较硬，B 型超声检查可协助确诊。

卵巢肿瘤：实性卵巢肿瘤可能易被误诊为浆膜下肌瘤；反之，浆膜下肌瘤囊性变也易被误诊为卵巢囊肿，当卵巢肿瘤与子宫有粘连时就更难区别了，要做 B 型超声检查，有时需在剖腹探查时方能最后确诊。

子宫肌腺瘤：临床上也表现为月经量增多及子宫增大，与子宫肌瘤明显不同处在于以痛经为主要症状，也常遇到痛经不明显者而被诊断为子宫肌瘤。子宫多呈均匀性增大，且有经期增大而经后缩小的特征。

子宫肥大症：此类患者主要症状也是月经增多、子宫增大，故易与子宫肌瘤混淆。但本症为子宫均匀增大，且很少超过两个月妊娠子宫，B 型超声可协助诊断。

⑤子宫肌瘤的治疗

西医治疗

期待疗法

一般肌瘤小于妊娠 8 周、无明显症状、无并发症及无肌瘤变性或近绝经期女性子宫小于妊娠 12 周大小、月经正常、无压迫症状者，可采取期待疗法，暂时观察。坚持每 3 ~6 个月复查一次。一般在绝经后肌瘤可逐渐萎缩。但应注意，绝经后少数患者子宫肌瘤并不萎缩反而增大，故应加强随访。在随访期间发现肌瘤增大、生长迅速者，黏膜下肌瘤或怀疑肌瘤变性者，或症状明显、合并贫血者，应考虑手术治疗。

药物治疗

药物治疗的适应证包括：要求保留生育功能者；绝经前女性，肌瘤不很大，症状亦轻；有手术指征，但目前有禁忌证需要治疗后方可手术者；患者合并内科、外科疾病不能胜任手术或不愿手术者。

子宫肌瘤为性激素依赖性肿瘤，故采用拮抗性激素的药物进行治疗。

药物种类及用法包括：

• 宫瘤清片（庆鸿）软坚散结，活血化淤，扶正固本。

用法：口服，一次3片，一日3次，3至4个月经周期为一疗程。

• LHRH激动剂：即GnRHa为近年来一种新型抗妇科疾病药物。

用法：多用肌注，也可用于皮下植入或经鼻喷入。自月经第一天起肌注100～200微克，连续3～4个月。其作用取决于应用剂量、给药途径和月经周期的时间。用药后肌瘤平均可以缩小40%～80%，症状缓解、贫血纠正。

• 丹那唑：具有微弱雄激素作用。停药6周后月经可恢复。故需重复应用。

用法：200毫克，1日3次口服，从月经第二天开始连续服6个月。

• 雄激素：对抗雌激素，控制子宫出血（月经过多）及延长月经周期。

用法：甲基睾丸素10毫克，舌下含化，每日1次，连服3个月。或月经干净后4～7天开始，每日肌注丙酸睾丸酮1次，每次25毫克，连续8～10日，可达到止血目的。

• 孕激素：孕激素在一定程度上是雌激素的对抗剂，且能抑制其作用，故临床上用孕激素治疗伴有卵泡持续存在的子宫肌瘤。可根据患者具体情况行周期或持续治疗的假孕疗法，使肌瘤变性、软化。但因可使瘤体增大和不规则子宫出血，不宜长期应用。

• 甲孕酮：周期治疗为每日口服4毫克，自月经第6～25天口服。持续疗法：第一周4毫克，1日3次口服，第二周8毫克，1日2次。以后10毫克，1日2次。均持续应用3～6个月。

手术治疗

肌瘤剔除术

主要适用于45岁以下，尤其是40岁以下，希望保留生育功能的患者。无论浆膜下、肌壁间，甚至黏膜下肌瘤均可行肌瘤剔除术，保留子宫。黏膜下肌瘤可经宫腔镜手术切除，宫腔镜手术患者痛苦小，术后恢复快，甚至可在门诊进行手术。脱出至阴道内的带蒂黏膜下肌瘤可经阴道切除。浆膜下、肌壁间肌瘤可行腹腔镜微创下肌瘤剔除术。

全子宫切除术

对年龄较大、症状明显、无继续生育要求的子宫肌瘤患者应做全子宫切除术，年龄在50岁左右可保留一侧或两侧正常卵巢以维持其内分泌功能。全子宫切除手术可通过电视腹腔镜、经阴道或开腹进行。经腹腔镜或经阴道手术对患者创伤小，恢复快，住院时间短，是目前妇科手术发展的趋势。

中医辨证治疗

子宫肌瘤属中医“症瘕”范围。由于症瘕因气滞、血淤、痰湿凝滞而生，因此，辨证施治当围绕气、血、痰、湿来进行。病在气则理气行滞；病在血则活血化淤；病为痰，则化痰消症。在兼顾元气状况的情况下，正盛则克伐为主，正衰则攻补兼施。

气滞型

【主要证候】小腹胀满，积块不坚，推之可移，或上或下，痛无定处。舌苔薄白而润，脉沉而弦。

【治疗原则】行气导滞，活血消癥。

【处方用药】香棱丸加减。

木香10克，丁香15克，三棱25克，枳壳15克，莪术25克，青皮10克，川楝子15克，小茴香15克。

【临证加减】月经不调加丹参20克，香附15克；带下过多加茯苓15克，薏苡仁15克，白芷10克；腹痛剧烈加延胡索15克，田七15克。

可水煎服，也可共为细末，制成水丸内服。

血淤型

【主要证候】胞中积块坚硬，固定不移，疼痛拒按，伴有面色晦暗，肌肤乏润，月经量多或经期延后，口干不欲饮。舌质红，边有淤点，脉象沉涩。

【治疗原则】活血破淤，消症散结。

【处方用药】桂枝茯苓丸加减。

桂枝15克，云苓20克，丹皮20克，芍药15克，桃仁15克。

【临证加减】月经过多或崩漏不止，加蒲黄15克，五灵脂20克；带下过多加薏苡仁15克，白芷10克；腹痛剧烈加延胡索15克，乳香15克，没药15克；月经过少或闭经者加牛膝20克，泽兰15克，包块明显，推之不移可加逐淤破坚药加水蛭等。

可水煎内服，也可共为细末，制成水丸内服。

痰湿型

【主要证候】下腹部包块，时有作痛，按之柔软，带下较多。偏寒则带下色白质黏腻，形体畏寒，胸脘满闷，小便多，舌苔白腻，舌质暗紫，脉细濡而沉滑。偏热则带下色黄质黏腻，有臭味，甚则如脓，胸闷烦躁，发热口渴，尿少色黄，舌苔黄而腻，舌质红，脉弦大或滑数。

【治疗原则】理气、化痰、消症。

【处方用药】二陈汤加味。

制半夏20克，陈皮15克，茯苓15克，青皮10克，香附10克，川芎15克，三棱25克，莪术25克，木香10克，苍术10克，甘草10克。

【临证加减】脾虚者加党参15克，白术10克；带下色黄去香附，苍术，加败酱草15克，红藤15克。

附：敷贴法

（1）透骨草贴

【药物】透骨草15克，独活15克，白芷15克，鳖甲20克，三棱15克，莪术15克，丹参20克，红花15克，赤芍15克。

【制作】上药共轧为粗末，装入布袋后蒸热。

【用法】温熨下腹，每日1～2次，每次20～30分钟，每包可连续使用5～7次，10天为1疗程，经期停用。

（2）蜣螂贴

【药物】蜣螂1条，威灵仙10克。

【制作】分别焙干研末，用适量黄酒调匀。

【用法】敷脐中，膏药盖贴。每日1次，每次约贴1小时，经期停用。

（3）南星贴

【药物】南星、白芥子各15克，厚朴、半夏、枳壳各12克，白芷、艾叶各10克，葱白6克。

【制作】上药共研粗末，装入布袋后喷湿，隔水蒸半小时。

【用法】趁热熨于脐下，每日1次，每次20分钟。每剂可连续使用5～7天，10次为1疗程。

（4）半夏贴

【药物】半夏10克，葱白6克。

【制作】共捣为泥。

【用法】敷于脐中覆以伤湿膏，每日1换，5天为1疗程。

温馨提示

1. 子宫肌瘤易发人群

与十几年前相比，子宫肌瘤越来越青睐三四十岁的中年女性，特别是未育、性生活失调和性情抑郁这三类女性。子宫肌瘤的具体原因目前尚不十分明确，但研究表明，激素分泌过于旺盛，是导致子宫肌瘤的最普遍的原因，而女性的这三种行为模式，是造成内分泌紊乱、激素分泌过剩的罪魁祸首。

第1类：未育女性提前进入更年期

女性一生原始卵泡数目有限，排卵的年限约有30年。妊娠期和哺乳期，由于激素作用，卵巢暂停排卵，直至哺乳期的第4~6个月，卵巢由此推迟了一定数量的排卵，有生育史的女性要较晚进入更年期。而未育女性得不到孕激素及时有效保护，易发生激素依赖性疾病，子宫肌瘤就是其中之一。权威研究表明，女性一生中如果有一次完整的孕育过程，能够增加10年的免疫力，而这10年的免疫力，主要针对的是妇科肿瘤。

第2类：性生活失调影响子宫健康

传统中医学讲，子宫肌瘤归属于“症瘕”（肚子里结块的病）范畴。而“症瘕”的形成多与正气虚弱、气血失调有关。中医讲解“症瘕”：妇人为性情中人，夫妻不和，势必伤及七情，七情内伤，气机不畅，气血失调，气滞血淤，淤积日久，则可为“症瘕”。可见，夫妻间正常的性生活刺激，可促进神经内分泌正常进行，使人体激素正常良好地分泌，而长期性生活失调，容易引起激素水平分泌紊乱，导致盆腔慢性充血，诱发子宫肌瘤。

第3类：抑郁女性多发子宫肌瘤

中年女性面临着工作和家庭的双重压力，易产生抑郁情绪。而伴随着绝经期的到来，女性开始出现“雌激素控制期”。在这个时期中，女性自身的抑郁情绪，很容易促使雌激素分泌量增多，且作用加强，有时可持续几个月甚至几年，这同样是子宫肌瘤产生的重要原因。

中医讲情绪对子宫肌瘤的影响时提到：“气滞，七情内伤，肝失条达，血行不畅滞于胞宫而致，表现为下腹痞块，按之可移，痛无定处时聚时散，精神抑郁，胸胁胀满。”讲的也是这个道理。

2. 子宫肌瘤的自我检查方法

子宫肌瘤引起相应的临床症状，我们可以通过以下四步法来进行自查：

（1）观血

月经增多、绝经后出血或接触性出血等，常常由于宫颈或宫体发生肿瘤所致，所以，除正常月经以外的出血，都要究其原因，以对症诊治。

（2）观带

正常白带是少量略显黏稠的无色透明分泌物，随着月经周期会有轻微变化，但脓性、血性、水样白带等都是不正常的。

（3）自摸肿块

清晨，空腹平卧于床，略弯双膝，放松腹部，用双手在下腹部按触，由轻浅到重深，较大的肿物是可以发现的。

（4）感觉疼痛。下腹部、腰背部或骶尾部等疼痛，都要引起注意。

自查发现异常，最好及时到医院检查。凝固刀手术是近年来诊断及治疗子宫肌瘤比较普遍的方法，对治疗黏膜下肌瘤、肌壁间肌瘤等子宫肌瘤都适用。凝固刀手术的优点在于保全子宫完整性，不影响生育等功能。

3. 子宫肌瘤的家庭保健

（1）注重调节情绪

子宫肌瘤患者在日常生活中应注重调节情绪，防止大怒大悲、多思多虑，应尽量做到知足常乐，性格开朗、豁达。

（2）避免过度劳累

子宫肌瘤患者不要过度劳累，这样五脏调和，气行疏畅，气行则血和，气血和则百病不生。

（3）节制房事

患者应注重节制房事，以防损伤肾气，加重病情。更应注重房事卫生、保持外阴清洁，以防止外邪内侵，入里化热，凝滞气血，加重病情。

(4) 坚持饮食疗法

①饮食定时定量，不能暴饮暴食；饮食宜清淡，慎食羊肉、虾、蟹、鳗鱼、咸鱼、黑鱼等发物。

②坚持低脂肪饮食，多吃瘦肉，蛋类、鱼类，绿色蔬菜、水果等。

③多吃五谷杂粮如玉米、豆类等；常吃富有营养的干果类食物，如花生、芝麻、瓜子等。

④忌食辛辣、酒类、冰冻等刺激性食物及饮料；慎食桂圆、红枣、阿胶、蜂王浆等热性、含激素成分的食品。

4. 子宫肌瘤与不孕

(1) 较大的子宫肌瘤可使宫腔变形，不利于精子通过以及受精卵着床和胎儿发育。

(2) 生长在子宫角附近的肌瘤可压迫输卵管开口处，造成阻塞。

(3) 生长在阔韧带内的肌瘤可使输卵管拉长扭曲，影响其通畅，或使卵巢变位，卵巢与输卵管间距离增宽，妨碍输卵管伞端的拾卵功能。

(4) 生长在子宫颈部的子宫肌瘤可压迫子宫颈管，阻碍通道或改变子宫颈口的朝向，使之远离后穹窿部的精液池，不利于精子进入子宫颈口。

(5) 生长在子宫腔内的黏膜下肌瘤，犹如宫腔内放置了一只球形的宫内节育器，妨碍生育。宫腔表面的内膜缺血、坏死、萎缩，也不利于受精卵着床。

(6) 子宫肌瘤可使子宫收缩的频率、幅度及持续的时间高于正常基线，干扰受精卵着床或者着床后发生流产。当肌瘤伴发子宫骨膜增殖症时，卵巢不排卵，肌瘤引起子宫出血，招致感染，使输卵管发生阻塞，均可造成不孕。

2. 宫颈性不孕

宫颈疾病引起的不孕约占不孕症的5%～10%。宫颈的形态和功能决定了其在女性生理和内分泌方面的地位，它受卵巢激素的影响会出现周期性的变化，让足够数量的精子不断进入宫腔内获能。导致宫颈性不孕的主要疾病，包括宫颈炎、宫颈管闭锁与狭窄、宫颈管位置异常、宫颈管发育不良、宫颈肌瘤、宫颈黏液异常等。

（1）宫颈炎

宫颈位于阴道和子宫之间，既是内生殖器重要的防护屏障，又是女性内分泌功能的重要环节。如果发生宫颈炎，白带就会增多，颜色及气味也与正常时不同，可呈白色或黄色黏稠状，脓性，恶臭，使阴道内环境改变，毒素及炎症细胞增多，不利于精子的生存和运动，从而导致不孕。

①宫颈炎的常见原因有哪些

机械性刺激或损伤：宫颈炎的发生与性生活有关系，此外，自然或人工流产、诊断性刮宫以及分娩都可造成子宫颈损伤而导致炎症。

病原体感染：由于分娩、流产或手术损伤宫颈后发生。病原体主要为：

- 性传播疾病病原体：淋病奈瑟菌及支原体衣原体。
- 内源性病原体：葡萄球菌、链球菌、大肠杆菌和厌氧菌等。
- 其他：原虫中有滴虫和阿米巴。特殊情况下为化学物质和放射线所引起。

化学物质刺激：用某种酸性或碱性溶液冲洗阴道，或将栓剂放入阴道，都可引起宫颈炎。

②宫颈炎都有哪些类型

急性宫颈炎：最常见的原因是淋病感染。

慢性宫颈炎：由于分娩、流产或手术损伤宫颈引起。

- 宫颈糜烂：糜烂范围分为三度，轻度指糜烂而小于整个宫颈面积的1/3；中度指糜烂面占整个宫颈面的1/3～2/3；重度指糜烂面占整个宫颈面的2/3以上。
- 宫颈肥大：是由于慢性炎症的长期刺激引起的局部纤维结缔组织增生。
- 宫颈息肉：慢性炎症的长期刺激使宫颈管局部黏膜增生，形成息肉，一个或多个不等，并常脱出于宫颈外口。
- 宫颈腺囊肿：炎症导致宫颈腺开口阻塞，在局部形成了小腺体囊肿，外观呈白色或黄色，孤立或相互融合。
- 宫颈管炎：是炎症累及宫颈管腺体引发的。

以上类型可以单独存在，也可能混合存在。

③宫颈炎有哪些症状

宫颈炎的主要症状是白带增多。急性宫颈炎白带呈脓性，同时伴有下腹及腰骶部坠痛，或有尿频、尿急、尿痛等膀胱刺激征。慢性宫颈炎白带呈乳白色黏液状，或淡黄色脓性；重度宫颈糜烂或有宫颈息肉时，可呈血性白带或性交后出血。轻者可无全身症状，当炎症扩散到盆腔时，可有腰骶部疼痛，下腹部坠胀感及痛经等，排便、性交时症状加重。由于黏稠脓性的白带不利于精子穿过，所以常引起不孕。

④疑为宫颈炎应做哪些检查

妇科检查：急性炎症可见宫颈充血水肿，或糜烂，有脓性分泌物自宫颈管排出，触动宫颈时可有疼痛感。慢性宫颈炎可见宫颈有不同程度的糜烂、肥大、息肉、腺体囊肿、外翻等表现，或见宫颈口有脓性分泌物，触诊宫颈较硬。如为宫颈糜烂或息肉，可有接触性出血。

宫颈刮片：巴氏Ⅱ级。

宫颈活检：病情较重者，可做宫颈活检以明确诊断。

此外，宫颈糜烂或息肉与早期宫颈癌较难以鉴别，后者组织较硬、脆、易出血，必须依靠做宫颈刮片找癌细胞，必要时做阴道镜检查及宫颈组织活检进行鉴别。

⑤西医怎样治疗宫颈炎

急性宫颈炎

对症治疗

- 注意局部清洁，防止继发感染。
- 抗炎治疗，在医生指导下进行规范的抗炎治疗。

局部给药

- 0.2%甲硝唑注射液冲洗阴道，每日1次。或阴道内纳药，如甲硝唑片、阴道炎栓、达克宁栓等。
- 灭滴灵片，1片放阴道内，每日1次。7~10日为一疗程。对滴虫性阴道炎有效，对一般细菌感染亦有效。
- 妇炎灵栓剂，1粒放阴道内，每日1次。1~2周后，即可痊愈。
- 炎症明显，分泌物多，可用1:5000呋喃西林液阴道灌洗后，局部喷药，如喷呋喃西林粉等。但灌洗时应注意无菌操作，以免交叉感染。

此外，注意外阴卫生，防止交叉感染，急性期禁止性生活，注意适当休息。

慢性宫颈炎

物理治疗

- 电熨：适用于糜烂程度较深、糜烂面积较大的病例。治疗后阴道流液，有时呈脓样污秽，须避免性交至创面全部愈合为止，大约需6周。
- 冷冻治疗：冷冻治疗术是利用制冷剂，快速产生超低温，使糜烂组织冻结、坏死、变性而脱落，创面经组织修复而达到治疗疾病的目的。冷冻治疗是一种安全、高效、简便、无痛苦的治疗方法，对宫颈糜烂的疗效是稳定的。

- 激光治疗：使用 CO_2 激光器治疗糜烂，使糜烂部组织炭化、结痂，痂皮脱落后创面由新生的上皮覆盖。用激光治疗宫颈糜烂疗效高。

- 微波治疗：微波是一种新型的物理疗法，当微波电极触压局部病变组织时，即在瞬间产生很小范围的高热而达到凝固的目的。需要注意的是孕妇患宫颈糜烂，不宜用微波治疗。

- 波姆光治疗：波姆光照射糜烂面呈均匀的灰白色为止，术后使用抗生素 10 天，禁盆浴 2 周，禁性生活 1 个月。术后 1～2 个月复查，治愈率达 97.1%，总有效率达 100%。

- 红外线凝结法：用红外线照射糜烂，局部组织凝固、坏死、脱落，形成非炎性表浅溃疡。这种方法不良反应小，术后阴道流液较少，痂膜薄而脱落快。

药物治疗

- 阴道冲洗：可用 1∶5000 高锰酸钾液，在上药前冲洗阴道。
- 局部上药

阴道冲洗后，可用 10%～20% 硝酸银用棉签蘸后涂于糜烂面上，每周上药 1 次，每疗程 2～4 次，上药后用生理盐水棉球轻擦局部。

也可使用重铬酸钾液，此药有杀菌、消肿的作用，用小棉签蘸药液，均匀地搽糜烂面。上药范围应超过糜烂面的 0.5 厘米。

还可以选用地瑞舒林栓，隔天晚间外阴洗净后将 1 栓放入阴道深部，共上药 12 次为 1 个疗程。上药完毕，于月经后复查。

免疫治疗

即用菌苗治疗慢性宫颈炎。将菌苗滴注在用生理盐水浸透的带尾无菌棉球上，然后将棉球放在宫颈糜烂的局部，24 小时后取出，每周上药 2 次每疗程 10 次。

手术治疗

对重症糜烂、糜烂面较深、乳头状糜烂或用上述各种治疗方法久治不愈的患者可考虑用宫颈锥形切除术。

⑥中医怎样治疗宫颈炎

中医学认为，本病主要由于湿邪影响，所以治疗上，应标本兼治，以清热解毒、除湿止带为主，配合外治法。均可获满意疗效。

急性宫颈炎

湿热蕴结型

【主要证候】带下量多，如黄茶浓汁，或似血非血，或青如豆汁，质黏稠或黏腻如脓，有腥臭味，伴有胸闷纳少，烦躁易怒，头晕目赤，腹胀便溏，小便涩痛，舌质红，苔黄腻，脉弦滑或濡数。

【治疗原则】清热利湿。

【处方用药】易黄汤加味。

山药30克，芡实15克，黄柏25克，白果15克，车前子30克，苍术15克，茯苓15克，泽泻15克。

【临证加减】若热盛尿赤涩痛，口苦咽干者加龙胆草25克，山栀子15克，黄芩15克，木通15克；湿重于热者去芡实15克，加猪苓25克。

热毒炽盛型

【主要证候】带下量多，色黄，甚或黄绿如脓，或五色杂下，质黏稠，有腐臭气，外阴瘙痒，甚或瘙痒难忍，坐卧不安，口苦咽干，小腹作痛，大便干结，小便短赤，舌质红，苔黄腻，脉滑数。

【治疗原则】清热解毒，化湿止带。

【处方用药】五味消毒饮加味。

蒲公英25克，金银花20克，野菊花20克，紫花地丁30克，天葵子15克，白术15克，樗根白皮15克，白花蛇舌草15克。

【临证加减】若带黄久下不止，淋漓质清稀，兼见气短神疲，面色苍白，舌淡脉虚者，宜益气升阳，除湿止带，加升麻15克，苍术15克，黄柏15克，黄芪15克；若带下色红，似血非血，质黏稠，口苦咽干者加山栀子15克，黄芩15克。

附：物理疗法

1. 穴位激光照射

【选穴】关元、中极、三阴交、子宫穴。

【操作】用3～25毫瓦的氦氖光针，每穴照射5分钟，每日2次。

2. 中药离子透入

【选穴】次髎、关元。

【操作】采用ZGL～1直流感应电疗机。阳极放在次髎穴，阴极放在关元穴。穴位敷贴浸药小衬垫，通电后，中药离子通过穴位导入体内。从月经干净后3～4天开始，每日1次，10次为1疗程。

药物组成与制法：桃仁500克，败酱草750克，皂角刺750克，加水3000毫升浓煎取汁200毫升。备用。

慢性宫颈炎

脾虚型

【主要证候】带下量多，绵绵不断，色白或淡黄，质黏无臭味，面色萎黄，神疲乏力，纳少便溏。舌淡胖边有齿痕，苔白或腻，脉缓或弱。

【治疗原则】益气健脾，除湿止带。

【处方用药】完带汤加减。

白术30克，山药30克，人参6克，白芍15克，苍术10克，甘草3克，陈皮2克，黑荞穗2克，柴胡2克，车前子（包）10克。

【临证加减】若带下绵绵不断者，加金樱子15克，芡实10克，龙骨15克以固涩止带；若伴有小腹冷痛，加艾叶10克，乌药10克以温经散寒。

肾虚型：可分为肾阳虚和肾阴虚。

肾阳虚型

【主要证候】带下量多，淋漓不断，色白清稀，腰酸如折，倦怠无力，小便清长，大便溏薄。舌质淡，苔薄白，脉沉迟。

【治疗原则】温补肾阳，固涩止带。

【处方用药】右归丸加减。

熟地10克，鹿角胶10克，菟丝子10克，杜仲10克，肉桂6克，制附子10克，补骨脂10克，黄芪10克。

【临证加减】若大便溏薄者，可在上方中加肉豆蔻15克以温肾止泻。

肾阴虚型

【主要证候】带下量多，色白质黏，五心烦热，头晕耳鸣。舌红少苔，脉细或数。

【治疗原则】滋补肾阳，清热止带。

【处方用药】知柏地黄汤。

熟地12克，山萸肉10克，山药10克，泽泻10克，茯苓12克，丹皮10克，知母10克，黄柏10克，枸杞子12克。

【临证加减】若带下量多，加芡实15克，乌贼骨10克固涩止带。

湿热型

【主要证候】带下量多，色黄或夹有血丝，质黏稠，其气臭秽，小便短黄，大便黏腻不爽，肛门灼热，舌质红，苔黄腻，脉数或滑数。

【治疗原则】清热、利湿、止带。

【处方用药】易黄汤加味。

山药18克，芡实10克，黄柏10克，车前子（包）10克，白果10克，丹皮10克，茵陈10克，牛膝6克。

【临证加减】若有脾虚者，加黄芪30克，炒白术10克以健脾益气。

（2）宫颈黏液异常

宫颈黏液，是由宫颈内膜细胞产生的一种复杂的、多器官共同分泌的分泌物。宫颈黏液不仅仅来源于宫颈本身，还来源于子宫内膜液、输卵管液、卵泡液等。这些分泌液，具有很多的液流性质，诸如黏稠度、液流弹性、触变性、黏胶性和拉丝现象等。

①宫颈黏液异常的常见原因

免疫因素：宫腔内或宫颈管内存在抑制精子活动或损害精子的物质，如抗精子抗体等。

创伤：子宫颈上皮表面积减少，会直接影响宫颈黏液的分泌，宫颈因故切除、电烙、扩张与刮除、子宫颈口肌瘤或息肉、宫颈发育不良等因素、都会影响子宫颈，使其分泌液减少。

感染：子宫颈感染细菌、病毒、寄生虫、病原体、结核等，会导致子宫颈上皮对雌激素刺激失去反应，即使内分泌正常，也难以分泌出正常的宫颈黏液。

内分泌障碍：内分泌系统发生功能障碍，如雌激素水平低下，雌激素受到外界抑制等，同样会引起宫颈黏液分泌异常。

生殖器官的异常：如生殖道脱垂、后转性或后屈性子宫、宫颈狭窄、宫颈切除、良性肿瘤、先天性异常等。

②宫颈黏液异常的分类

宫颈黏液异常的现象有黏液分泌过少、黏液分泌过多、抗精子抗体存在。

宫颈黏液分泌过少：如果排卵期宫颈黏液量 <0.03 毫升，可诊断为分泌过少。当子宫颈发育不良时，常伴有宫颈腺体发育不良，导致正常的分泌功能不良；也可因后天性损伤，如宫颈锥形切除等后天性损伤，或宫颈锥形切除等使大量宫颈腺体受到破坏，致使宫颈黏液在排卵期分泌量很少且很黏稠。还有部分患者，虽查不出上述先天或后天的因素，但宫颈黏液分泌不良，多数学者认为是由雌激素受体缺陷造成的。

宫颈黏液分泌过多：在排卵期一次测定的颈管黏液量≥0.71毫升，或无色透明的宫颈黏液量>0.41毫升，连续3天以上为黏液分泌过多。

主要原因有：慢性宫颈炎、雌激素水平过高、多囊卵巢综合征等。

抗精子抗体存在：宫颈组织可以合成一些免疫球蛋白，当黏液中的抗体达到一定浓度时，可以使精子凝集和制动。近年来对抗精子抗体研究发现，妻子血清中抗体阳性时，宫颈黏液中的阳性率较高，而血清中为阴性时，宫颈黏液中亦可检查出阳性结果，所以专家认为，宫颈局部可受精液抗原的刺激就会产生抗体。

③怎样治疗宫颈黏液异常

西医治疗

补充雌激素

宫颈黏液分泌黏稠或者过少，可以补充雌激素。一般在月经周期5～20天时，口服小剂量的雌性激素，改善卵泡的功能，使宫颈黏液变得稀薄起来，以有利于精子的通过，获得受孕。或在阴道内放置雌激素，以促进宫颈黏液的产生。或者在月经周期的第5～20天阴道后穹窿置入雌激素，证实为妊娠后停药。

病因治疗

宫颈黏液分泌过多，应该针对病因进行治疗。

调整和改善卵巢内分泌功能

调整和改善卵巢内分泌功能也是女性宫颈黏液异常不孕的治疗原则，主要是为了促进排卵。

生殖免疫的治疗

宫颈黏液异常导致不孕还要进行生殖免疫的治疗，避免因免疫因素的存在而导致宫颈黏液异常不孕的复发。

如果精子与宫颈黏液不相容，可以施行宫颈黏液的交换。也就是说在排卵期，将患者的宫颈和阴道进行消毒后，吸净宫颈黏液，再将相容性好的宫颈黏液注入患者的颈管内。

另外，改善阴道和宫颈局部环境，如应用甲硝唑溶液灌洗阴道以提高阴道的清洁度，用生理盐水或5%葡萄糖溶液灌洗，以稀释黏稠宫颈黏液以利于精子的穿过，用0.5%～1.0%碳酸氢钠溶液于性交前30～60分钟灌洗阴道，以碱化局部的酸性环境，提高精子的成活率。

中医治疗

本病属于中医“带下病”范畴。女性带下过多或过少，或色、质、气味的变化均会影响受孕。所以，中医治疗时，应进行辨证论治。

湿毒型

【主要证候】带下量多，色黄绿如脓，或挟血液，或浑浊如米泔，有秽臭气，阴中瘙痒，或小腹痛，小便短赤，口苦咽干，舌质红，苔黄，脉数或滑数。

【治疗原则】清热解毒，除湿止带。

【处方用药】止带方加减。

猪苓、茯苓、泽泻、赤芍、丹皮、栀子、黄柏各10克，车前子（包煎）、蒲公英各30克，茵陈、土茯苓各15克，川牛膝6克。

脾虚型

【主要证候】带下色白或淡黄，质黏稠，无臭气；面色恍白或萎黄，四肢不温；精神疲倦，纳少便溏；舌苔白，脉细弱。

【治疗原则】健脾益气，升阳除湿。

【处方用药】完带汤加减。

黄芪30克，党参、山药、车前子、白术各15克，陈皮、半夏、当归、神曲各10克，甘草6克。

肝郁型

【主要证候】若脾虚湿盛，反而侮肝，致肝郁气滞者，症见胸闷气憋，心烦易怒，经量或多或少，经色紧暗，有血块，经前乳房胀痛，白带量少黏稠或无。苔黄腻，脉弦。

【治疗原则】治宜疏肝解郁，养阴稀带。

【处方用药】丹栀逍遥散加减。

柴胡、白芍、丹皮、栀子、香附、陈皮、半夏、茯苓、麦冬、当归各10克，生地、女贞子、玄参各15克，旱莲草、桑葚子各30克。

肾阴虚

【主要证候】白带少或无，口干不欲饮，失眠梦多，月经稀少，经前少腹隐痛，舌红绛，苔淡白，脉沉细。

【治疗原则】治宜滋养肝肾，养阴稀带。

【处方用药】左归饮加减。

熟地、旱莲草、女贞子各30克，枸杞子、白芍、玄参各15克，山茱萸、山药、制首乌、当归、天冬、茯苓、远志各10克，甘草6克。

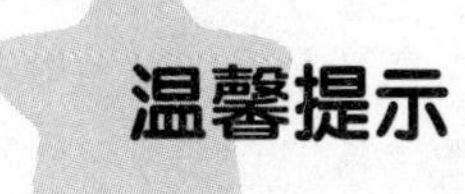

宫颈黏液异常的预防

由于宫颈黏液在孕育中的作用特殊，对于宫颈黏液异常导致的不孕症患者来说，有针对性地进行治疗是恢复正常生育能力的重要一环。预防要点如下：

1. 女性在一生中都应当爱护自己的宫颈，搞好个人卫生，特别是经期卫生，避免感染。

2. 在性生活前双方均要认真清洗生殖器，以防细菌、病毒、病原体随阴茎进入阴道而危及宫颈。

3. 性生活要讲究文明，不追求过深的刺激，以防对宫颈造成创伤，引起宫颈感染、糜烂。

4. 不滥用药物，祛除一切不利于宫颈功能的因素，这样就会使分泌宫颈黏液的宫颈上皮得到保护。

（3）宫颈管发育异常

①宫颈管发育异常的常见原因和症状

宫颈管闭锁与狭窄：先天性宫颈管闭锁或狭窄，常伴有子宫发育不全，但第二性征大多发育正常。如患者子宫内膜功能良好，青春期可因宫腔积血而出现周期性下腹痛，或月经过少伴痛经，经血还可经输卵管逆流入腹腔，引起盆腔子宫内膜异位症。后天性宫颈管闭锁与狭窄多见于人工流产后或宫颈炎电灼、冷冻治疗后。妇科检查发现阴道呈紫蓝色，宫颈举痛明显，宫体稍饱满、活动，有压痛。

宫颈管发育不良：宫颈管发育不良可伴子宫发育不良。严重发育不良的宫颈呈细长形。宫颈发育不良可导致宫颈腺体分泌功能不足。

宫颈管位置异常：常伴有子宫体的位置异常。慢性盆腔炎或子宫内膜异位症等可引起子宫极度后倾、后屈或前屈，从而不利于精子的上行。

宫颈肌瘤：宫颈肌瘤造成不孕原因主要是颈管发生变形、狭窄，影响精子通过。

主要症状为月经不规则，经血量增多，白带增多或膀胱、直肠症状等。部分患者无症状。妇科检查可发现宫颈局部有突出肌瘤结节或子宫颈外形发生改变，

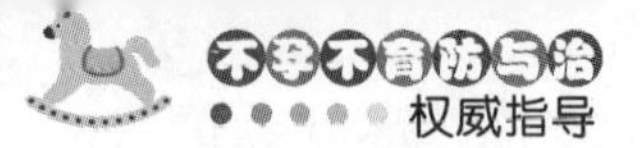

肌瘤所在一侧宫颈扩大，而对侧被压变薄，宫颈外口伸张展平呈麻花形。

②怎样治疗宫颈管发育异常

宫颈管闭锁与狭窄子宫颈发育不良：主要采用扩宫治疗。在月经干净后或排卵前进行。先天性子宫颈发育不良可同时使用人工周期治疗，或大剂量孕激素做假孕治疗。先天性宫颈粘连或狭窄扩宫治疗后颈宫内放置引流管，以防再粘连。

宫颈位置异常：本病无良好的治疗方法。可试用下列方法：

- 性交后臀部抬高：性交时或性交后在女方臀部垫置2个枕头，使女方呈头低臀高位，可使精液尽量积聚在后穹窿，相对使精液水平面增高，从而有利于子宫颈浸泡在精液中；
- 性交后俯卧：采用本方式的目的，是在性交后促使精液向阴道前穹窿积聚，可使上翘的子宫颈容易浸泡在精液中；
- 上述方法无效时，可采用宫腔人工授精法。

宫颈肌瘤：手术是治疗宫颈肌瘤的主要手段。对不孕患者，手术的原则是尽量保持宫颈的功能，预防宫颈管粘连或狭窄。亦可用冷冻疗法，冷冻头为铅笔或针头形，刺入肌瘤内或基底部，每周1次，经期不做。经5～10次治疗，肌瘤萎缩变小，或从基底部脱落。

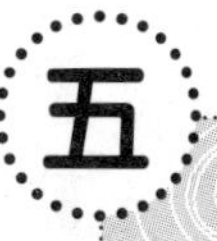

五 输卵管因素与生殖器结核导致不孕

输卵管具有极其复杂而精细的生理功能，对拾卵、精子获能、卵子受精、受精卵输送及早期胚胎的生存和发育起着重要作用。也就是说输卵管具有运送精子、摄取卵子及把受精卵运送到子宫腔的重要作用。输卵管不通或功能障碍是女性不孕症的主要原因。

输卵管不仅需要畅通，同时必须有一行行足够多的头发状的纤毛将受精卵运送到子宫。输卵管还需要有足够多的分泌细胞，分泌出蛋白质丰富的液体，当精子、卵子或受精卵在输卵管滞留时，这种液体就可为其提供营养。

造成输卵管不通或功能障碍的主要原因是输卵管发育不良，急、慢性输卵管炎症，生殖器结核等。

1. 输卵管与不孕

输卵管的通畅是受孕必不可少的主要条件之一，输卵管的管腔比较狭窄，最窄部分的管腔直径只有1~2毫米。当发生输卵管炎或盆腔炎时，输卵管的最狭窄部分及伞端很容易发生粘连或完全闭锁。这样，精子和卵子就不能在管腔内相遇，因而造成不孕。

(1) 输卵管异常

输卵管发育异常常与生殖道发育异常并存，易导致不孕或宫外孕。

①输卵管异常的类型

输卵管缺失

- 一侧输卵管缺失与单角子宫同时存在。
- 真两性畸形，不形成输卵管。
- 双侧输卵管缺失，多数与先天性无子宫或仅有残遗子宫畸形并存。

输卵管发育不良

输卵管细长，肌层薄弱，收缩力差，对精子、卵子或受精卵运送迟缓，容易发生不孕或异位妊娠。

双输卵管或副输卵管

双侧或单侧双输卵管，可能都通入宫腔，也可能有一条较细小不通宫腔，称为副输卵管。

输卵管憩室

输卵管憩室较易发生在壶腹部，容易发生输卵管妊娠。

②输卵管异常的诊断

输卵管先天性畸形不易被发现，原因首先是常与生殖道先天畸形同时存在而容易被忽略，其二是深藏在盆腔侧方。常用的诊断方法，子宫输卵管造影术后发现单角子宫单侧输卵管或双输卵管。腹腔镜检查可发现各种畸形，剖腹术可有较明确的诊断。

③输卵管异常的治疗

对由于输卵管异常引起的不孕，在腹腔镜下或剖腹进行输卵管的整形。如果是输卵管妊娠破裂或流产，术中要进行认真检查，对可修复的输卵管畸形不要轻易切除，应用显微手术技巧进行整复，以保留其功能。

（2）输卵管炎

输卵管炎的一个重要因素是输卵管周围器官或组织的炎症，尤其是在输卵管伞部或卵巢周围形成炎症粘连，使输卵管伞部不能将排出的卵细胞吸入卵管内，与精子相遇，如化脓性阑尾炎、结核性腹膜炎。

曾患有附件炎、化脓性阑尾炎、结核性腹膜炎、肺结核、子宫内膜异位症的患者，有过不全流产、人工流产术后发烧、腹痛和产褥感染的患者、淋病等性病患者以及有输卵管畸形的患者，均有可能导致输卵管功能异常，引发输卵管性不孕。

①输卵管积液

输卵管积液就是输卵管在病原体的作用下形成水肿，导致黏膜上皮脱落，如果没有得到及时而且有效的治疗就会形成输卵管积脓。炎症消退以后，腔内的积液渐渐地由脓性转变为浆液性。

输卵管积液的症状

腹痛：下腹会有疼痛感，但是程度不一，有重有轻。大多为隐性的不适感。

月经不调：常见的表现为月经量过多或者月经次数明显增多。

不孕症：输卵管受到一定的损害，进一步造成了输卵管的梗阻，而导致不孕。

痛经：离经期越近，疼痛感就会越严重，直到月经的来潮。

其他：如性交疼痛、白带增多、胃肠道障碍等。

②输卵管堵塞

输卵管堵塞是不孕症的常见原因，占不孕患者的1/3，近年来有逐渐上升的趋势，是不孕症的治疗难题。

为什么会发生输卵管堵塞

输卵管不通的原因很多，最主要的综合的原因还是由于输卵管炎症所引起。

输卵管通而不畅：引起的原因有管内碎屑、脱落细胞或血块阻塞；或输卵管过于纤细弯曲；或输卵管与盆壁、邻近器官粘连，牵拉了输卵管的活动。可以使用腹腔镜进行疏通。对于管外粘连，也能通过腹腔镜予以剪断分解，使输卵管“松绑”。经治疗，大部分患者可以怀孕。

输卵管闭塞不通：损坏程度较轻，但大部分输卵管是正常的。这种情况，可通过宫腹联合手术进行治疗。一般来讲，手术效果较好，成功率可达90%以上。

输卵管完全不通，且病损严重：这种情况，多为病程过长延误治疗或输卵管结核感染所致，因输卵管形成疤痕、挛缩、僵硬，功能发生不可逆性改变，即使疏通成功，也很难自然受孕。一般需要术后进行试管婴儿助孕。

输卵管堵塞都有哪些类型

输卵管堵塞分为原发性和继发性输卵管堵塞。

原发性输卵管堵塞：所谓原发性输卵管堵塞，即先天性的，出生时就有的，这种堵塞极为少见。

继发性输卵管堵塞：即后天性的因素所造成的堵塞，非常常见，是因一些疾病因素及人为因素造成的，也是引起输卵管堵塞的最主要的因素。继发性又可分为机械性和病理性两种情况。

- 机械性

机械性输卵管堵塞是一些脱落的栓子及器官的功能性收缩所造成的。常见的栓子有月经期的内膜碎片、血凝块，药物流产及人工流产时胚胎组织及附属物。机械性堵塞在输卵管堵塞中占的比例并不大。

- 病理性

多数则由输卵管病变引起，最常见的是输卵管出现炎性病变。引起输卵管炎的病原体主要有葡萄球菌、链球菌、大肠杆菌、淋球菌、变形杆菌、肺炎球菌、衣原体等，这种炎症往往是一过性的、短暂的，但炎症所引起的输卵管堵塞将是永久性的，不可自愈的。

输卵管堵塞有哪些症状

输卵管阻塞病人大都有慢性盆腔炎表现，如小腹一侧或两侧疼痛、下坠、分泌物多、腰痛等。有部分病人可无明显的临床症状，常因婚后多年不孕到医院检查时才发现。

确诊输卵管堵塞要做哪些检查

输卵管通水：也叫输卵管通液。将一根管子插入被检查者宫腔，然后向管子注入药水20毫升，一般是生理盐水加上抗生素。药水从子宫腔里流经输卵管，最后到达盆腔。根据子宫腔仅能容纳5毫升容积的特点，如能顺利无阻力地推注入全部20毫升溶液，放松针管后又无液体回流入针筒，提示溶液已通过子宫腔、输卵管腔进入腹腔中去，表明输卵管通畅；如阻力很大，放松针管后有10毫升以上的溶液回流入针筒，表明输卵管阻塞不通；如虽有阻力，尚能注入大部液体，仅有少量回流，表明输卵管通而不畅。

但由于输卵管通液检查其设备简单，操作简便，价格低廉等优点，但有误诊率。

超声检查：超声检查输卵管有普通超声检查和超声下通液。

• 普通检查：某些输卵管积水在超声上能被查出来，表现为子宫两侧有增粗的液性暗区，但是超声上不能确诊是输卵管积水或是卵巢囊肿，只能诊断为：提示有积水可能。

• 子宫输卵管超声下通液：有负性造影剂和正性造影剂之分。

经X线子宫输卵管造影检查：能明确了解输卵管的全程通畅情况及具体阻塞部位和性质。该方法损伤小，准确率达98%。

腹腔镜检查：通过子宫导管向子宫腔注入色素液如美蓝，如果输卵管通畅美蓝经输卵管伞端溢入盆腔；如有输卵管堵塞，则见不到美蓝液经输卵管伞端溢入腹腔。腹腔镜可直视输卵管周围的粘连、粘连部位、粘连程度以及输卵管伞端与卵巢之间的解剖关系，并可同时对粘连进行分离治疗。

怎样治疗输卵管堵塞

• 输卵管间质部及峡部的输卵管堵塞

应首选择经X线的输卵管介入复通术，若复通失败，进行试管婴儿治疗。一般情况下经X线的输卵管介入复通术往往只有一次机会，所以患者要积极配合治疗，争取最大程度实现自然受孕。

附：介入再通术治疗的护理

术前护理

心理护理。介入再通术是一种新兴的非血管性介入治疗，其特点是创伤小、痛苦少、疗效高，现临床上广泛开展。但有些患者及家属对该治疗不了解，存在恐惧心理，所以术前患者及家属应了解介入再通术方法、目的、优点以及术中、术后可能出现的症状、情况。

患者准备。术前协助医师进行各项妇科常规检查，术前一天沐浴，更换清洁衣服，并检查外阴部有无感染、破损等，术前常规口服抗生素3天，阴道冲洗2天。术前4小时禁饮食，避免手术过程中呕吐发生误吸。

术后护理

术后患者皆有阴道少量出血，不需特殊处理，如出血量较多，需及时向医生报告，并协助医生采取止血措施。出现不同程度的恶心、呕吐、大汗淋漓、面色苍白等症状，肌肉注射阿托品0.5毫克后，症状均能改善。术后予抗生素口服3～5天，禁房事、盆浴2个月，术后2月月经干净后3～7天行通液处理，防止输卵管再粘连。

侧睡：侧睡，并避免长时间站立或久坐，以减少该部位的疼痛，坐时臀部应垫个坐垫。

按摩：在手术10天内，家人可用手掌稍微施力帮患者做环形按摩，一直到感觉该部位变硬即可，如果子宫收缩、疼痛厉害时，应暂时停止按摩，用俯卧姿势来减轻疼痛。

止痛药：若是仍然感觉疼痛不舒服，影响到休息及睡眠，应通知医护人员，必要时可以用温和的镇静剂止痛。

- 输卵管壶腹部堵塞：行试管婴儿治疗。
- 输卵管伞部堵塞：一是做腹腔镜下输卵管伞端造口术或开腹输卵管伞端造口术，二是做试管婴儿，成功率各占20%。
- 输卵管周围粘连：可造成输卵管拾卵和运卵功能障碍，从而引起不孕的发生。治疗方法是腹腔镜下输卵管周围粘连分离术。
- 输卵管结核：所引起的输卵管堵塞不能用输卵管复通治疗，如果子宫内膜尚好可进行试管婴儿治疗。
- 输卵管堵塞的其他治疗方法：包括输卵管通液术、常规手术及物理治疗等。

温馨提示

1. 日常生活注意要点

第一，不要走太多的路程和搬重物。持重物会导致腹部用力，很容易引起宫缩。

第二，疲倦时躺下休息，保持安静，会很有效。

第三，不要积存压力。精神疲劳和身体疲劳一样会导致各种问题的发生，压力积攒后也容易出现腹部变硬，最好能做到身心放松。

第四，防止着凉。空调使下肢和腰部过于寒冷，也容易引起高危妊娠。可以穿上袜子，盖上毯子，防止着凉也很重要。

2. 膳食营养

主食：每日应在450～500克。多食富含维生素B及微量元素的粗粮，少食精制的米面。

新鲜瓜果蔬菜：每日应摄食蔬菜400克、水果200克，基本可以满足身体所需的维生素A、维生素C以及钙和铁质等。

蛋类：每天应加食1～2个鸡蛋，因蛋类含有丰富的蛋白质、钙、磷及各种维生素等。

豆类：含有大量易于消化的蛋白质、维生素B、维生素C及铁和钙质。黄豆芽、绿豆芽还含有丰富的维生素E。这类食品每日摄入约80克。

肉类：鱼、各种肉类可供给大量所需的蛋白质。每日饮食中可供给100克左右。

碘：多食海带、紫菜、海鱼、虾米等海产品，以保证碘的充足摄入。

(3) 输卵管炎

①急性输卵管炎

急性输卵管炎的常见原因有哪些

病原微生物：病原体如淋球菌、沙眼、病毒类等；非特异性的有球菌类、大肠杆菌、厌氧菌。常是多种病原微生物混合感染。

机体抵抗力减弱：流产后、产后、月经期等全身及局部抵抗力低下；侵入性的检查或治疗时防治感染措施不严格，如在诊室进行诊断性刮宫术、宫颈炎治疗术，子宫输卵管通液术、置入宫内节育器术等；由邻近组织器官炎症波及而感染，主要是生殖道炎症如宫颈炎、子宫内膜炎等逆行感染；亦见于化脓性阑尾炎、腹膜炎扩散到输卵管等盆腔生殖器官；性交传染如不洁性交、滥交、丈夫感染反复传染给妻子。

急性输卵管炎有哪些症状

症状：急性发作的下腹痛，坠胀；尿频尿痛；阴道排液脓血状；可伴寒战发热，还可能有腹胀、便秘或腹泻。若在月经期或流产后发病，则流血量增多，经期延长。

体征：可有体温高、脉率加快、下腹部可有肌紧张或抵抗感、压痛、反跳痛。妇科检查可有阴道宫颈脓血性排液，宫颈充血、触之易出血，举痛。附件区压痛，可能触到痛性包块。后穹窿穿刺术可抽出少量脓性液。

辅助检查：可见血中白细胞增高，中性多核白细胞增加，血沉快；后穹窿液化验白细胞多，宫颈管涂片（或培养）或PCR技术检测可能查到淋球菌、沙眼等致病微生物。B超扫描可见到子宫直肠陷窝液性暗区，附件区炎性包块影像或液性暗区等。

怎样治疗急性输卵管炎

对急性输卵管炎、盆腔炎的治疗，必须消炎及时、有效、彻底，预防输卵管炎症慢性化粘连、堵塞导致不孕症。

控制感染：依据致病微生物及药物敏感试验，选择有效的抗生素，量要足、消炎要彻底有效。

- 非特异性细菌类感染：通常应用青霉素类、庆大霉素、红霉素、头孢菌素类均较敏感。生殖道常混合厌氧菌感染，应用甲硝唑或替硝唑。
- 淋球菌感染：大量青霉素、头孢霉素类、大观霉素（淋必治）、二甲胺四环素。
- 沙眼等感染：二甲胺四环素，比较敏感有效。
- 清热解毒类中药等配合治疗。

一般治疗：卧床休息，半卧位以利炎症局限，防止上行扩散。注意补充营养、维持水和电解质平衡，诊断明确后可适当用解热止痛药。

- 手术治疗：对输卵管卵巢脓肿、盆腔脓肿破裂患者，应即时手术清除病灶，以防炎症迅速扩散成败血症危及生命。对盆腔脓肿，可以进行切开排脓并引流。

②慢性输卵管炎

慢性输卵管炎的常见原因有哪些

常见原因为下生殖道炎症上行扩散感染，如慢性子宫颈炎、子宫内膜炎、宫旁组织炎等，引起输卵管炎症改变。可因致病微生物毒力不强、机体有一定抵抗力，亦可因治疗不恰当不彻底而呈慢性炎性改变。

此外，急性输卵管炎未经治疗，或治疗不彻底也会转为慢性炎症。

慢性输卵管炎都有哪些类型

慢性输卵管炎常伴有卵巢炎，故临床称为附件炎。因病变部位、程度不同常见如下几种类型：

慢性间质性输卵管炎（单纯肥大型）：由于长期炎症，输卵管壁间结缔组织增生纤维化，使管壁增厚变硬，管体增粗，管腔堵塞不通。输卵管迂曲常与卵巢炎性粘连于阔韧带后叶，难以分离。

峡部结节性输卵管炎：特点为峡部结节性增粗变硬韧，肌层肥厚输卵管内膜腺上皮呈岛状侵入肌层中，是慢性炎症的一种改变；亦有人认为是输卵管内膜异位症，对病机尚存争议。病变致峡部阻塞不孕。

输卵管积脓：可能是急性炎症遗留的后果，亦可能是慢性化脓感染伞部粘连闭锁所致。表现为管壁增厚、管体明显增粗，管腔内含有黏稠的脓液，内膜苍白黏膜皱襞减少或消失。可同时合并卵巢脓肿粘连及与阔韧带及子宫后壁粘连。

输卵管积水：病机不太清楚，由慢性感染致伞部粘堵，液体积聚于壶腹部。与邻近组织无粘连或轻度粘连。

慢性输卵管炎都有哪些症状

慢性输卵管炎可无明显不适，一般在以原发或继发不孕后就诊。部分患者有下腹隐痛、腰骶部坠胀痛，月经期、性交后或劳累时加重；平日带下增多，月经量较多、经期延长、痛经等。可有盆腔炎及子宫颈炎等病史。

慢性输卵管炎的西医治疗

物理疗法：物理疗法较多，常用的方法有短波，超短波透热疗法，药物离子导入法，红外线照射等。

抗炎保守治疗

- 药物宫腔灌注法：对输卵管堵塞不孕者，灌注药物促进炎症吸收，对轻度粘连可起到液压分离作用。
- 维生素与肾上肾皮质激素联合治疗：这种治疗应用强的松，改善局部血循环，促使纤维组织软化吸收，利于抗生素渗透杀灭致病微生物。
- 适当休息，加强营养。
- 手术治疗：当慢性输卵管炎形成巨大输卵管积水形成肿块，应考虑切除输卵管。常用的手术方法有腹腔镜手术、宫腔镜手术，或是宫腹腔联合手术等。慢性输卵管炎不易治愈，患者需要加强自身保养。

慢性输卵管炎的中医治疗

输卵管阻塞病变常迁延日久，缠绵难愈，一般多采用综合措施，除内服中药外，可同时配合宫腔输卵管注药，中药保留灌肠、外敷，理疗，针刺疗法等。中药以化淤为主，但攻淤不宜过猛，破血药不宜久用，并需随时注意扶助正气，伴有月经不调者还应同时调整月经。

中医辨证论治

气滞血淤型

【主要证候】月经不调，经行不畅，经色紫暗有小块，少腹胀坠痛或刺痛，经期加重，精神抑郁。脉弦，舌质淡红、紫暗或有淤点，舌苔白薄。

【治疗原则】行气活血，化淤通络。

【处方用药】四逆散合桃红四物汤加减。

柴胡9克，赤芍20克，当归尾20克，川芎9克，桃仁10克，红花10克，穿山甲15~20克，皂角刺15克，桂枝10克，路路通10克，丹参30克，甘草6克。

【临证加减】附件增厚压痛明显者去桂枝，选加红藤、蒲公英、败酱草、虎仗、白花蛇舌草等；输卵管积水者选加茯苓皮、泽泻、车前子、赤小豆、薏苡仁、防己等；附件炎性疱块者选加三棱、莪术、䗪虫、水蛭、炙鳖甲、浙贝母、生牡蛎等；小腹痛甚者选加生蒲黄、五灵脂、乳香、没药等；腰酸痛者选加杜仲、菟丝子、续断、桑寄生、仙灵脾等；白带多者选加黄柏、苍术、椿根皮、土茯苓等；气血虚者加党参、黄芪、熟地等；痰湿内阻者选加半夏、苍术、陈皮、茯苓、海藻、浙贝母、白芥子等。

寒凝血淤型

【主要证候】月经后期量少，色暗挟块，少腹冷痛喜温，白带色白清稀，小便清长。脉沉迟，舌质淡，苔白薄。

【治疗原则】活血化淤，温经散寒。

【处方用药】少腹逐淤汤加减。

【临证加减】当归12克，川芎9克，赤芍10克，蒲黄10克，五灵脂10克，乌药10克，小茴香6克，穿山甲15~20克，路路通10克，延胡索10克，干姜5克，肉桂6克，制附子6~9克，细辛5克。

中药保留灌肠

【药物组成】红藤20克，丹参20克，赤芍12克，三棱15克，莪术15克，黄柏12克，败酱草20克，马鞭草15克，皂角刺15克，土茯苓15克。

【使用方法】取上方加水1000毫升浓煎至100毫升，药液温度38℃~39℃，每日晚上大便排空后保留灌肠，10~15次为一疗程，可连用2~3个疗程，经期停灌。

2. 生殖器结核与不孕

女性生殖器官结核在盆腔炎中并非罕见，且病程缓慢、隐蔽，其结核菌可随月经血排出，对周围环境为一传染源。

由结核杆菌引起的女性生殖器炎症，多见于10~40岁女性，也可见于绝经后老年女性。多由身体其他脏器的结核如肺结核、肠结核等血行散播而来，其次为腹腔内直接蔓延。输卵管结核占此症的85%~90%，其次为子宫内膜结核、卵巢结核、子宫颈结核、盆腔腹膜结核等。

（1）为什么会患生殖器结核

感染以继发性为主，主要来源于肺和腹膜结核。传播途径有以下几种：

①血行传播

为传播的主要途径。结核菌首先侵入呼吸道，并迅速传播，在肺、胸膜或附近淋巴结形成病灶，然后经血循环传播到内生殖器官，首先是输卵管，逐渐波及子宫内膜及卵巢。子宫颈、阴道、外阴感染少见。

②腹腔内直接蔓延

结核性腹膜炎、肠道、膀胱结核与内生殖器官发生广泛粘连时，结核杆菌可直接蔓延到生殖器官表面。输卵管结核常与腹膜结核并存。另外，淋巴传播与原发性感染临床上比较少见。

（2）生殖器结核有哪几种类型

女性生殖器官结核中输卵管是受累最多的部位，占 90% ~ 100%，多为双侧性。

输卵管结核由于不同的感染途径，结核性输卵管炎初期大致有 3 种类型。

①结核性输卵管周围炎

输卵管浆膜表面满布灰白色粟粒样小结，开始并不波及深层肌肉和黏膜组织，整个浆膜面充血、肿胀，可能出现少量腹水。

②间质性结核性输卵管炎

最初在黏膜下层或肌层出现散在的小结节，病灶开始比较局限，继续发展则向黏膜和浆膜方向侵犯。

③结核性输卵管内膜炎

常发生于输卵管的远侧端。随着细菌毒力及机体免疫力的不同，病变继续发展，大致又有两种类型：

增生粘连型：较为普遍，80% 属于此类，病变进展缓慢。

渗出型：为急性或亚急性。输卵管显著肿胀，结核性输卵管积脓。

（3）生殖器结核有哪些症状

女性生殖器官结核，病程缓慢，症状随病程轻重不同有很大差异，有的除不孕外可无任何症状与体征，而较重病例，还有全身明显症状。

①**不孕**

不孕是生殖器结核的主要症状，患者基本上都有原发或继发不孕，尤以前者为多，可达85%。输卵管病变，常影响精子或受精卵的输送而致不孕。子宫内膜结核妨碍受精卵着床而造成不育或流产。

②**下腹坠痛**

一般为长期下腹隐痛，月经前加重，如合并继发化脓菌感染，则有明显的腹痛、发热、压痛性包块等类似急性盆腔炎的症状。

③**不规则子宫出血**

一般月经不受影响，当引起盆腔器官淤血或子宫内膜有炎性改变时亦可出现各种各样的月经变化。

④**白带增多**

因盆腔或子宫内膜结核病变均可发生白带增多。特别是宫颈结核时，其分泌物呈脓性或脓血性，有时甚至有接触性出血或臭性脓血带。

⑤**合并有其他器官结核**

生殖器结核患者往往合并其他器官结核，应进行细致的全身检查。

⑥**全身症状**

生殖器官结核患者可有结核病的常见症状，如疲劳、乏力、食欲不振、体重减轻、持续傍晚体温轻度升高、盗汗等慢性消耗症状，但多数患者缺乏自觉症状，常在系统体检时发现。

（4）确诊生殖器结核应进行哪些检查

①**询问病史**

为进一步提高诊断率，医生对可疑征象不轻易放过，如不孕患者有月经稀少或闭经者，未婚而有低热、消瘦者，慢性盆腔炎久治不愈者，有结核病接触史或本人曾有结核病史者应首先考虑生殖器结核的可能。

50%以上早期曾有过生殖器以外的结核病，如肺结核、胸膜炎、结核性腹膜炎、结节性红斑，及肾、骨结核等。如发现这类病史，须特别警惕本病的可能。不孕常常是本病的主要或唯一症状。

家族史：生殖器结核患者中约20%有家族结核病史。因此，对这类病人应仔细查问有关结核病家族史。

个人史：部分生殖器结核病人有长期慢性消耗病史，食欲差、消瘦，易于疲劳乏力，持续午后低热或月经期发热，月经不规则，长期下腹部隐痛。妇科检查有附件炎性肿块，几乎即可诊断为附件结核。对于无明显感染病史，病程经过缓慢，一般治疗效果不好的附件炎块也应考虑为本病。

②体格检查

根据病情轻重，体检结果有极大差异。

无症状者体检可能无任何异常发现。

如有盆、腹膜结核病变、腹部检查可发现：腹壁稍紧张、压痛、柔韧感及腹水征。

生殖器结核患者。一般子宫常小于正常，附件处可触及大小不等的炎性包块，固定而有触痛；继续发展，会形成一巨大、质硬而脆、不均匀、高低不平、不活动块状物，充满盆腔，如晚期癌症病变。

③辅助检查

实验室检查

常规检查血沉。

胸部 X 线检查

重点是注意有无陈旧性结核病灶或胸膜结核征象，阳性发现对诊断可疑病人有一定参考价值，但阴性却不应据此否定本病的可能。

结核菌素试验

血清学诊断

近年有应用结核杆菌纯化蛋白抗原酶联免疫吸附试验来检测血清中抗纯蛋白衍化物（PPD）的特异性抗体 1 克 G 和 1 克 A，国内也已用于临床诊断活动性结核病。此外，间接免疫荧光试验检测病人血清中特异抗体，采用合适的单克隆抗体技术有可能增加对结核菌鉴别的敏感性和特异性。这些技术的问世和推广应用对生殖器结核提供了迅速和敏感的诊断手段。

特殊检查

包括诊断性刮宫、子宫输卵管碘显影剂造影以及腹腔镜检查。

此外，下列几种常见的妇科疾病与内生殖器结核的体征极为相似，在临床上常需加以鉴别。

- 慢性非特异性附件炎及慢性盆腔炎。
- 子宫内膜异位症。
- 卵巢肿瘤。

（5）怎样治疗生殖器结核

生殖器结核诊断一经明确，不论病情轻重，均应给予积极治疗，尤其轻症病人，难以肯定其病灶是否已静止或治愈，为防止日后病人一旦免疫功能下降，病情有发展可能；即使无明显症状，亦应晓以利害，说服其接受治疗。

目前生殖器结核治疗，包括一般治疗，抗结核药物治疗及手术治疗。

①一般治疗

生殖器官结核与其他器官结核一样，是一慢性消耗性疾病，机体免疫功能的强弱对控制疾病的发展、促进病灶愈合、防止药物治疗后的复发等起很重要作用，故急性期病人至少需卧床休息 3 个月。病变受到抑制后可以从事轻度活动，但也要注意休息，增加营养及富于维生素的食物，夜间要有充足睡眠，精神须愉快。特别对不孕女性更要进行安慰鼓励，解除思想顾虑，以利于全身健康状况的恢复。

②抗结核药物治疗

在医生的指导下，进行抗结核的规范治疗。

③手术治疗

生殖器结核以抗结核药物治疗为首选，一般不做手术治疗。手术适应证：

- 药物治疗 6 个月，盆腔包块持续存在。
- 多种药物耐药。
- 症状（盆腔疼痛或子宫异常出血）持续或复发。
- 药物治疗后病变复发。
- 瘘管未能愈合；
- 怀疑同时有生殖道肿瘤存在等。

为避免手术时感染扩散，减少盆腔器官广泛粘连、充血而导致手术操作困难，也有利于腹壁切口的愈合，术前应做抗结核治疗一二个月。

如有盆腔结核所形成的瘘管，手术前应做泌尿系及全消化道 X 线检查，以了解瘘管的全部情况后，才可进行手术。

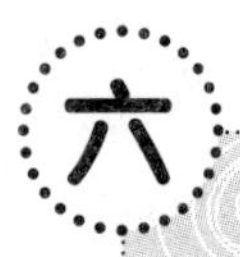

六 其他因素造成的不孕

1. 女性免疫性不孕

免疫性不孕是指因免疫性因素而导致的不孕。

免疫性不孕约占不孕症的10%～30%。在正常性生活情况下，机体对生殖过程中任何一个环节产生自发性免疫，延迟受孕2年以上，称为免疫性不孕症。免疫性不孕症有广义与狭义之分。广义的免疫性不孕是指机体对下丘脑—垂体—卵巢（睾丸）轴任一组织抗原产生免疫，女性可表现为无排卵、闭经，男性可表现为精子减少或精子活力降低。狭义的免疫性不孕，包括抗精子抗体、抗子宫内膜抗体、抗卵子抗体等各类免疫性不孕。

免疫不孕是相对概念，是指免疫使生育力降低，暂时导致不育。不育状态能否持续取决于免疫力与生育力间的相互作用，若免疫力强于生育力，则不孕发生，若后者强于前者就能怀孕。不孕常有多种因素同时存在，免疫因素可作为不孕的唯一原因或与其他病因并存。

（1）免疫性不孕有哪些种类

免疫性不孕分为同种免疫、局部免疫和自身免疫3类。

①同种免疫

指男方的精子、精浆作为抗原，在女方体内产生抗体，使精子凝集或使精子失去活动力。在一般情况下，女性并不产生免疫反应，只有约15%～18%的不孕女性体内有抗精子抗体存在。女性在经期或有子宫内膜炎等疾患时，子宫内膜有损伤或者肛门性交，精子及其抗原物质才易于进入血流而激发女性的免疫反应。

②局部免疫

局部免疫是指不孕女性的子宫颈黏膜及子宫内膜含有能产生免疫球蛋白G和A的淋巴样细胞，子宫颈黏液内含有抗精子的免疫球蛋白G、A和M，使得子宫颈及生殖道对精子具有局部免疫作用。

③自身免疫

自身免疫是男性精子、精浆或女性卵子、生殖道分泌物、激素等溢出生殖道进入自身的周围组织，造成自己身体的免疫反应，在体内产生相应的抗体物质，影响精子的活力或卵泡成熟和排卵。有人研究证实，5%～9%的不育男性体内有抗精子抗体存在，其产生的原因可能是由于双侧输精管阻塞或结扎，或过去患有严重的生殖道感染所致。

（2）为什么会产生免疫性不孕

①抗透明带抗体引起的不孕

- 抗透明带抗体遮盖了位于透明带上的精子受体，使精子识别不了自己的受体，也就无从与卵子结合。
- 抗体可以稳定透明带表面结构，因而能抵抗精子顶体酶对透明带的溶解作用，使精子穿透不了透明带。
- 如已受精，因透明带结构的稳定，致胚胎被封固在透明带内，而无法着床。

②宫颈免疫性不孕

为什么抗精子抗体会导致不孕？是因为宫颈的免疫反应抑制精子穿透宫颈黏液，杀伤精子并降低精子的成活率，或抑制精子的获能、顶体反应和受精。因此，宫颈免疫功能失调也是女性不孕的重要原因之一。

③性交过频

性交过频也是诱发女方的免疫性不孕的其中一个重要原因。精子和精液都含有多种蛋白质，对于某些能产生特异性免疫反应的女性来说，如果频繁反复地接触丈夫的精子和精液，这些异性蛋白质被女性生殖道吸收后，很容易激发体内产生抗精子抗体。

抗精子抗体主要有两种：一种叫“凝集抗体”，一种叫“制动抗体”。当精子移到子宫颈时，如果遇到前者，精子就会粘附堆积在一起，互相束缚，失去活动的能力，被女性生殖黏膜所吸收，导致免疫性不育的恶性循环。精子如果遇到后者，则会使精子的行动受阻，从而使精子与卵子无法相会。

此外，“制动抗体”还可以使子宫及输卵管的收缩能力减弱，影响精子向子宫腔内移动，所以，即使勉强受精、着床，也往往使胚胎发育障碍而有早期流产的可能。因性交过频而不育的夫妇，最好暂停一段时间性生活，然后再行房事，这样才有希望受孕。

④多个性伴侣

抗精子抗体，最容易产生在有多个性伴侣的育龄期女性。男性的精液及其中所含的精子是一种抗原性的物质，这种抗原不容易被完整、健康没有病损的生殖道黏膜吸收，而有多个性伴侣的女性，生殖道黏膜容易受损伤或继发感染发炎，使生殖道黏膜表面的天然保护屏障作用减弱或缺失，就容易使精液中的抗原吸收，引起体内抗原抗体反应，从而产生抗精子抗体。另外，性关系混乱的女性因为经常接受多个男性混杂的精液，又容易发生精液过敏反应，由此产生一定数量的抗精子抗体。此外，女性性生活过度时，还可引起神经体液对内分泌功能的调节作用失调，由此对免疫功能也可产生很大影响。

不洁性生活的女性产生抗精子抗体的概率非常高，如果不孕不育，首先要检查是不是免疫性因素引起的，如果是对精子过敏造成免疫性不孕，要及时消除这种因素，以便能够顺利受孕。

⑤过敏体质

免疫性不孕也可发生在性生活正常的女性中，这些女性大多是过敏体质，因对其丈夫的精液发生过敏反应而引起的。新婚女子第一次对丈夫的精液发生过敏反应后，当再次接触其精液时，精子的功能会被抑制或灭活，即使已受精，也会影响受精卵着床，所以也很难受孕。

（3）确诊是否为免疫性不孕需要做哪些检查

①宫颈免疫性不孕的检测方法有精子凝集试验；混合凝集试验；精子制动试验；酶联免疫吸附试验；免疫荧光试验（直接法和间接法）；抗球蛋白放免法；免疫珠结合试验。

生育能力正常的夫妇的血清，精子、精液和宫颈黏液中抗精子抗体检出率<2%，而不孕夫妇中的检出率为5%～25%。不孕女性及其丈夫血清中抗精子抗体1克A、1克G的检出率，前者分别为5.42%和5.79%，后者分别为18.92%和12.63%。不孕女性宫颈黏液中1克A、1克G的检出率分别为1.8%和8.18%。男性不育者精子表面抗体1克A、1克G的检出率分别为13.42%和15.03%。

②免疫性不孕症的诊断标准

- 通过各项检查排除男女双方致不孕的其他原因。
- 血清或宫颈黏液抗精子抗体阳性或抗卵透明带抗体阳性。
- 精子宫颈黏液接触试验，排卵前镜下见到宫颈黏液接触面的精子“颤抖”，不活动或活动迟缓。

● 性交后试验，排卵前性交后 2 小时内，每高倍视野下，宫颈黏液中有力前进的精子少于 5 个。

（4）怎样治疗免疫性不孕

①西医治疗

对女性体内存在抗体所致的免疫性不孕，可试用阴茎套性交法或同时服用皮质激素类免疫抑制剂进行治疗。

避免抗原接触：每次性生活时使用避孕套可以避免精子抗原对女方的进一步刺激。待女方精子抗体水平下降时，在排卵期不使用避孕套进行性生活，或进行人工授精。

免疫抑制方法：肾上腺皮质激素类药物具有抗炎，干扰巨噬细胞毒作用。因此可用于治疗免疫性不孕症。

子宫腔内人工授精：当患者宫颈黏液中存在精子抗体干扰生育时，可将其丈夫的精液在体外进行处理，分离出高质量精子进行人工授精。此法避免了宫颈黏液中精子抗体对精子通过的限制。

体外授精：将精子与卵子在体外培养授精，于授精后 3～5 天植入宫腔，因此，精子在授精前无须与含有精子抗体的女方生殖道局部接触。授精后，由于孕卵透明带的保护作用，使精子抗体不能攻击孕卵，这样孕卵就可以着床。

②中医辨证治疗

根据脉证，按中医理论辨证分型，不孕可分为肾阴虚型、肾阳虚型、湿热型。

肾阴虚型

【主要证候】月经先期，量少，色红无血块，或月经尚正常，但腰腿酸软，头昏眼花，失眠，性情急躁，口干，五心烦热，午后潮热，舌质偏红，苔少，脉细数。

【治疗原则】滋补肾阴。

【处方用药】左归丸加减。

当归 10 克，熟地 10 克，赤芍 15 克，菟丝子 20 克，女贞子 20 克，甘草 10 克，丹参 15 克，杞子 15 克，云苓 15 克，覆盆子 15 克，淮山 15 克。

肾阳虚型

【主要证候】月经后期，量少色淡，或月经稀发，闭经，面色晦黯，腰酸腿软，性欲淡漠，小便清长，大便不实，舌淡苔白，脉沉细或沉迟。

【治疗原则】温补肾阳。

【处方用药】右归丸加减。

党参15克，川芎10克，仙灵脾15克，覆盆子15克，甘草10克，菟丝子20克，杞子10克，白术15克，当归10克，赤芍15克，丹参15克，女贞子15克。

湿热型

【主要证候】口干，口苦或口酸，月经鲜红，带下量多，色黄或黄白，质黏腻，纳食较差，倦怠乏力，喜睡眠，小便黄少，舌红，苔黄腻或厚，脉濡略数。

【治疗原则】清热除湿。

【处方用药】甘露消毒丹加减。

黄芩15克，黄连5克，茵陈30克，丹参15克，赤芍15克，黄柏10克，党参10克，杞子10克，淮山15克，丹皮10克，猪苓15克。

以上各型患者均每日服中药1剂，2个月为1个疗程。

2. 子宫内膜异位症

子宫内膜异位症是指具有生长功能的子宫内膜，在子宫被覆面以外的地方生长繁殖而形成的一种妇科疾病。

在正常情况下，子宫内膜覆盖于子宫体腔面，如因某种因素，使子宫内膜在身体其他部位生长，即可成为子宫内膜异位症。这种异位的内膜，在功能上随雌激素水平而有明显变化，有部分受孕激素影响。

（1）为什么会发生子宫内膜异位症

子宫内膜异位症是一种良性疾病但表现特殊的病理生理现象，病变可种植于不同部位，有再生能力，亦可有远处转移与蔓延，其病因与发病机制至今仍未完全清楚。

①早年文献提出的发病学说

种植学说：又称经血逆流学说。认为女性行经时子宫收缩，经血从输卵管逆流，经伞端进入盆腔，混杂在经血中的子宫内膜碎片种植在盆腔腹膜表面而继续生长，并在卵巢激素的直接作用下，发生周期性的变化。大量动物实验和临床证据均支持种植学说。

体腔上皮化生学说：认为在胚胎发育的过程中，体腔上皮化生为子宫内膜。

良性转移学说：经血逆流不能解释发生在腹腔以外的子宫内膜异位症，如胸腔、脐、四肢、肾、肺、头部等病变。认为子宫内膜细胞可以像恶性肿瘤一样通过淋巴和/或血运的途径向远处转移。

以上三种学说，尤其是经血逆流种植学说是子宫内膜异位症公认的重要发病原因。自从有了腹腔镜检查，临床上发现了很多经血逆流的情况，不论是否患有子宫内膜异位症的，其腹水中50%有成活的内膜细胞，并不是所有经血逆流者都会发生子宫内膜异位症。

②近年来研究的发病新学说

免疫学说：认为子宫内膜异位症的产生可能由于遗传因素反应的免疫功能障碍所致，发病迟早和病情轻重与免疫功能低落程度有关。

内分泌学说：主要指内分泌的3种病症，如黄素化未破裂卵泡综合征、高催乳血症、黄体功能异常。

分子生物学学说：认为某些基因可能在子宫内膜异位症的发病原因中起重要作用，或直接导致内膜种植、生长，或通过某种免疫机制导致异位内膜种植，还能通过延缓异位内膜细胞的凋亡，延长异位内膜的寿命。

总之，关于子宫内膜异位症的发病机制的说法是多种多样的，病因及病情程度也因人而异，其确切的发病原因还有待进一步研究。

（2）患有子宫内膜异位症会出现哪些症状

子宫内膜异位症的症状与体征随异位内膜的部位而不同，并与月经周期有密切关系。

①症状

痛经：继发性进行性加重的痛经是本病的典型症状。疼痛常随着月经周期而加重，月经来潮前1~2天开始下腹、腰骶部疼痛，呈持续性，可放射至阴道、会阴、肛门、大腿。月经过后，异位内膜逐渐萎缩，痛经也就逐渐消失。

月经量过多：内在性子宫内膜异位症，月经量往往增多，经期延长，并且多伴有卵巢功能失调。

不孕：子宫内膜异位患者常伴有不孕。根据天津、上海两地报道，原发性不孕占41.5%~43.3%，继发性不孕占46.6%~47.3%。不孕与内膜异位症的因果关系目前尚有争论，盆腔内膜异位症常可引起输卵管周围粘连导致管腔堵塞，或因卵巢病变影响排卵而造成不孕。但也有人认为长期不孕，月经无闭止时期，也造成了子宫内膜异位的机会；而一旦怀孕，异位内膜就会受到抑制而萎缩。

性交疼痛：出现在子宫直肠窝、阴道直肠隔的异位内膜，会使周围组织肿胀而影响性生活。

大便坠胀：一般发生在月经前期或月经后，患者感到粪便通过直肠时疼痛难忍，而其他时间并无此感觉。如果异位内膜深达直肠黏膜，就会有月经期直肠出血。

膀胱症状：如果子宫内膜异位到膀胱，患者就会出现周期性尿频、尿痛症状；侵犯膀胱黏膜时，还会发生周期性血尿。

流产：子宫内膜异位症患者流产率也较高。据有关专家报道，可达44%～47%。

②周期性体征

周期性直肠刺激症状：进行性加剧的周期性直肠刺激症状，即直肠、肛门、外阴部坠胀、坠痛、里急后重感和大便次数增多，对诊断本病最有价值。当病变逐渐加重时，症状日趋明显，而经后症状消失。

周期性膀胱刺激症状：当子宫内膜异位症病变累及膀胱腹膜反褶或侵犯膀胱肌层时，会同时出现经期尿急、尿频等症状。若病变侵犯膀胱黏膜（膀胱子宫内膜异位症），就会出现周期性的血尿和疼痛。

经期或行经前后的急腹症：这种情况多出现在卵巢、子宫内膜囊肿穿破之后，多数患者因卵巢囊肿扭转或宫外孕而急诊手术。如果没有手术而好转时，盆腔粘连就会加重，以后还会反复破裂发生急腹症。

周期性下腹不适：本症状的出现率高于痛经，无痛经的患者多有此症状。轻症患者，以及对疼痛不敏感的患者，不产生痛经症状而仅有经期腰酸、下腹坠胀不适感。

周期性局部肿块及疼痛：出现在腹壁疤痕及脐部的异位内膜会导致患者出现周期性的局部肿块及疼痛。

(3) 怎样诊断子宫内膜异位症

①了解病史

不孕史：约有50%的患者伴有不孕，常因病变造成盆腔肿块、粘连、输卵管堵塞卵泡发育不好或排卵障碍等因素引起；而一旦怀孕则异位内膜受到抑制而萎缩，对病症起到很好的治疗作用，部分习惯性流产是子宫内膜异位症造成的。

痛经史：渐进性痛经，是常见而突出的特征，多为继发性，即自发生内膜异位开始，以往月经来潮时并无疼痛，而从某一个时期开始出现痛经，可发生在月经前、月经时及月经后。有的痛经较重难忍，需要卧床休息或用药止痛，疼痛常随着月经周期而加重，月经结束而消失，大约有21%的患者无痛经症状。

性交痛病史：当异位内膜出现在阴道穹窿部、直肠凹陷处导致粘连时，均可产生性交痛。

月经不调史：患者常有月经周期缩短、经量增多或经期延长等现象，说明患者的卵巢功能出现了障碍。

②进行妇科检查

子宫胀大：患者往往子宫胀大，但很少超过3个月妊娠。如为后位子宫，往往粘连固定。

有结节：在子宫直肠窝、子宫骶韧带或宫颈后壁常可触及硬性小结节，如绿豆或黄豆大小，多有明显的触痛，肛诊更为明显，这点很重要。

③做辅助检查

B超检查：是目前辅助诊断子宫内膜异位症的有效方法，通过声像图观察卵巢子宫内膜异位囊肿。可确定肿块性质及来源，还可在超声指导下穿刺抽取囊液或活检以明确诊断。

腹腔镜检查：腹腔镜检查是目前诊断子宫内膜异位症的金标准，通过腹腔镜可直接窥视盆腔，见到异位病灶即可明确诊断，且可进行临床分期，以决定治疗方案。

X线检查：可做单独盆腔充气造影及子宫输卵管碘油造影和单独子宫输卵管造影。

临床上应与子宫肌瘤、附件炎、卵巢恶性肿瘤、直肠癌等疾病相区别。

（4）子宫内膜异位症的治疗

①西医治疗

治疗前尽可能明确诊断，并考虑患者年龄、对生育的要求、病情严重程度、症状及病灶范围，进行全面考虑，确定治疗方案。

激素治疗

促性腺激素释放激素激动剂（GnRHa）：LHRH对垂体有双相作用。LHRH大量持续应用，使垂体细胞呈降调反应，即垂体细胞受体被激素占满无法合成释放FSH、LH、而起反调节作用。不良反应为潮热、阴道干燥、头痛、阴道少量流血等。

内美通（Nemestran）：即3烯高诺酮（R2323），具有较高抗孕激素活性及中度抗雌激素作用，抑制FSH及LH分泌、使体内雌激素水平下降，导致异位内膜萎缩、吸收。

丹那唑：常用剂量为每日400毫克，从月经开始服用，一般在一个月左右症状即有所减轻。如无效，可加至每日600～800毫克，取得效果后再逐渐减至400毫克。疗程一般为6个月，90%～100%均取得闭经的效果。

丹那唑主要通过肝脏代谢，并可能对肝细胞产生一定损害，故患有高血压、心脏病或肾功能不全者不宜应用。

三苯氧胺（Tamoxifen，TMX）：为双苯乙烯衍生物。剂量为10毫克×2/d，月经第五天开始，20天为一疗程。

合成孕激素：可用炔异诺酮、炔诺酮或甲孕酮（安宫黄体酮）等做周期性治疗，使异位内膜退化。

手术治疗

手术治疗是子宫内膜异位症的主要治疗方法，可以基本上明确病灶范围和性质，对解除疼痛、促进生育功能效果较好，疗程短，尤其适用于重症患者，如纤维化多、粘连紧密、药物不易奏效。较大卵巢内膜样囊肿，药物治疗无效，手术尚有可能保留卵巢组织。手术可分为保守性手术、半根治性手术和根治性手术3种。

保守性手术：主要用于年轻、有生育要求者。保留子宫及附件（尽量保留双侧），只是切除病灶，分离粘连，重建卵巢，修复组织。近年来应用显微外科手术，切除异位病灶，仔细缝合创面，重建盆腔腹膜，仔细止血，彻底冲洗，使手术效果臻于完善，提高了手术后妊娠的成功率，降低了复发率。

临床上根据患者的实际情况，可选择腹腔镜手术、B超下行卵巢内膜样囊肿穿刺术或剖腹保守性手术。

保守手术的重要目的之一，是妊娠足月分娩，所以术前应对夫妇双方进行彻底的不孕检查。术后复发者仍可再次采用保守手术，仍然有疗效。

半根治手术：无生育要求，病灶严重，年龄小于45岁，可行子宫和病灶全切，但尽可能保留一侧正常的卵巢组织，以避免绝经期症状过早出现。一般认为半根治术后复发率低，后遗症少。切除子宫可以去除内膜细胞种植的来源，从而减少复发的机会。但因为保留了卵巢，所以仍有可能复发。

根治性手术：如果患者年龄接近绝经期，病情又很重，有过复发病史，应实行全子宫及双侧附件切除。

放射治疗

放射治疗用于子宫内膜异位症已有多年历史，其作用在于破坏卵巢组织，从而消除卵巢激素的影响，使异位的内膜萎缩，达到治疗的目的。必须先明确诊断，特别是不能将恶性卵巢肿瘤误诊为子宫内膜囊肿，以至错治而延误正确治疗。

②中医辨证治疗

子宫内膜异位症一般证情较复杂，其病机多由气滞血淤、寒凝痰阻、肝肾亏损、气血运行不畅所致。祖国医学将此病归属于“痛经”、“症瘕积聚”和“不孕”等范畴。根据辨证施治的原则，子宫内膜异位症共分四型：

气滞血淤型

【主要证候】经前或经期小腹胀痛，拒按，经行不畅有块，血块排出后疼痛减轻，或不孕，经前乳房胀痛，两胁胀痛，精神抑郁或烦躁易怒，舌紫暗或有淤点，脉弦或弦滑。

【治疗原则】疏肝理气，活血祛淤。

【处方用药】膈下逐淤汤。

当归20克，赤芍15克，川芎10克，桃仁15克，红花15克，枳壳15克，元胡15克，灵脂15克，丹皮10克，乌药15克，香附15克，炙甘草10克。

【临证加减】若气滞为主，胀甚于痛者加川楝子15克；血淤为主，痛甚于胀，加用蒲黄15克，重用五灵脂20克；疼痛剧烈加全蝎3条，三棱15克，莪术15克；有症瘕加血竭15克，皂角刺20克，三棱15克，莪术15克；月经量多加蒲黄15克，茜草159，三七面10克（冲服）。

寒凝血淤

【主要证候】经前或经期小腹冷痛，得热痛减，经量少色暗黑有块，块下痛减，形寒畏冷，面色苍白，痛甚则呕恶，或不孕，舌暗，苔白，脉弦紧。

【治疗原则】温经散寒，活血祛淤。

【处方用药】少腹逐淤汤。

小茴香15克，干姜15克，元胡15克，灵脂15克，没药15克，川芎10克，当归20克，蒲黄15克，官桂15克，赤芍15克。

【临证加减】若腹痛甚剧，肢冷汗出者加川椒15克，制川乌10克，制草乌10克；阳虚内寒者加人参15克，熟附子15克，仙灵脾20克；湿邪较重，兼有胸闷腹胀，舌苔白腻者加苍术15克，橘皮10克，泽兰15克，茯苓20克。

气虚血淤型

【主要证候】经期或经后腹痛，喜按喜温，肛门坠胀，大便不实，神疲乏力，面色不华，月经量或多或少，色淡暗质稀，有块，舌体胖，舌质淡紫或有淤点，苔薄白，脉细弱无力。

【治疗原则】益气补阳，活血祛淤。

【处方用药】补阳还五汤。

黄芪30克，当归20克，赤芍15克，地龙20克，川芎10克，桃仁15克，红花15克。

【临证加减】汗出畏冷者加桂枝15克，白芍15克；腹痛剧烈者加艾叶15克，小茴香15克，乳香15克，没药15克；恶心呕吐加吴茱萸15克，干姜10克，姜半夏10克；便溏者加肉豆蔻15克，葫芦巴15克，补骨脂20克。

热郁血淤型

【主要证候】经前或经期发热，腹痛拒按，甚则经期高热，直至经净体温逐渐恢复正常，月经色暗红，质稠，有块，周期提前或经期延长，量多，口苦咽干，烦躁易怒，大便干结，性交疼痛，舌质红，或边尖有淤点，淤斑，苔黄，脉弦数。

【治疗法则】清热和营，活血祛淤。

【处方用药】血府逐淤汤加味。

桃仁15克，红花15克，当归20克，生地30克，赤芍20克，川芎10克，柴胡10克，枳壳10克，牛膝10克，甘草10克，桔梗10克，丹参20克，丹皮15克。

【临证加减】经行发热者加黄芩15克，青蒿15克；大便干结加大黄15克，枳实10克；腹痛者加鱼腥草20克，地鳖虫15克，五灵脂15克；口苦咽干，烦躁易怒者加栀子15克，黄芩15克。

肾虚血淤型

【主要证候】经期或经后腹痛，腰部酸胀，月经量或多或少或有血块，不孕，头晕目眩，大便不实，小便频数，舌质淡暗或有淤点淤斑，舌苔薄白，脉沉细而涩。

【治疗法则】益肾调经，活血祛淤。

【处方用药】归肾丸合桃红四物汤。

熟地20克，山药20克，山茱萸15克，茯苓20克，当归20克，枸杞子20克，杜仲15克，菟丝子25克，桃仁15克，红花15克，川芎10克，白芍20克。

【临证加减】腰背酸痛甚者加仙灵脾20克，寄生15克，狗脊15克；大便不实加补骨脂20克，赤石脂20克。

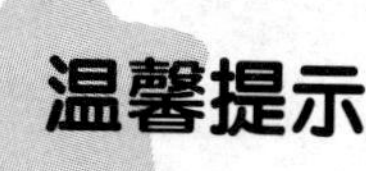

温馨提示

1. 针对病因进行预防

（1）注意调整自己的情绪，保持乐观开朗的心态，使机体免疫系统的功能正常，所谓“正气内存，邪不可干”就是这个道理。

（2）要注意自身保暖，避免感寒着凉。

（3）月经期间，禁止一切激烈体育运动及重体力劳动。

（4）如果经确诊，卵巢巧克力囊肿大于7厘米以上者，在月经期或月经中期一定要注意保持情绪稳定，避免过度劳累。一旦囊腔内张力突然升高时，囊壁破裂，会形成急腹症。

（5）尽量少做人工流产和刮宫，做好计划生育。

（6）做好经期保健，注意控制自己的情绪，不要生闷气，否则会导致内分泌的改变。

（7）女孩子青春期要避免受惊吓，以免闭经或形成逆流。

（8）月经期杜绝性生活。

2. 缓解不适的方法

（1）多吃秋刀鱼和深海鱼，其所含的脂肪酸能抑制前列腺素的生成，是天然的抗前列腺素良药，多吃有益。

（2）热敷及多喝热饮，用热蒸气或热水袋敷腹部或背部，可以减轻不适。

（3）运动能促进体内制造脑内啡，这是天然的止痛剂。采取温和的运动，例如走路，因为过度震动的运动会拉扯愈合及瘢痕组织。

（4）减少咖啡因的摄取，汽水、茶、咖啡等所含的咖啡因会加重疼痛。

（5）指压疗法。有两处穴位，一是位于腿内侧约脚踝骨上方5厘米左右处，另一处是拇指与食指所形成“V”字形的底部。要注意尽量用力压才可以起到作用。

（6）补充营养素

①维生素E协助激素平衡，加强免疫力。豆类中含有大量的维生素E。

②维生素B群及泛酸（B_5）每天3次，各100毫克。能够促进血球的制造及激素平衡。

3. 高催乳素血症

催乳素（PRL）也叫催乳素，是腺垂体分泌的一种激素。高催乳素血症是指血中催乳激素（PRL）高于正常值。

（1）高催乳素血症的常见原因有哪些

引起高催乳素血症的原因主要有：

①生理性因素

妊娠、产后及哺乳、睡眠、进食、情绪紧张及剧烈运动等均可引起高催乳素血症。

空腹、胰岛素性低血糖、运动、应激、性交时催乳素明显升高。

②病理性因素

下丘脑—垂体病变

下丘脑非功能性肿瘤：包括颅咽管瘤、浸润性下丘脑病变肉瘤样病、组织细胞增生症、神经胶质细胞瘤和白血病。

垂体功能性肿瘤：包括垂体腺瘤（80%分泌催乳素）、催乳素腺瘤、肢端肥大症（25%伴有高催乳素血症）、库欣综合征、催乳素细胞增生症等。

功能性高催乳素血症：多巴胺功能被抑制所致，包括原发性空泡蝶鞍综合征和继发性空泡蝶鞍综合征。

甲状腺和肾上腺疾病

包括原发性和继发性甲状腺功能减退、假性甲状旁腺功能减退、桥本甲状腺炎；肾上腺疾病包括慢性肾病、艾迪生病和慢性肾功能衰竭等。

异位催乳素分泌综合征：包括未分化型支气管肺癌、肾上腺癌和胚胎癌。

多囊卵巢综合征。

妇产科手术和乳房局部刺激：包括人工流产、侵蚀性葡萄胎或死胎引产后、子宫切除术、输卵管结扎术、卵巢切除术；乳房局部刺激，包括乳头炎、皲裂、胸壁外伤、带状疱疹、结核和胸壁手术等。

③药物因素

包括麻醉药物（吗啡、美沙酮等）；抗精神病药物（氟哌啶醇、苯丙胺和地西泮等）；激素类药物（雌激素、口服避孕药等）；抗高血压药物（甲基多巴、利血平等）；影响多巴胺代谢和功能药物（吗丁啉、阿肽等）。

④功能性或特发性因素

特发性高催乳素血症是下丘脑对垂体泌乳细胞调节异常所致。

(2) 高催乳素血症有哪些症状和类型

①高催乳素血症有哪些症状

月经失调：原发性闭经占4%，继发性闭经占89%，月经稀发、月经过少占7%，功能失调性出血和黄体功能不全占23%~77%。

溢乳：溢乳为显性或挤压乳房时出现，为水样、为浆液、或为乳汁。乳房外观多正常。

不孕：不孕发生率70.7%，可为原发性或继发性不孕，与无排卵、黄体功能不全或黄素化不破裂卵泡综合征相关。

低雌激素血症和高雄激素血症：雌激素降低引起潮红、心悸、自汗、阴道干涩、性交痛、性欲减退等，雄激素升高引起中度肥胖、脂溢、痤疮和多毛。

视力和视野变化：垂体肿瘤累及视神经交叉时，可引起视力减退、头痛、晕眩、偏盲和失明以及脑神经功能损害，眼底水肿和渗出。

肢端肥大症：除了肢端肥大外，部分病人合并Ⅱ型糖尿病和骨质疏松症。

②高催乳素血症都有哪些类型

肿瘤型高催乳素血症：占高催乳素血症的71.61%，其中催乳素腺瘤占46%，微腺瘤占66%，巨腺瘤占34%，少数为催乳素-生长激素腺瘤和嫌染细胞瘤，部分垂体腺瘤可自然消退。

产后型高催乳素血症：占高催乳素血症的30%，多发生于妊娠、分娩、流产、引产后3年内。血浆催乳素轻度升高，患者月经稀发、月经失调、溢乳、治疗预后较好。

特发型高催乳素血症：少见，多为精神创伤、应激因素相关，部分为极微小腺瘤。

医源性高催乳素血症：由医源性因素或药物所引起，多为其他疾病（如甲状腺功能减退）所致，治疗原发病后可自然恢复。

潜在性高催乳素血症：潜在性高催乳素血症也称为隐匿型高催乳素血症。

(3) 确诊高催乳素血症应做哪些检查

①了解病史及体检

病史：包括是否服用治疗消化系溃疡、中枢神经系统疾病、高血压疾病药物及服药时间。甲低时是否出现畏寒、皮肤干燥、出汗减少等症状。分娩后哺乳时间是多少？是否曾流产、早产？是否有视野及视力障碍？

查体：初诊时一定检查乳房是否有乳汁分泌；用孕激素后观察有无撤退性出血，垂体腺瘤病病人多为Ⅱ度闭经。

②进行辅助检查

包括测定血清催乳素（PRL）水平、测定血清甲状腺素、蝶鞍正侧位X相及头部CT或MRI扫描。

（4）怎样治疗高催乳素血症

①西医治疗

病因治疗：如是由甲状腺功能低下引起的高催乳素血症，可治疗甲状腺疾病。

特发性高催乳血症的治疗：主要是药物治疗，通过治疗，降低催乳素水平，恢复排卵，解决受孕问题；或促使月经正常，改进性生活质量，维持女性健康心理，防止骨质疏松。

- 溴隐亭疗法：溴隐亭为半合成麦角碱衍生物，多巴胺受体激动药，适用于各种类型高催乳素血症，也是治疗垂体腺瘤首选药物。

溴隐亭治疗的目的是抑制溢乳、恢复月经、促进排卵和妊娠。非肿瘤型高催乳素血症平均治疗时间为12个月，肿瘤型高催乳素血症，溴隐亭平均治疗时间为47个月。临床发现，治疗效果与年龄、性别、溴隐亭开始剂量、治疗时间长短、肿瘤大小、治疗期间、妊娠等存在相关性。

- 卡麦角林：为长效、高效抗催乳素制剂，临床疗效和耐受性良好。临床观察表明，卡麦角林疗效和耐受性均优于溴隐亭，是治疗高催乳素血症首选、安全和有效的新一代药物。

卡麦角林能明显地缩小垂体肿瘤甚至使其完全消失，可用于治疗对溴隐亭耐药的垂体巨大腺瘤。临床资料表明，虽然卡麦角林对妊娠无显著不良影响，但治疗过程中一旦恢复排卵，也应在妊娠前一个月停止治疗。

- 促排卵治疗：适用于高催乳素血症、无排卵性不孕、单纯溴隐亭治疗不能成功排卵和妊娠者，可用克罗米芬、尿促性腺激素、绒毛膜促性腺激素等。

垂体催乳素瘤的治疗

- 溴隐亭治疗：肿瘤型高催乳素血症用溴隐亭治疗后，80%～90%垂体微腺瘤缩小，10%～20%永久性消退，多出现于治疗开始的前几周内。停用溴隐亭后，肿瘤复发率为35%。虽无证据表明溴隐亭有致畸作用，也不影响妊娠转归，但治疗期间一旦妊娠应停止治疗。

• 手术治疗：适用于巨腺瘤出现颅内压迫症状、溴隐亭治疗无效、巨大腺瘤、嫌色细胞瘤多种垂体激素分泌者。现行的经蝶显微手术，安全、方便、易行，疗效类似于溴隐亭疗法。手术前后配合使用溴隐亭可提高疗效。手术缺点是，垂体肿瘤无明显包膜、边界不清楚，手术不易彻底；此外，术前应用溴隐亭虽可缩小肿瘤，但可引起肿瘤纤维化、硬化和周围组织粘连，不利于手术分离和切除，因此如已确定手术，术前可暂不用药，术后再补充药物或放射治疗。

• 化学治疗（放疗）

适用于下丘脑—垂体系统非功能性肿瘤，以及药物和手术治疗无效者。目前多采用先进的立体聚焦放射治疗方法，包括深部 X 线、γ、60Co、α 粒子和质子射线、核素 90Y、198Au 垂体植入等。

②中医辨证治疗

高催乳素血症属中医的“闭经”、“月经不调”、“不孕”、“乳泣”范畴，多由情志所伤，肝气郁结所致。

肝郁血淤型

【主要证候】月经先后不定、稀发或闭经，溢乳，胸胁胀满，烦躁易怒．脉弦细，舌淡红或有淤斑，苔白薄。

【治疗原则】疏肝解郁，活血化淤。

【处方用药】逍遥散加减。

柴胡 10 克、郁金 10 克，白芍 10 克，当归 10 克，川芎 10 克，丹参 20 克，月季花 10 克，八月扎 10 克，生麦芽 40～60 克，熟地 12 克。

【临证加减】气虚加党参、黄芪；火旺加丹皮、栀子；肾阴虚加枸杞子、女贞子、旱莲草；肾阳虚加巴戟天、菟丝子、鹿角胶；便秘加生大黄。

肝郁肾虚型

【主要证候】月经稀发或闭经，溢乳，胸胁胀满，抑郁易怒，腰酸腿软，性欲减退，脉弦尺弱，苔白薄。

【治疗原则】疏肝补肾。

【处方用药】逍遥散合左归丸加减。

柴胡 10 克，当归 10 克，白芍 12 克，香附 10 克，八月扎 10 克，熟地黄 12 克，山茱萸 10 克，鹿角胶 10 克，菟丝子 15 克，巴戟天 10 克。

肝肾阴虚型

【主要证候】月经稀发或闭经，溢乳，口干便秘，五心烦热，腰腿酸软，脉细，舌红苔白薄。

【治疗原则】滋养肝肾。

【处方用药】六味地黄汤合二至丸加减。

生、熟地各15克，淮山药15克，山茱萸10克，丹皮10克，白芍12克，女贞子15克，旱莲草15克，枸杞子12克，龟板15克，卷柏12克，怀牛膝15克。

脾肾阳虚型

【主要证候】月经稀发或闭经，溢乳，经期浮肿，性欲减退，带下清稀，脉沉细，舌胖嫩苔白薄。

【治疗原则】温补脾肾。

【处方用药】五子衍宗丸加减。

菟丝子15~20克，覆盆子15克，枸杞子15克，鹿角片10克，仙灵脾10克，肉桂6~9克，党参12~15克。

4. 多毛症

多毛症是指汗毛密度增加变长变多，超过正常生理范围，一般表现为面部、阴部、腋下、腹、背及四肢体毛明显增多增长增粗而黑，有的还长胡须、胸毛及乳头长毛，常伴月经不调、性冷淡等。

（1）多毛症的常见原因有哪些

①先天性原因

包括家族性多毛症、过早发育症、男性两性畸形和原发性多毛症四种。原发性多毛症是由于毛囊对内源性雄激素过敏或外周二氢睾丸酮增加引起的。

②大脑与下丘脑病变

如脑炎、多发性硬化症和颅骨内板增生引起的多毛症。

③垂体性多毛症

如肢端肥大症、糖尿病、嗜碱细胞瘤（继发性皮质醇增多症）都可能引起多毛症。

④青年型甲状腺功能减退引起的多毛症。

⑤肾上腺性腺征候群和皮质醇增多症引起的多毛症。

⑥绝经期或有多囊卵巢或有卵泡膜增生症和患卵巢肿瘤等会引发多毛症。

⑦外源性药物

如雄激素、苯妥英钠、合成孕激素、可的松等，可引起多毛症。

在诸多原因中，以肾上腺瘤、卵巢肿瘤、多囊卵巢、卵泡膜增生症以及原发性多毛症最为多见。

（2）多毛症都有哪些类型

①特发性多毛症

特发性多毛症：家族性或体质性多毛症，有明显的家族发病倾向。多毛现象开始于青春期，以后数十年持续发展。患者无其他内分泌异常，月经正常且循环中的雄激素水平正常。目前认为本病主要是毛囊和皮脂腺对雄激素敏感性增高等因素所致。

其他内分泌疾病：肢端肥大症和高泌乳血症患者可能出现多毛症状。甲状腺功能亢进合并胫前黏液性水肿患者，在胫前水肿区域可能出现多毛。

②高雄激素性多毛症

由雄激素增多引起的多毛症占本病的75% ~85%，女性体内雄激素主要来源于肾上腺和卵巢，这两个器官的多种病变可能会导致雄激素升高。同时还伴有其他器官的症状，如脂溢性皮炎、脱发、肥胖症、黑棘皮症等。常见的疾病包括：多囊卵巢综合征、卵巢肿瘤、卵巢滤泡膜细胞增殖症、先天性肾上腺皮质增生症、皮质醇增多症、胰岛素抵抗黑棘皮综合征。

③药物性多毛

虽然临床上相对少见，但实际上很多药物都可能导致多毛症，如睾酮、糖皮质激素等。绝经期女性激素补充治疗中含的激素亦可致多毛。

（3）确诊多毛症要做哪些检查

多毛症的确诊一般根据临床表现并辅之以必要的实验室和其他检查来进行诊断。

在询问病史及体检时，应注意多毛的程度及多毛发展的速度，其与肿瘤相关。也应注意有否肢端肥大症和库欣综合征的其他表现，并应特别注意询问用药史，如达那唑；治疗更年期综合征的复方制剂中也可能含有少量雄激素，其他如苯妥英钠、米诺地尔、氯丙嗪和二氮嗪等。

病人应特别注意月经问题，如年龄较轻，长期月经不规则，多毛缓慢进展，应考虑是否为无排卵引起的卵巢性多毛。

①查找病因

查找线索包括发病年龄、起病及进展的急缓、有无月经紊乱及其他男性化症状的程度等：青春期后起病、进展缓慢，不伴有月经及生殖功能异常者通常为特发性多毛，多有家族史；较早伴发月经紊乱者，多为卵巢疾患，表现为肥胖、不孕、月经少或闭经、痤疮以及青春期即出现的多毛；有库欣综合征表现，而较晚出现月经紊乱者，多为肾上腺疾患，其中肾上腺肿瘤患者男性化症状明显；自幼即有第一性征异常，如阴蒂肥大，并伴糖盐代谢异常的患者，则先天性肾上腺皮质增生症的可能性极大；短时间内出现明显多毛及男性化且进展迅速者，多有肾上腺或卵巢肿瘤。另外还要注意有无相关药物使用史、甲状腺疾病、颅脑疾病史等。

特发性多毛症： 最常见的一种多毛症。约10%～50%有家族性多毛史，多出现于青春发育期，多毛程度和分布范围个体差异很大，约10%～20%病人有其他男性化体征，约20%～30%的病人伴有痤疮。初潮年龄属正常范围，约60%病例月经稀发及继发性闭经。垂体激素排泄量多在正常范围，或稍低。

卵巢性多毛症： 多囊性卵巢综合征的多毛的发生率仅次于特发性多毛症，比较常见，呈男性化分布于面部上唇、下颌、乳头部旁、脐下腹中线、肛门周围及四肢（阴毛延至大腿根部），毛粗而黑。

能分泌雄激素的卵巢肿瘤如睾丸母细胞瘤也可出现多毛，伴有不同程度的男性化体征。

肾上腺皮质性多毛症： 少见。轻度肾上腺皮质增生，会导致多毛，见于青春发育期后，月经初潮年龄正常，身体发育属正常女性型，但常有月经失调、不孕。

垂体性多毛症： 少见。促肾上腺皮质激素腺瘤和垂体腺瘤也可引发多毛，生长激素腺瘤一般成年后发病，表现为肢端肥大症，可伴有多毛。

神经性多毛症： 在高度精神紧张，如极度忧伤、恐惧、抑郁后，体表毛发增多，但没有其他器质性病变。神经性多毛症，是通过神经作用影响毛囊功能，或者是通过中枢神经系统，改变雄激素的分泌或分解速度。

②进行辅助检查

血清睾酮及雄烯二酮： 是卵巢或肾上腺来源。若显著升高，则有可能是分泌雄激素的肿瘤。

硫酸脱氢表雄酮： 反映肾上腺雄激素分泌的最好指标。>18.2mmol/L有意义。

血17－羟孕酮： >24.2nmol/L可诊断此病。

双氢睾酮和3a－雄烷二醇葡苷酸（3aAG）： 后者是前者的代谢产物。

血清黄体生成素（LH）和卵泡刺激素（FSH）： 如LH升高，FSH降低，LH/FSH比值>2:1，提示多囊卵巢综合征。

地塞米松抑制试验： 有助于鉴别诊断。

ACTH兴奋试验： 显著高于正常人，提示为迟发型先天性肾上腺皮质增生症。

影像学检查： 有助于肿瘤的定位诊断。

③怎样进行鉴别诊断

- 应与多囊卵巢综合征、肾上腺皮质增生、肾上腺皮质腺瘤、肾上腺皮质癌、卵巢肿瘤及异位ACTH综合征等鉴别诊断。
- 与毛发过多的鉴别

毛发过多指体表毛发数量增多，分布密度增大，常见于小腿及大腿外侧，但性毛增加不显著，也无男性化体征。与种族及家族有关，是一种体质因素。

- 与应用药物所致多毛的鉴别

包括应用雄激素引起的多毛和应用一般药物引起的多毛。

（4）怎样治疗多毛症

①治疗措施

多毛症患者在治疗前一定要先查清产生多毛症的原因，针对原因进行治疗

- 不属于多毛症的毛发增多，或是属于家族性的体质性的多毛，可不必处理。
- 对多囊卵巢患者可做促排卵等治疗。
- 月经失调者则调整月经。
- 内分泌失调者，根据内分泌测定结果结合临床进行针对性治疗。
- 患有卵巢、肾上腺或垂体肿瘤者应该切除肿瘤。

②药物治疗

小剂量糖皮质激素： 如每晚服地塞米松0.5～0.75毫克，或强的松5～7.5毫克。可抑制肾上腺所分泌的雄激素，在先天性肾上腺皮质增生症中常用，亦可用于其他肾上腺源性的雄激素增多。

含雌孕激素的口服避孕药： 如含少量乙炔雌二醇的口服避孕药。适用于卵巢源性的雄激素分泌过多。主要副作用为水肿、增重、恶心及乳房肿痛。

雌孕激素和糖皮质激素联用： 能抑制所有患者的雄激素水平，适用于肾上腺和卵巢双重来源的雄激素增多者，或病因不明的患者。

抗雄激素治疗

抑制卵巢雄激素分泌药物：

•口服避孕药。多用于治疗特发性多毛症，可用复方炔诺酮片，每片含炔雌醇0.35微克加炔诺酮0.5毫克，一日一次，21天为1个周期，疗程约半年至1年。

•酮康唑类药物：每天酮康唑400毫克，分次口服，有利于治疗多囊卵巢综合征及特发性多毛症。

其他拮抗雄激素作用的药物：

•螺内酯（安体舒通）：有拮抗雄激素的作用，一般每天用量为60~180毫克，分3次口服。

•环丙孕酮（赛普龙）：有拮抗雄激素的作用，一般每天用量为10~100毫克，分次口服。可与其他药联合应用，如与炔雌酮合用，但有不良反应，不良反应较大时应停用。

③美容方法

•可单独应用于特发性多毛症，或在药物疗法出现效果之前采用。包括漂白、剃毛、拔毛、涂蜡、使用脱毛剂及电解法。

•对症治疗激光脱毛术：应用红宝石、激光或YAG激光照射治疗。主要是通过热损伤毁坏毛囊。不良反应有局部红肿、红斑、淤斑、色素沉着等。

•E光脱毛、彩光脱毛、光子脱毛、电针脱毛等永久脱毛手术近些年也逐渐流行起来，成为了永久摆脱多毛症困扰的又一个福音。

温馨提示

1. 毛发过多与多毛症有区别

通过对多毛门诊中就诊的女性进行检查以后发现，大约有90%以上的人不属于多毛症。那么毛发过多与多毛症有什么区别呢？

毛发过多是指体表毛发增多，大多数有家族性毛发过多史，没有什么男性化的表现。因为没有生理异常，所以不需要治疗。

而多毛症就不同了，这是指女性有些部位的毛发过量生长，一般出现在上下肢、面部；分布形式有男性倾向，下颌、嘴唇上方、耳前、前额、后颈部毛发增多，乳头周围、脐孔下正中线，都发现有比较长的毛，阴毛分布呈菱形，向上及向肛门周围发展。有时又伴有男性化现象，如有喉结出现，声调低沉及阴蒂肥大等。遇到这些情况，就应到医院去检查病因，然后对症治疗。

多毛症又有先天性和后天性、全身性与局部性之分。我们在门诊中遇到的一位“毛人”，就属于全身性多毛症，这属于“返祖”现象，是因为常染色体畸变引起的，有隔代遗传的倾向。先天性多毛症的病例不多见，诊断也比较容易。

2. 影响多毛症治疗的不利因素有哪些

多毛症的发病与进展有其他加重因素掺杂其间，这些因素，既可加重多毛症状，还能带来诸多并发症，并直接影响多毛症的治疗与痊愈。要注意以下几个注意事项：

（1）心情不舒畅，有长期的愤怒和抑郁、忧虑、焦虑等不良情绪刺激。

（2）饮食结构不合理，有过食油腻、辛辣食物及过量饮酒的不良习惯，且多伴有长期便秘。

（3）生活节奏紊乱，有长期熬夜的历史。

（4）平时对皮肤、毛发护理不当，使用不适合自身条件的化妆品或洗浴用品。

（5）治疗失误，不正确的拔、脱毛方法或过于频繁的拔、脱毛等。

5. 女性性功能障碍

（1）什么是女性性功能障碍

相对于男性性功能障碍，女性也有性功能障碍。只不过，与男性性功能障碍不同，女性发生性功能障碍的情况是，心理性障碍远盖过生理性障碍。女性性功能障碍是指女性性反应周期一个或几个环节发生障碍，或出现与性交有关的疼痛。女性性功能障碍的诊断主要依靠临床判断，需要注意的是这种障碍必须已造成患者心理痛苦或双方性生活困难，不存在频率或严重程度方面的最低规定，同时要考虑患者的文化程度、伦理、宗教及社会背景等，这些因素均会影响患者性欲和性期望。

女性性功能障碍发生率的流行病学资料少，报道发生率差异较大。国外报道女性性功能障碍的总发生率为26%～60%，性欲障碍和性高潮障碍居多。美国对1749名18～59岁女性志愿者的调查结果显示，43%有性功能障碍，其中22%为性欲障碍，14%为性唤起障碍，7%为性交痛。丹麦的调查资料显示，性欲缺乏占42%，性交时无快感占20%。缺乏性兴趣和性高潮障碍是最常见的性功能障碍，发生率分别为26%~48%和18%~41%。国内（中国）资料不多，近年对540名23~55岁健康女性的调查发现，性生活不满意占55.5%，性高潮占39.7%，性交频率每月少于2次占31.75%。

（2）女性性功能障碍有哪些表现

①性欲抑制

性欲抑制是以性生活接受能力和性活动发起要求均降低为特征的一种状况。

性欲抑制的临床特征是：

• 性活动频率很低：少于每月两次，或虽高于此数，但系极不情愿的被动接受。

• 主观缺乏对性生活的欲望：包括缺乏性梦和幻想，当剥夺其性活动时也无挫折感。

• 性欲低落：对性生活无何要求，亦无性欲冲动，表现出无所谓的态度。

• 性交不能：不能进行性生活。此种情况，常存在主观或客观的原因。要进行全面的了解与详细的检查。

②性厌恶

对与性伴侣之间的性器官接触或性念头采取持续的排斥或憎恶反应。其特点是对性的强烈不合理的极端畏惧或回避。性厌恶也可能是境迁性的，有时只针对特定对象、特定性别。

③性唤起障碍

性唤起是一个人在性兴奋中的主观体验及性兴奋所达到的程度，是否达到唤起，多凭病人的自我报告。

性唤起障碍的临床表现是：

• 直至性活动完成之时，病人仍部分或完全未能获得或保持兴奋所具有的阴道润滑肿胀生理反应。

• 在性活动中缺乏性兴奋的主观感受或乐趣。

④阴道痉挛

阴道痉挛又称性交恐惧综合征，它是一种影响女性反应能力的心身疾病，系指在想象或事实上试图向阴道内插入阴茎或一个类似物时，围绕阴道外1/3的肌肉发生不随意的痉挛反射，以至性交很难或根本不能完成。

• 阴道痉挛可分为原发与继发两种。前者于婚后，性器官一接触，阴道即痉挛，使性生活不能完成。后者为婚后有过正常的性生活，数月或数年后产生这一情况。

• 根据痉挛产生之时间，可分为性交前、性交进行中两种。前者，不能完成性生活，后者可使性交中断，甚至配偶极感疼痛。

⑤性交不适应和性交疼痛

夫妇在性交时不是感到愉快，而是感到非常不适甚至疼痛。

• 性交后不适：不适的症状可有多种，如恶心、呕吐、头晕、头痛与胸闷等。

• 性交疼痛：一般可分浅痛和深痛两种。阴茎未进入阴道感到疼痛为浅痛，性欲高潮时阴茎顶入阴道深部感到疼痛为深痛。这种情况可以发生在性交以后或一直持续到性交后几个小时甚至几天。

⑥性高潮障碍

性高潮障碍指足够的性刺激和性兴奋后，持续或反复发生的性高潮困难、延迟、缺如，并引起心理痛苦。

⑦神经性焦虑与性恐怖症

对将要进行的性生活产生恐怖与惧怕。平时若一接触此问题，亦产生或发作神经性的不安与焦虑。

(3) 女性性功能障碍的常见原因有哪些

①由器质性病变所造成

首先要进行全面的妇科检查。有以下各种原因与病理改变会造成性生活困难。

先天性性器官发育异常

处女膜发育异常：

一般婚后第一次接触，即可发现。常见的异常有以下几种：

• 先天性处女膜闭锁：此种根本不可能进行性生活。

• 处女膜环肥厚：不太严重者，不影响性生活。

• 筛状及纵隔处女膜：轻者或处女膜松弛者，不影响性生活。

阴道发育异常

• 阴道闭锁：完全性与不完全性。后者不太影响性生活。

• 阴道纵隔（完全性与不完全性）：完全性纵隔，有时一侧阴道较松弛，可性交无困难，患者可到妊娠后或分娩前才发现。不完全纵隔可不影响性生活，只有时配偶感到不适。

• 阴道横隔：如横隔有一小孔，不影响经血外流。若横隔位置较高或较松弛，则不影响性生活。直到妊娠后或分娩前，方可发现。

外阴疾病

包括外阴湿疹、外阴创伤（外阴擦伤或血肿）、外阴溃疡、阴蒂或小阴唇粘连（由于炎症或创伤所引起）、外阴干皱、萎缩性硬化性苔藓、巴氏腺囊肿等。

炎症

盆腔各部位炎症，均可影响性生活。如巴氏腺炎及巴氏腺脓肿、各种类型的阴道炎（滴虫性、霉菌性及老年性阴道炎）、宫颈炎、附件炎、盆腔炎、宫体炎、宫骶韧带炎。

子宫内膜异位症

性交疼痛为本症主要症状之一。

一切影响卵巢功能的各种疾病

• 丘脑因素、垂体因素：例如产后大出血所致成的席汉氏综合征。

• 卵巢本身因素：例如卵巢发育不良、原发与继发性卵巢功能衰竭（后者包括手术切除双侧卵巢）。

②功能性（心因性）障碍

经过全面而细致的盆腔器官检查，未发现任何器质性病变，则要进一步分析，有无心因性因素或是功能性的障碍问题，再做进一步的探讨。在这里必须强调的是，要耐心听取诉说，细心分析。有关心因性因素，所产生的功能障碍，可有以下几个方面。

既往的恶性刺激，所遗留下来的种种不安与惧怕

• 未婚人流与频繁的人工流产，所造成的痛苦与后遗症。

未婚受孕，一般是要中止妊娠的。初孕妇宫颈未成熟，人工流产术时，肯定会有一定的困难与不适。何况有些女青年，不能自控，不能洁身自爱，未婚多次受孕，反复人工流产，精神与肉体的创伤，是不言而喻的。最后发展到不敢性交。或是稍一接触，即想到人工流产所受的痛苦。有些已婚女性，婚前未做好婚后的生育计划，婚后不久即受孕，因某些原因，不得不中止妊娠，遭受初孕即人流的痛苦。

• 新婚性交粗暴与不适

婚后第一次性接触，丈夫一定要温存体贴，不可粗暴，不可莽撞，不可因使妻子过分恐惧与疼痛，造成以后对性生活的畏惧。若女方于婚前，受到过意外的凌辱与摧残，精神上的创伤，造成以后对于性生活的畏惧与厌烦。

• 分娩所造成的痛苦或分娩所产生的合并症

如侧切伤口愈合欠佳或瘢痕疼痛，以及剖宫产腹部伤口瘢痕疼痛等。

情感与情绪因素

夫妇的感情是和谐性生活的基础。而和谐的性生活，又会不断的增进夫妇的恩爱。这是相辅相成的事。以下情况，势必会影响双方性生活的和谐：

• 不愉快的婚姻与对配偶的厌恶，以至憎恨。

• 本人的主观猜疑与丈夫的不切合实际的怀疑，使双方产生的心理上的困惑与苦闷，进而造成隔阂与精神上的障碍。

• 知道或猜疑对方有某些疾病，不敢接触、不敢亲吻或爱抚，担心感染传染性疾病。

配偶行为因素

欢愉的性生活，是夫妇双方共同完成的，要在相互理解与体谅中进行。因此，配偶的行为，影响着女方性感与舒畅，进而可导致厌烦与逃避。

• 丈夫的粗暴与不善体贴。

• 频繁的性生活及不洁性交。

性生活的次数与频率，是根据双方的健康与体力而有差别的。过多过频的需求，可使女方因难以承受而惧怕。性交前的卫生准备，是十分必要的。不洁的性交，可使女方感染疾病，造成痛苦。

• 丈夫本身性功能障碍或存在某些缺陷，却责怪妻子不善于配合。

其他因素

如住房拥挤、老少同室等环境因素以及其他原因等。

目前对女性性反应尚无客观或量化的测量方法。女性性功能障碍的诊断需要综合病史、性功能评估、体格检查及实验室检查等才能做出。

（4）怎样治疗女性性功能障碍

①针对病因治疗

性交痛治疗

女性性交痛往往是在阴道口。可在性交前、性交时或性交后发生，其原因可能是精神因素或局部创伤（如处女膜撕裂，会阴后联合裂伤，损伤尿道口）。损伤后，可发展成疼痛的表面溃疡。其他原因包括：一是无充分的滑润，往往是继发于不适当或不充分的前期爱抚，在性交时用力压迫敏感的尿道，不适当的插入；二是由于炎症状态（如前庭炎）而有阴道口病损、感染（如前庭大腺或管的脓肿），阴唇汗腺炎症；三是用不适当配置的或不充分滑润的阴茎套而造成的刺激，对避孕泡沫材料及膏或阴茎套有过敏反应；四是女性生殖道畸形（如先天性横隔，处女膜坚硬）及皮肤病（如硬化性苔藓）；五是最常见的精神因素阴道痉挛。

治疗女性性交疼痛应该先弄清原因，根据不同病情和原因进行治疗。

心理因素引起的性交疼痛：

由精神心理因素引起的性交疼痛，应加强性知识的学习。

• 女性应该知道阴道上有许多皱褶，阴道有较大的伸展性，可以容纳任何大小的阴茎，甚至在生孩子时可以通过胎儿，所以不必为男子阴茎的大小而担忧。

• 男性应该知道，女性在性交前需要由男性的亲吻、爱抚等准备活动来激发女性的性冲动，才能使阴道变得润滑，使阴茎易于插入；在性活动中男方切忌强行、粗暴地插入阴茎，最好由女方将阴茎纳入阴道。

• 性活动是双方的协调活动，与双方的情绪和情感有密切关系，如果女方情绪不佳，不想参加性活动，或夫妻感情不和时，最好避免性活动。

器质性病变引起的性交疼痛：

器质性病变引起的性交疼痛，应治疗原发病，原发病治愈后，性交疼痛自然可以痊愈，如子宫内膜异位症、子宫肌瘤、尖锐湿疣，这些疾病不治愈，由其产生的性交疼痛很难治愈。

• 萎缩性阴道炎，抗菌（抗菌产品）素及性激素合用，常能收到较好效果。

• 由于粗暴性交引起的性器官损伤，不仅要治疗损伤，还要改变性交的粗暴动作。

阴道润滑性不够：

一方面延长事前的准备期，另一方面可以用些润滑剂。有些深部性交，宜改变性交体位，如侧位、后位、女上位等，避免阴茎插入阴道过深，或女方控制阴茎插入阴道的深度，常可以避免性交疼痛的发生。

性高潮障碍治疗

导致女性性高潮障碍的原因很多，性冷淡，缺乏独立、安全、舒适的性生活环境，性交时紧张、焦虑、恐惧、自卑等不良心理，性知识不足以及性爱技巧的拙劣，性厌恶，性交痛等因素则更有现实意义。

女性性高潮障碍的治疗措施：

• 首先要解决引起性冷淡的精神因素，学习更多的性知识和性爱艺术，建立融洽的夫妻关系。

- 创造一个可以安心和舒心地做爱的环境。
- 请专科医生做心理疏导，女性助复器治疗、药物调节及穴位按摩，并采取西方行之有效的家庭行为疗法，大多数女性性高潮障碍可以好转或痊愈。

性冷淡的治疗

- 性敏感部位按摩：性敏感部位是指能够激起性欲与性兴奋的体表带或穴位。它包括性敏感带和敏感点。

性敏感部位的范围：女子的性欲敏感带：如耳朵、颈部、大腿内侧、腋下、乳房、乳头等部位最敏感。

女子的性欲敏感点：有“会阴”“会阳”“京门”等穴。

- 性敏感部位的按摩方法：按摩性敏感带时，男方宜缓慢轻揉，使之有一种舒坦的感觉；按摩敏感点时，可用指头掌面按压，以柔济刚，达到激发起女方性欲的效果。总之以女方体验到一种快乐、舒适感为原则。每天按摩1次即可。
- 腰部按摩：取直立位，两足分开与肩同宽，双手拇指紧按同侧肾俞穴，小幅度快速旋转腰部，并向左右弯腰，同时双手掌从上向下往返摩擦，约2~3分钟，以深部自感微热为度，每天2~3次。
- 神阙按摩：仰卧位，两腿分开与肩同宽，双手掌按在神阙穴上，左右各旋转200次，以深部自感微热为度，每天2~3次。
- 导引体操：两腿伸直坐好，自然放开，两手放在身后着地支撑身体，向外开足尖，同时于吸气时反弯上体，即躯干、头部后仰；接着足尖扭入内侧，同时于呼气中向前弯曲，但双手不能离地。这样前屈、后仰3~4次。

以上按摩疗法，可以交替进行，但不可操之过急，而应持之以恒，只要坚持1~2个月，完全有治愈的可能。

②心因性治疗（心理上的支持与矫正）

针对性的治疗

- 找出真正产生心理障碍的因素与原因，予以有步骤的解决。
- 分辨是心理问题，还是精神异常的病态。二者不应混淆，诊断明确，方能治疗。
- 配偶的支持与体贴，是治疗的主要基础与根本措施。

诱发性欲与减少痛苦的具体措施

- 自我治疗：性爱幻想伴以有次序的、有节奏的、由浅入深的自我按摩。
- 达到夫妇之间性生活前的亲昵与性欲冲动同步。
- 夫妇共同阅读与提高性和谐有关的书籍、画册与录像。

• 夫妇谈心，畅谈过去美好的恩爱的生活，取得更深的理想与支持。

③药物治疗

• 镇静剂的使用：对性生活恐惧与阴道痉挛者，于性交前一小时，可服安定一片，或其他镇静剂少量，并伴以其他相关疗法。

• 激素的使用：对于激素的使用，是有争论与不同看法的。如果经过详细检查，确诊是内分泌的问题，可以使用少量雌激素，有的专家主张给予少量雄激素。

温馨提示

1. 女性性功能障碍与哪些因素有关

与女性性功能障碍发病相关的因素很多，涉及解剖、生理、生化、病理、心理，甚至社会，其中心理社会因素起重要作用。

(1) 心理社会因素

羞怯、忧郁、焦虑、畏惧、紧张、憎恨、悲痛等情感因素均可抑制女性性欲和性唤起，引起这些心理反应的原因很多，如受宗教和传统保守观念影响，既往痛苦或创伤性经历的回忆，夫妻关系和家庭成员不和睦，工作过度劳累、过度紧张或压力过大等。

(2) 年龄和绝经因素

随女性年龄增加和绝经，体内雌激素水平不断下降，出现进行性生殖器萎缩、盆腔充血量减少、盆底肌肉张力降低及阴道萎缩和干燥等，这些均影响女性性功能。但部分绝经后女性可能因体内雄、雌激素比例相对增高，不再担心妊娠等原因，性欲反而增强。

(3) 各种妇科手术均可影响女性性功能

最常见的是双侧卵巢切除导致卵巢去势。

外阴根治术直接破坏外生殖器解剖结构对性功能影响极大。

子宫和阴道手术也可因改变阴道解剖结构和盆腔血流等因素影响性功能。

乳腺癌根治术可因性敏感区和体形破坏或因心理因素影响性功能。

（4）性知识、性技巧缺乏

（5）其他因素

如放疗因素、神经因素、妊娠和产后因素、妇科和泌尿系统疾病、药物因素等。

2. 女性性功能障碍影响受孕吗

人的性功能与生育功能既紧密相关，又不完全是一回事。患有各种性功能障碍的女性，只要能完成性交，而且不合并其他生殖系统解剖异常和功能障碍，即可以照常怀孕分娩。当然，由于各种性功能障碍，性交机会可能减少，受孕的机会也会有所减少。

6. 职业与不孕

职业因素对生殖机能是有影响的，并且已被临床证实，比如接触铅、汞、二硫化碳，常会导致女性月经异常，铅作业女工及男工的妻子，自然流产、死产、早产及婴儿死亡率会明显增高等。随着工业的发展，新职业（工种）的不断涌现，暴露于有害职业环境的人数也会增加。因此有害职业因素与不孕的关系问题，正日益受到重视。

（1）职业因素导致不孕有哪些特点

①不孕者有从事某职业较长时间的历史。

②不孕的发生与接触有害职业因素的时间和程度有关。

③从事该职业人员的不孕率高于普通人群。

④职业因素对生殖功能的影响可以是暂时性，也可能是永久性。如是暂时性，脱离该职业一段时间后可自然妊娠。

⑤不同的职业因素可引起同一生殖环节的障碍，如许多杀虫剂、化学物质二重金属元素均可影响精子的生成。

⑥同一种职业因素可影响生殖功能的多个环节。临床上表现为不孕、流产、早产、胎儿生长发育异常等。

⑦有害职业因素往往对男、女性生殖功能同时造成影响。

⑧职业因素对生殖的影响主要靠流行病学进行研究。对男性的影响主要是通过精液分析，其次为性功能。对女性可以通过对月经的影响来间接地分析推断。

（2）导致不孕的职业及有关因素有哪些

①金属元素与不孕

自然界广泛存在着各种金属和微量元素，但只有很少一部分会对生殖系统产生毒性。人体长期接触该类有毒物质而又未能采取有效措施时，人类的生殖功能就会受到损害。

铅：近一个世纪以来，铅一直被认为对生殖有害，甚至曾被用作堕胎药。铅可直接干扰精子的正常形成过程，大鼠食铅后曲细精管上皮可遭受损害，精子活力明显降低。

铅对生殖功能的最大影响是其较强的胚胎毒性。瑞典的研究表明，工作中暴露于铅环境的女性自然流产率较高，离开铅工作岗位后，自然流产就会得到改善。铅作业男工的妻子，其流产率也增高。双方均暴露于铅环境中的夫妇的自然流产率最高。说明铅孕前作用于卵子和（或）精子，孕后也作用于胚胎。

硼：精子细胞和精子对硼甚为敏感。

动物实验表明，大鼠和狗长期接触硼可引起睾丸萎缩。有文献报道，职业性接触硼的男子可发生不育、精子减少、性欲降低。

镉：镉对男性生殖系统的损害主要集中在睾丸，特别是睾丸曲细精管的生精上皮和间质细胞可直接受到损害，睾丸组织发生退行性改变，睾丸和附睾亦可发生出血性坏死，使睾酮的产生量减少。

铬：大鼠接触三价铬或六价铬化合物可使曲细精管内精子细胞减少。

锰：锰用于炼钢工业、化学工业，也是一种汽油添加剂。

大剂量的二氯化锰可使实验动物丧失生殖功能。据研究报道，职业性接触锰的男子会性欲低下或阳痿。重度锰中毒者睾丸有萎缩性变化，雄性激素减少。锰作业女工的月经紊乱发生率高达40.2%，可使其排卵障碍、黄体不健康。

汞：汞作业女工常月经紊乱，且患病率与能反映接触水平的尿汞浓度有关。月经异常患病率高达51.9%。汞对妊娠有直接影响，因此，汞作业女工自然流产率增加。

银：给实验动物皮下注入银盐，可引起睾丸退变，曲细精管内精子发生轻度抑制，周围组织充血，淋巴管扩张和点状出血。

铜：铜可明显降低精子的糖酵解水平，同时抑制其氧化代谢反应，此外还能直接杀死精子。目前认为铜是对精子最有害的金属元素。据此，带铜节育器已广泛应用于临床。

②物理因素与不孕

电离辐射：电离辐射可作用于机体，引起细胞器官受损。人们很早就认识到，接触放射线可使睾丸生精功能受损。由于睾丸生成精子是一个连续不断的过程，所以放射线作用于这个过程的任何环节和部位均可导致生精功能障碍。

电离辐射对胚胎及胎儿发育也有影响，可导致小头畸形及智力低下。但这主要是根据广岛遭受原子弹爆炸时，受到原子辐射的妊娠女性的调查资料，目前尚缺乏职业接触与胎儿畸形之间的关系的资料。

高温：人们很早就认识到温度与精子生成之间的关系。实验证明，给睾丸每天局部加温 30 分钟，15～20 天内即对生精过程产生不利影响。长时间的温热效应将导致生精作用障碍的不可逆变化。正常情况下腹腔温度较阴囊高 2℃～4℃。

临床观察已证实，隐睾患者精子减少或无精子是睾丸长期处于高于阴囊温度的腹腔内的缘故。此外，长期热水浴、蒸汽浴或长期在高温下作业，如冶金、钢铁、铸造工人、烤面包工等，在高温环境下生活均可发生精子生成障碍。

噪音：有研究发现，噪声可引起女性月经紊乱，而且随噪声程度的增加，月经紊乱的发生率也明显提高。当女工在噪声程度为 86～90dB 的环境下工作时，月经紊乱的发生率为 21.92%；噪声程度增强到 102～104dB 时，月经紊乱发生率为 26.35%；而噪声程度 <80dB 时，月经紊乱的发生率只有 9.63%。近年的研究还发现，噪声还影响胎儿的听觉发育。

③化学原料、化工物质与不孕

根据 WHO1980～1986 年的调查资料，可能引起月经失调的化学物质及有关职业如下：

- 有机染料/苯胺染料（染料业、油漆业）。
- 苯、甲苯、二甲苯（制鞋业）。
- 石油（制鞋业）。
- 石油、氯化的碳氢化合物（橡胶制造业）。
- 有机硅清漆（电的绝缘工业）。
- 苯已烯、尿素、甲醛、三氯乙烯（塑料、化肥、家具等行业）。
- 乙烯氧化物和无机汞。
- 工作中接触一氧化氮的女性生育力较低，如女麻醉师。

影响雄性生殖功能的化学物质：现已发现，有许多化学物质对雄性生殖系统有影响，有些具有很强的生殖毒性，应引起高度重视。

• 苯：化学工业中广泛应用的有机物质苯，可引起雄性实验动物睾丸损伤和生育力下降。长期接触苯的男工可发生染色体畸变。

• 已烷、甘油脂、乙二醇、乙醚：据动物实验研究发现，此类物质都具有生殖毒性，它们对人体生殖功能的潜在危害正日益受到重视。

• 邻苯二甲酸酯：由于环境污染及输血袋的应用，人和动物组织中出现邻苯二甲酸脂类。据实验研究表明，邻苯二甲酸脂可通过减少锌含量而引起睾丸损害。

• 氯乙烯：现已知道氯乙烯对人体有致癌作用。此外，氯乙烯可使精子减少、活力下降。高浓度氯乙烯还可导致男子染色体畸变，接触氯乙烯者的妻子妊娠时胎儿死亡率较高。

• 氯丁二烯：接触氯丁二烯的实验动物可产生睾丸损伤，精子量减少。职业性接触氯丁二烯的男工可出现精子生成的形态学和功能性障碍，其妻子的自然流产增高。

化学因素与胎儿畸形：已经证实化学因素不仅影响受孕，并可致胎儿生长发育异常。另有资料显示，从事药厂、医院、化工厂的实验室工作人员，手术和接触抗癌药物的护士、女麻醉师、橡胶制品的生产女工、接触苯、汞的女工等自然流产率也增高。

④接触农药与不孕

动物实验表明，许多杀虫剂具有生殖毒性，流行病学调查已证实，长期接触某些杀虫剂者生殖功能会受影响。

DDT：DDT 及其代谢产物对生殖功能的有害作用，有些是直接的，有些是间接的，但主要是通过改变激素代谢酶的活性和干扰激素－受体结合而实现的。在女性，DDT 可使雌激素代谢障碍，从而导致月经紊乱和不孕。DDE、DDD、六氯化苯等也有类似影响。

二溴氯丙烷（DBCP）：1977 年，美国报道了在加利福尼亚农药工厂男工中发现了多例不孕。通过对该厂 142 名男工的精液检查，发现接触 DBCP 作业工人中精子数减少 107 例，占 75.4%。其中无精子者占 13.1%，精子过少占 16.8%，精子计数少于正常者占 15.8%。

国内有报道，某医疗机构对 7 名生产 DBCP 而有生殖障碍的男工进行生殖机能损伤恢复状况的观察，结果除 1 名接触工龄短（工龄 5 个月）、脱离作业 4 年后，经治疗妻子已生育外，其他 6 例，已脱离 4～7 年的作业工人精液仍无精子，其中 3 例做了睾丸活检，病理检查睾丸组织有重度异常改变，说明恢复生育功能的概率很低。

二溴乙烷：对大鼠的研究表明，二溴乙烷可选择性损害精子，导致一过性不育。睾丸重量和血清中睾酮含量均降低。二溴乙烷也可使牛的精子活力下降，畸形精子增加。实验研究还证明，二溴乙烷具有致突变性和致癌性。

有机磷：有机磷是一种使用较广的杀虫剂。实验表明，硫磷和其他的有机磷可抑制肝脏对睾酮的代谢。由于有机磷抑制胆碱酯酶，故它可影响精子的活动和男性生育能力。

敌敌畏：敌敌畏是最常用的家庭杀虫剂。实验表明，它可引起睾丸组织的病理变化，引起曲细精管退化伴精子细胞消失。

林丹（γ－六六六）：林丹用于控制甲虫和水果、蔬菜的病虫害。动物实验表明，它可降低精子数目，使睾丸出现退变、坏死、细胞增生，曲细精管严重受损。

二硫化碳（CS_2）：早在1860年医学家就发现人造丝厂接触CS_2的工人，出现性欲改变，睾丸萎缩。此外，化纤厂从事CS_2作业的男工其妻子自然流产率增高，子代出生缺陷发生率也增高。

其他：氯醇酯、二胺、二硝吡咯等均含有直接的睾丸毒素。

⑤其他职业因素与不孕

长时间站立：如教师、外科医师、交警等，由于精索静脉内压持续增高，可以造成精索静脉曲张。使睾丸较长时间缺氧，影响睾丸新陈代谢，造成精子数量和质量的下降。

运动员：长期超大运动量的体力训练和紧张、剧烈的运动和比赛常导致女运动员排卵障碍、月经紊乱、闭经。这是在长跑和职业舞蹈演员中常有的表现，检查发现她们雌激素水平较低。

畜禽密切接触者：研究报告显示，北京地区接触家畜家禽者弓形虫感染率为15.3%。接触家畜家禽的时间越长，其感染率越高。接触半年的职工感染率为9.5%；接触7个月～5年者的感染率15.1%；接触6～20年者感染率18.5%；而接触21～35年者感染率高达21.5%。

（3）怎样预防职业因素导致的不孕

要减少有害职业因素对人类健康，包括生殖健康的影响，重要的是做好有针对性的预防工作。

①改善劳动条件

我国对有害职业因素有各种卫生标准，应严格执行。但同时也应注意到，在研究制订标准时，有些标准对生殖的影响考虑得不够。实践证明，改善劳动条件很重要。

②加强劳动保护

企业应严格执行我国现有的各种劳动保护法规，个人应加强自我保护意识。

③深入研究

加强职业因素对生殖机能影响研究，积极发现可导致不孕的有害因素，并研究防范措施。

④灵活管理

对某些职业，提倡多样化的劳动组织形式，如弹性工作制、非全日工作制、阶段性就业等。

⑤因人而异就业

有些人员对某职业有害因素特别敏感的，应调换工作，改变工作环境。

⑥定期体检

定期检查接触有害职业因素的人员的健康状况，包括其生殖健康状况，发现问题及早治疗。

⑦动用辅助生殖技术

一些从事对生殖功能有明显影响，特别是可能有永久性影响的职业的人员，可在接触有害因素前冻存精子，甚至可冻存胚胎，以备万一。

7. 物质滥用与不孕

物质滥用常指药物滥用（吸毒），其次是酗酒与吸烟。

（1）药物滥用（吸毒）

药物滥用（吸毒）是指非医疗目的大量反复使用具有依赖性特性的药物，用药者产生对该药的渴求，这种内在的强迫感驱使他不断地使用该药。滥用者不断追求用药的因素有：一是为了享受它所带来的舒适感，即“欣快”；二是为了避免一旦断药之后所带来令人痛苦不堪的全身症状，即“戒断症状”。

①药物滥用（吸毒）对生殖功能有哪些影响

直接影响

- 可卡因：较流行的毒品之一。

可卡因对生殖功能的影响可能通过下丘脑和垂体起作用。

• 印度大麻：吸食大麻使女性由于排卵障碍而致的不孕危险性增加。大麻也妨碍男性精子的正常生成，且这种影响需要经过 3 ~ 9 个月时间才能逐渐消除。

• 海洛因：吸足量海洛因成瘾者可改变月经的类型并抑制排卵，其影响在停用后可能是持久的，海洛因也能损伤精子和卵子的染色体而产生畸变，并减低精子数和活动性。

间接影响

• 毒品损害人的意志，滥用者人格丧失，道德沦落，为满足毒瘾，常不择手段。如卖淫，使感染性传播疾病的危险性明显增高，对生殖功能的影响是多方面的，其中盆腔炎引起不孕是一个重要因素。

• 近年来在药品滥用者中采用静脉注射方式的逐年增多。而静脉滥用毒品给吸毒者带来感染性并发症，最常见的有化脓性感染和乙型肝炎，HIV 感染也明显增高。

• 药物滥用者由于意志消沉，精神空虚或对生活失去希望，往往大量吸烟、酗酒或同时有多种其他的不良生活习惯，从而对生殖功能造成多因素的影响。

• 药物滥用者不但导致家庭经济崩溃、日常生活困难、营养不良等，往往也会严重影响夫妻间感情，并最终导致家庭破裂。

②药物滥用（吸毒）与不孕

药物滥用（吸毒）作为一个国际性问题，由于其对社会的危害性，长期以来受到各国政府的高度重视。随着毒品的流行，特别是近 20 年来在青年中的广泛流行及生育期年龄女性所占比例的不断增加，药物滥用对生殖功能的影响也正越来越受到关注。

近年来的研究表明，目前在药物滥用者中较流行的几种毒品对生殖功能都有一定影响，并且往往影响生殖功能的多个环节。

③全球药物滥用（吸毒）的特征

• 已蔓延到社会的一切阶层，主要分布在低收入和低文化程度阶层。

• 波及一切年龄组，尤其是青年。

• 男性滥用者占大部分，但女性所占比例逐渐增加。

• 青少年与儿童起始滥用药物的年龄更为提前，并且往往一开始就滥用作用强的毒品和采用危险的滥用方式。

• 普遍存在同时滥用多种药物的现象，尤其是同时饮酒。

• 静脉注射毒品成为被普遍采用的滥用方式，通过静脉注射毒品途径感染艾滋病病毒者所占比例愈来愈大，给人类健康带来新的严重威胁。

④怎样防止药物滥用

• 加强宣传教育：由于毒品极易成瘾，而一旦成瘾，又极难戒除，故应以多种形式加强对反毒的宣传教育。针对近期流行特点，应特别加强对青少年的教育，以增强人们抵制毒品的自觉性，防患于未然。

• 加强法律约束：药物滥用属违法行为，应依法对其进行约束和管制。而对制、贩毒者，应依法予以严打，以杜绝毒源。

• 加强国际管制：药物滥用是一个世界性问题，产、运、贩、吸毒均具有国际性特点。因此对该问题的解决也应走国际化道路，对药物滥用进行国际管制，制订各国共同遵守的国际禁毒公约和国际管制战略，设立国际禁毒机构和开展广泛的国际合作。

• 加强戒毒研究：提高戒毒成功率，减少复吸率，使药物滥用者得到治疗，并使其身心均能得到康复。

• 重建与社会的关系，以最大限度地减少药物滥用对社会和个人造成的危害。

对于因药物滥用而造成生殖功能损伤者，虽然其损伤可能是长期的，但其对生殖功能的直接影响大多能在1～2年后消除，对此，医患都应有信心。

（2）药源性不孕症

由药物的副作用影响生育者，称为药源性不孕症。据统计，4%～6%的不孕是由药物引起的。

①磺胺药类

复方新诺明：常用于治疗尿路感染、呼吸道感染、扁桃体炎等。它在生育方面的不良反应是抑制睾丸功能，使精子数量大为减少，精子活动能力明显低下。

柳氮磺胺吡啶：是用于治疗溃疡性结肠炎的药物，也能导致精液缺乏，使精子异常者达80%，同时伴有精子数量减少，精子活力降低和不育。

②抗生素类

呋喃西林及其衍生物：会抑制睾丸细胞碳水化合物的代谢和氧耗，使生精细胞中的DHA浓度下降，引起精子减少，导致不育。

大环内酯药物：如红霉素、螺旋霉素、麦迪霉素等，会造成精子发育停顿和有丝分裂减少，使精子被杀伤或被杀死，存活的精子活动力也明显下降。

甲氰咪呱：此药用于治疗十二指肠溃疡，大量持续使用时可引起精子数量减少而致不育。有报道，每日口服1200毫克，9周后精子数可减少43%。

③**激素类**

类固醇激素：长期应用过量的类固醇激素，可抑制男性下丘脑—垂体—睾丸轴功能，使睾丸萎缩，精子生成减少，导致不育。这种情况在长期服用类固醇激素的男运动员中已得到了证实。应用雌激素可使男性出现阳痿、射精延迟和不能射精，即使能射精亦只有很少的精液量。

肾上腺皮质激素：使用肾上腺皮质激素可使女性发生月经不调、闭经，雄性激素可以使女性出现月经推迟、性欲亢进和男性化。

④**镇静安眠药**

巴比妥和非巴比妥类：长期使用或滥用巴比妥和非巴比妥类镇静安眠药，可使女性出现月经失调和排卵障碍，男性可出现性欲下降、阳痿或性高潮丧失。

氯丙嗪：氯丙嗪对神经系统各个节段均有作用，例如，对丘脑下部具有增加催乳素，抑制促性腺激素的分泌，导致雌激素和睾丸素分泌减少。

⑤**抗高血压药**

利血平是治疗高血压的常用药物，可使组织中的儿茶酚胺耗竭而产生显著的镇静作用，从而间接地降低性欲。长期使用抗高血压药会影响丘脑下部的垂体功能，从而抑制了精子的产生。

⑥**麻醉和镇痛药**

吗啡、杜冷丁、海洛因等能干扰下丘脑垂体系统的调节过程，使阴茎不能勃起或勃起不坚，以致不能完成性交过程，造成射精障碍，导致不育。

（3）吸烟与酗酒

①**吸烟**

吸烟容易引发的疾病

• 心血管疾病：吸烟与冠心病、高血压、猝死、血栓闭塞性脉管炎的发病有关，吸烟促使血液形成凝块和降低人体对心脏病先兆的感应能力。

• 呼吸系统疾病：慢性支气管炎、肺气肿以及肺癌。

• 消化系统疾病：消化性溃疡、胃炎、食管癌、结肠病变、胰腺癌和胃癌。

• 脑血管疾病：吸烟增加脑出血、脑梗塞、蛛网膜下腔出血的危险。另外吸烟可损伤脑细胞、损害记忆力、影响对问题的思考及引起精神紊乱等。

• 内分泌疾病：吸烟20支/日，可使糖尿病危险增加1倍。吸烟亦促发甲状腺疾病。

• 口腔疾病：如唇癌、口腔癌、口腔白斑、白色念珠菌感染、口腔黏膜色素沉着、口腔异味等。

• 眼科疾病：主要包括中毒性视神经病变、视觉适应性减退、黄斑变性、白内障等。

• 妇科肿瘤

◆宫颈癌

国内外的调查研究显示，吸烟女性比不吸烟者患子宫颈癌或恶性肿瘤的机会高出50%，尤其是每日吸烟15支或更多及烟龄达10年以上者，比不吸烟的女性患子宫颈癌的机会高80%以上。而长期积累于子宫颈细胞的烟碱，是导致癌变的主要因素。报告还发现，如女性的丈夫或男友是烟民，每日跟他一起生活的女性，患子宫颈癌的机会比配偶不吸烟的女性发病机会高40%。

◆卵巢囊肿

吸烟使女性患功能性卵巢囊肿的危险增加一倍。吸烟有抗雌激素效应，吸烟既能减少内源性雌激素的产生，又能改变绝经前女性雌激素的代谢。

◆乳腺癌

丹麦对3240名接受乳腺X线检查的女性调查发现，吸烟20年以上女性患乳腺癌危险增加30%，吸烟30年以上者这一危险增加60%；吸烟者癌症发病比不吸烟者早8年。

吸烟与不孕不育

• 吸烟可使夫妇双方的生育率下降：英国通过对1.7万名育龄女性进行了11年的追踪研究表明，吸烟可降低生育率。

每天吸烟10支以上的女性不育率为10.7%，而不吸烟女性只有5.4%。另一项调查也认为吸烟与不吸烟的女性相比，患不孕症的可能性要高2.7倍；如果夫妻双方都吸烟，则不孕的可能性比不吸烟的夫妻高5.3倍。

新的实验研究结果表明，烟草中的尼古丁对精子的外形、能动力及线性游动能力和精子穿透卵子的能力均有影响，且尼古丁浓度越高，影响越大。

• 吸烟与宫外孕：近20年来，世界各地女性宫外孕的发生率（主要是输卵管妊娠）增长了两三倍。过去都认为宫外孕的主要原因是盆腔炎和性传播疾病，然而为什么在盆腔炎和性疾病发病率减少的地区，宫外孕仍呈上升趋势呢？专家们一直在寻找新的宫外孕危险因素，其中之一就是卷烟的烟雾。

专家们发现，无论性生活史、盆腔感染史、节育史和生育史怎样变动，宫外孕的发生都与孕妇吸入的烟雾量有明显关系。研究人员将孕妇分成两组，吸烟组的宫外孕发生率为40.1%，而不吸烟组为29.7%，两组有明显差异。美国华盛顿大学的一个研究小组，对274名宫外孕患者和同期727名受孕妇女进行了病例对照研究，认为吸烟女性发生输卵管妊娠的危险比不吸烟者高40%。

孕妇吸烟发生宫外孕的原因，经研究发现，烟雾可以刺激小血管壁而使其增厚，因而盆腔内血液循环发生变化，从而引起受精卵着床变异等一系列变化。有人认为，尼古丁损伤了输卵管中将卵子送入子宫的微发丝状结构，妨碍受精卵正常输送至子宫。所以，在美国提出了“如果你怀孕，请马上戒烟”的口号。孕妇不但不能吸烟，还应避免到烟雾较多的场所去。

• 吸烟与不孕症：吸烟女性卵子的受精率大大减弱。吸烟女性与不吸烟女性相比，患不孕症的可能要高出2.7倍。美国研究人员发现，吸烟者的生育力比不吸烟者低72%。统计表明，吸烟的夫妇不孕的可能比不吸烟的夫妇高5.3倍。

• 吸烟与痛经：医生们观察了年龄从15~44岁的251名女性。在历时18个月的随访中发现，除了与痛经有关的疾病如纤维腺瘤、卵巢囊肿以及子宫内膜异位等，与非吸烟者相比，每天吸10~30支卷烟的女性患痛经的危险率是前者的2倍。吸烟史长达10至20年的女性则几乎是不吸烟者患痛经危险的3倍，原因是吸烟可使血管收缩，而使血管变窄，并且减慢血液流动，使子宫内膜血流减少，而发生痛性痉挛。

怎样戒烟

戒烟措施之一：

• 戒烟从现在开始，完全戒烟或逐渐减少吸烟次数的方法，通常3~4个月就可以成功。

• 丢掉所有的香烟、打火机、火柴和烟灰缸。

• 避免参与往常习惯吸烟的场所或活动。

• 餐后喝水、吃水果或散步，摆脱饭后一支烟的想法。

• 烟瘾来时，要立即做深呼吸活动，或咀嚼无糖分的口香糖，避免用零食代替香烟，否则会引起血糖升高，身体过胖。

• 坚决拒绝香烟的引诱，经常提醒自己，再吸一支烟足以令戒烟的计划前功尽弃。

如何度过戒烟最难熬的前5天？请尝试戒烟措施之二：

• 两餐之间喝6~8杯水，促使尼古丁排出体外。

• 每天洗温水浴，忍不住烟瘾时可立即淋浴。

• 在戒烟的5日当中要充分休息，生活要有规律。

• 饭后到户外散步，做深呼吸15~30分钟。

• 不喝刺激性饮料，改喝牛奶、新鲜果汁和谷类饮料。

• 要尽量避免吃家禽类食物、油炸食物、糖果和甜点。

• 可吃多种维生素 B 群，能安定神经，除掉尼古丁。

医师的建议：

• 饭后刷牙或漱口，穿干净没烟味的衣服。

• 用钢笔或铅笔取代手持香烟的习惯动作。

• 将大部分时间花在图书馆或其他不准抽烟的地方。

• 避免到酒吧和参加宴会，避免与烟瘾很重的人在一起。

• 将不抽烟省下的钱给自己买礼物。

• 准备在 2 ~ 3 周戒除想抽烟的习惯。

戒烟后人体主要脏器发病率的变化

• 呼吸系统：吸烟者患肺癌的相对危险度是不吸烟者的 10 ~ 15 倍，而一个吸烟者戒烟 10 年后，患肺癌的危险性将是继续吸烟者的 30% ~ 50%。戒烟还可降低患肺炎、支气管炎的危险性。吸烟是慢性阻塞性肺病的主要原因。戒烟后，其随着年龄增长而发生的肺功能下降的速度将接近于不吸烟者的情况。

• 循环系统：吸烟者死于冠心病的危险度是从不吸烟者的 2 倍。而吸烟者戒烟后一年之内，这种危险度就会降低 50%。坚持戒烟 15 年后这种危险度就会接近于从不吸烟者的水平。

• 神经系统：与不吸烟者相比，吸烟者死于脑卒中的相对危险度要高一倍。有些吸烟者在戒烟后 5 年内就可把这种危险度降低到不吸烟者的水平，而有些人却需要坚持 15 年才能收到这种效果，此外，戒烟能改善脑血流量。

• 怀孕前就戒烟，其所生出的婴儿的体重将和从不吸烟的母亲所生婴儿体重基本相同。

②酗酒

医学界将酗酒定义为：一次喝 5 瓶或 5 瓶以上啤酒，或者，血液中的酒精含量达到或高于 0.08。由于大量酒精会杀死大脑神经细胞，长此以往，会导致记忆力减退，还可能引起脂肪肝、肝硬化等肝脏疾病，情况严重者必须进行肝脏移植才能保全性命。

酗酒对人体的损害

• 对躯体的危害：

◆肝脏

酒精会使肝脏囤积越来越多的脂肪，慢慢转化为炎症。需要注意的是，服用一些药物，如退热净和降脂的他汀类药物后绝对不能饮酒。它们会加剧肝脏损伤程度。

◆肾脏

酒精进入人体后，会抑制抗利尿激素的产生。身体缺乏该激素后，会抑制肾脏对水分的重新吸收。所以饮酒者会老往厕所跑，身体水分大量流失后，体液的电解质平衡被打破，恶心、眩晕、头痛症状相继出现。

◆胃

酒精能使胃黏膜分泌过量的胃酸。大量饮酒后，胃黏膜上皮细胞受损，诱发黏膜水肿、出血，甚至溃疡、糜烂。程度再严重些就会出现胃出血。

◆胰腺

酒精可通过多条途径诱发急性胰腺炎，如酒精刺激胃壁细胞分泌盐酸，继而影响十二指肠内胰泌素和促胰酶素的正常分泌，最终使得胰腺分泌亢进。

◆大脑

酒精会损伤脑细胞。饮酒 6 分钟后，脑细胞开始受到破坏。长期酗酒者的记忆力会越来越差。

◆心脏

酒精可诱发心肌炎。酗酒的人，心肌细胞会发生肿胀、坏死等一系列炎症反应。在酒精的作用下，心率加快，心脏耗氧量剧增，心肌因疲劳而受损。

◆骨骼

过量饮用酒精会加速体内钙质的流失，因此酗酒的人易得骨质疏松症，易发生骨折。

◆乳房

酒精会刺激雌激素分泌，爱饮酒的男人乳房逐渐“增肥增大”。由于喝酒会减弱肝脏功能，而雌激素在肝脏内分解，所以酗酒的男人更易患乳腺癌。男性胸部较平坦，患乳腺癌后扩散速度较快。

◆生殖系统

长期大量的饮酒很容易诱发前列腺炎，甚至继发性功能障碍，并可造成不育；造成男性生育力低下，受到损伤的精子如果受精，则常会影响胎儿在子宫内的发育，引起流产，有时还会生出畸形怪胎。

- 对神经系统的影响：容易引起小脑变性，表现为步态蹒跚，走直线困难；震颤，轻者双手颤抖，重者颜面的表情肌、舌肌也发生震颤；还可出现周围神经疾病、脑梗塞等。

• 产生精神障碍

具体有以下几种：

◆情绪方面

易产生焦虑、抑郁情绪，特别是形成酒精依赖后，在身体状况不佳、家庭不和、经济水平下降时尤为突出，严重者还可能出现自杀倾向。

◆容易出现幻觉

多发生在长期饮酒或突然停止饮酒后数日或1～2周内。在神志清醒的状态下产生言语幻听，内容多是威胁性言语，通常以数人交谈或评论他人的方式出现，如骂某人贪杯好色、是酒鬼，或揭露其隐私等；出现短时幻视，如看见躲在门窗后的人影或闪烁的亮光、地板的条纹变成怪物等。病情可持续数周、数月，甚至长达数年。

◆出现嫉妒妄想症

长期酗酒的男性，多伴随出现性功能障碍，其中以性欲低下甚至阳痿较多见。在性功能障碍的基础上，他们常产生嫉妒妄想，怀疑妻子不忠而无故谩骂、殴打、侮辱、虐待，甚至威胁要将妻子置于死地等。

◆出现遗忘综合征

表现为记忆能力发生障碍、近记忆缺损，对刚刚发生的事情不能回忆，但对多年以前的事情却能正确回忆等。

◆出现震颤谵妄

多是在慢性中毒的基础上骤然减少酒量或突然戒酒后忽然出现的精神状态的改变。可出现全身颤抖、大量出汗、不安和易怒等症状。常见的是混淆和记忆丧失，出现各种逼真的、骇人的幻觉。

◆出现人格改变

嗜酒成癖后，随着酒精中毒的加深，部分患者的人格也将发生显著变化，如有的变得玩世不恭或多愁善感，有的变得待人冷漠或不可理喻等。

酗酒对生育的影响：酒精对女性性功能的影响较为复杂，酗酒对女性性功能的影响并不亚于男子。酗酒女性常见的性功能障碍包括性欲抑制、性高潮障碍、性交疼痛和阴道痉挛。其他问题包括精神障碍、性特征减弱、卵巢萎缩、不育等，这些在长期酗酒的女性中多见。

酒精对女性的危害有哪些呢？

• 抑制生理性性唤起，随着酒精浓度的增高，性唤起生理反应不断减弱。

• 由于酗酒造成维生素缺乏和肝脏损伤，以及造成性激素代谢异常，从而出现月经稀少、阴道润滑差。

● 酒精引起的神经病理改变干扰性唤起的躯体感觉神经通路。

● 由于酗酒所致营养不良或其神经药理作用可造成大脑器质性损伤，人际间的和性方面的兴趣因此而降低。

● 继发于酗酒引起性功能障碍的疾患如糖尿病、高血压、尿道感染等。

怎样戒酒

由于酗酒的危害极大，对于酒精依赖者必须进行治疗和戒酒指导。常用的方法有：

● 认知疗法：通过影视、电台、图片、实物、讨论等多种传媒方式，让嗜酒者端正对酒的态度，认识到适量饮酒有益、超量饮酒有害的道理，逐步控制饮酒量。一般说来，酗酒者常有许多坏习惯，如有人喜欢空腹饮酒，有人喜欢一饮而尽，有人喜欢敬酒、罚酒、赛酒、赌酒、灌酒，这些不良习惯都应彻底改掉。饮酒前要多吃菜，慢慢饮，不要强行灌酒，总之要做到文明饮酒。

● 厌恶疗法：对嗜酒成瘾的患者的饮酒行为附加一个恶性刺激，使之对酒产生厌恶反应，以消除饮酒欲望。

● 家庭治疗：酗酒往往给家庭带来不幸，但对其进行制约的最好环境也是家庭。因此，家庭成员应帮助患者，让其了解酒精中毒的危害，树立起戒酒的决心和信心，并与患者签订协约，定时限量给予酒喝，循序渐进地戒除酒瘾。同时创造良好的家庭气氛，用亲情温情去解除患者的心理症结，使之感受到家庭的温暖。

● 集体疗法：患者可成立各种戒酒者协会，进行自我教育及互相约束与帮助，达到戒酒的目的。国外有各种各样的嗜酒者互戒协会，日本有民间的断酒会。这些组织每周聚会 1 ~ 2 次，讨论戒酒方法，介绍戒酒经验，互相勉励，可以取得一定的效果。

● 药物疗法：对酒精依赖患者可采用药物治疗，在医生的指导下对症治疗。

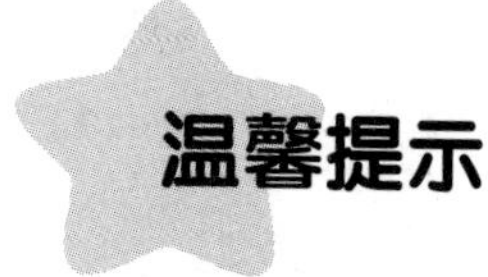

想生孩子必须戒酒

据美国最新的调查发现，女性酒精依赖和生育功能障碍相关，十几岁的青少年喝酒会引起月经周期紊乱和增加意外妊娠的可能性。

女性饮酒比男性更容易上瘾，而且对生殖功能的影响也比男性更大，因为当喝同样多的酒时女性血液中酒精的浓度会更高。

因此，饮酒的年轻女性应该考虑对生孩子的长期影响，如果继续喝酒或达到酗酒的水平，那么生孩子的能力或机会将大大减少，那些有生殖问题或其他生殖困难的女性，更要远离酒精。

8. 微量元素及维生素缺乏与不孕

(1) 微量元素缺乏与不孕

人体营养素主要有氢、氮、氧、钠、镁、磷、硫、氯、钾、钙等11种。除此以外，还有一些微量元素，如氟、硅、钒、铬、锰、铁、钴、镍、铜、锌、硒、锡、碘等。它们绝大多数也为生命所必需，在人体活动中发挥着重要的生理作用。微量元素有其最适宜的组织和血液浓度，过多可致中毒，不足可致使代谢障碍。近年来，关于微量元素缺乏与不孕不育的关系，正在越来越受到重视。

①锌缺乏与不孕

锌在细胞中的分布很普遍，是细胞内最丰富的微量元素之一。在人体内的含量有1.5~2.5克，与铁接近。这个水平靠每天吸收5毫克的锌来维持。

锌缺乏的原因

- 摄入不足，如厌食、全胃肠道外营养。
- 吸收减少，如炎症性肠病、手术肠切除、肠瘘、植物酸等。
- 需要量增加，如生长发育、伤口愈合、孕期、产后等。
- 丢失增加。

锌缺乏与不孕的关系： 锌的生物学功能主要表现为催化、结构和调节的3个方面。

- 所有的含锌酶都具有催化功能：目前发现的锌金属酶大约有50种，如人类的RNA聚合酶、碱性磷酸酶和碳酸酐酶等。
- 锌的结构功能通过锌指来体现。
- 锌还参与调节基因的表达。当体内缺乏时，对生育期男女影响最大的是生殖功能。

在女性方面：缺锌将影响脑垂体功能，使LH、FSH的合成与分泌障碍，进一步使卵泡生长、成熟及排卵障碍，而导致不排卵或黄体功能不全等。临床表现为月经紊乱、闭经、不孕等。

怎样诊断锌缺乏：对原因不明的不孕患者应注意有否存在锌缺乏的情况，缺锌主要靠病史，临床表现及辅助检查来综合考虑。

• 病史：了解是否有影响锌代谢的病史。

• 临床表现：除不孕外，患者常有食欲减退，并有性功能低下。女性还表现为月经紊乱、闭经。体检发现患者生长迟缓，严重者可达侏儒的程度。此外，还有第二性征发育不良等。

• 辅助检查：可通过血浆、头发中锌含量来了解体内锌代谢情况。精浆中锌水平与不孕的关系，有待进一步研究。

怎样防治锌缺乏的防治

• 去除病因。

• 调整饮食：推荐的膳食供给量为：成年男性 15 毫克/天、女性 12 毫克/天、孕妇为 15 毫克/天。肉类和贝壳类是锌的最好来源，除谷类的胚芽外（如麦胚），植物性食物含锌量很低。

• 药物补锌

硫酸锌可提高精子的计数、男性血睾酮的浓度，提高性功能等。

②铜与不孕

铜为人体重要的微量元素之一，成年人体内平均含铜总量约为 110 毫克。主要由十二指肠吸收，并由肠道排泄，几乎不通过尿液排出。成人每日摄入铜的安全和适合量约为 2 ~ 3 毫克。食物中的铜绝大多数来源于固体食物，如坚果类。

铜代谢紊乱与不孕的关系

• 铜缺乏与不孕的关系

研究证实，女性体内铜元素不足，会影响卵泡的生长、成熟，抑制输卵管的蠕动，不利于卵子的运行，从而导致不孕。

近年来研究认为，铜离子对输卵管的纵形及环形平滑肌有类似前列腺素的作用，当铜离子浓度降低时，则输卵管蠕动受抑制，从而妨碍了卵子的运行，影响受精卵的着床而致不孕。

• 高铜与不孕的关系

相对于缺铜，高铜对生殖功能的影响的研究历史更长些，也更成熟些。当铜升高时，子宫内膜细胞繁殖周期 S 期延缓，分泌期的分泌功能受到抑制。过多的铜还可使溶液失去黏附性，影响精子获能及精子代谢中能量的供给。铜也可通过直接抑制精子呼吸过程的氧化和醇解作用。此外，铜还可通过抑制垂体内分泌功能来影响生殖功能。

怎样合理补充铜

• 建议饮食上多加注意，每日摄取铜2 毫克为宜。

• 含铜最多的食物：包括海鲜（特别是水生有壳类动物，如牡蛎和蟹，它们在海洋取食的过程中汲取了大量的铜）、动物肝脏、粗粮、坚果和蔬菜（大豆和小扁豆）以及巧克力。

• 其他含铜的食物：包括马铃薯、豌豆、红色肉类、蘑菇以及番木瓜、苹果等。茶叶、米饭和鸡肉中含铜较少，但因人们对它们的摄入量多，也可提供足量的铜。

另外，天然水中也含铜，但值得注意的是，目前人们爱喝的纯净水，将天然水中的铜也过滤掉了。

③铁缺乏与不孕

铁是研究最多和了解最深的营养素之一。铁缺乏是世界范围内最常见的营养缺陷。体内铁总量，男子平均约3.8 克、女子约2.3 克。体内含铁化合物可分为两类，即功能性铁（具备代谢和酶的功能）和储备铁（储存与运输）。大约体内2/3 为功能铁，存在于循环的红细胞中。

在发展中国家，约30% ~40% 幼儿和育龄女性缺铁，最突出的临床表现是贫血。

缺铁与不孕的关系：缺铁与精液中精子密度有明显关系，并影响精子功能。在女性长期缺铁引起贫血，可导致月经紊乱，排卵障碍。另有许多流行病学研究表明，妊娠早期贫血与早产、胎儿发育迟缓、胎儿死亡有关。一项研究表明，早产的危险性特别与缺铁本身而不是与贫血有关。此外缺铁性贫血常引起男女性欲减退和性功能低下。

缺铁的诊断标准

缺铁性贫血的诊断标准

• 小细胞低色素贫血：男性 Hb < 120 克/L，女性 Hb < 110 克/L，孕妇 Hb < 100 克/L；MCV < 80fl，MCH < 26p 克，MCHC < 0.31；红细胞形态可有明显低色素表现。

• 有明显的缺铁病因和临床表现。

• 血清（血浆）铁 < 10.7μmol/L（60μ 克/dl），总铁结合力 > 64.44μmol/L（360μ 克/dl）。

• 运铁蛋白饱和度 <0.15。

- 骨髓铁染色显示骨髓小粒可染铁消失，铁粒幼红细胞<15%。
- 红细胞游离原卟啉（FEP）>0.9μmol/L（50μ克/dl）（全血），或血液锌原卟啉（ZPP）>0.96μmol/L（60μ克/dl）（全血），或FEP/Hb>4.5μ克/克Hb。
- 血清铁蛋白（SF）<14μ克/L。
- 铁剂治疗有效。

符合第（1）条和（2）~（8）条中任何两条以上者可诊断为缺铁性贫血。

怎样治疗缺铁

- 补充铁剂

◆口服铁剂，首选硫酸亚铁或葡萄糖亚铁0.3~0.6克/日，餐后服。

◆注射铁剂，右旋糖酐铁，首次20~50毫克，深部肌注，如无反应每日或隔2~3日肌注100毫克，总剂量（毫克）=300*正常血红蛋白（克）%－患者血红蛋白（克）%+500毫克。

◆中医疗法

对缺铁患者，临床宜辨证施治。脾气虚者，治以益气健脾，方用香砂六君汤合当归补血汤加减；脾肾阳虚者，治以温补脾肾，方用右归饮加减；心脾两虚者，治以益气养血，方用归脾汤或八珍汤加减。

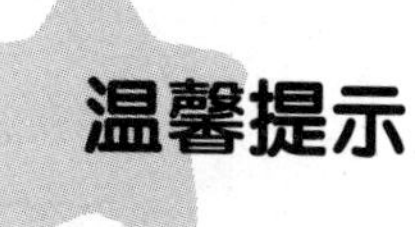

缺铁性贫血的自我防治

（1）自我心理调节

保持心情舒畅，避免剧烈活动、劳累。保持心情愉快、性格开朗，不仅可以增进机体的免疫力，而且有利于身心健康，同时还能促进骨骼里的骨髓造血功能旺盛起来，使得皮肤红润，面有光泽。

（2）食用强化铁剂预防贫血

多吃绿色蔬菜和含铁量高的食物，如蛋黄、牛肉、肝、肾、海带、豆类等。不饮茶，茶叶中的鞣酸会阻碍铁质的吸收。

胃酸缺乏（如萎缩性胃炎、胃切除术后）者可适当口服些稀盐酸。盐酸能将食物中的铁游离化，增加铁盐的溶解度，有利于吸收。此外，多吃一些维生素C，也有利于食物中铁的吸收。

使用传统的铁锅煎炒食物，锅与铲之间的摩擦会产生许多微小的碎屑，在加热过程中，铁可溶于食物之中，故铁锅是一种很好的补血器皿。

④碘与不孕

碘是人体（包括所有的动物）的必需微量元素之一，活性较弱，但仍可与大多数元素直接化合，并以化合物形式广泛存在于自然界。碘微溶于水，易溶于乙醇、乙醚、甘油等有机溶剂。碘遇淀粉呈蓝色，据此可以作定性、定量检测。海藻中碘含量最丰富，并为提取纯碘的主要原料。工业上碘亦来源于海藻，主要用于医药、燃料、感光材料及化学试剂等。

碘对人体有哪些作用

碘的主要生理功能都是通过甲状腺素来完成的，碘的生理功能其实就是甲状腺素的生理功能。

- 促进能量代谢

促进物质的分解代谢，产生能量，维持基本生命活动。

- 维持垂体的生理功能
- 促进发育

发育期儿童的身高、体重、骨骼、肌肉的生长发育和性发育都有赖于甲状腺素，如果这个阶段缺少碘，则会导致儿童发育不良。

- 促进大脑发育

在脑发育的初级阶段（从怀孕开始到婴儿出生后2岁），人的神经系统发育必须依赖于甲状腺素，如果这个时期饮食中缺少了碘，则会导致婴儿的脑发育落后，严重的在临床上面称为“呆小症”，而且这个过程是不可逆的，以后即使再补充碘，也不可能恢复正常。

碘缺乏（甲状腺功能减退）会导致不孕

碘缺乏可以引起生殖功能不良、先天异常和围产期婴儿死亡率增高。

碘缺乏地区的女性月经异常、不孕症、停止排卵、流产和死产和发生率大大高于非病区。

女性补充碘剂以后，不仅死胎发生率和围产期婴儿死亡率下降，婴儿出生体重也明显增加。说明纠正碘缺乏可以改善生殖功能。

● 为什么甲状腺功能减退会导致女性不孕

严重的甲状腺功能低下常伴有生殖功能的失常、黄体功能不足和不排卵。因为LH分泌不足，子宫内膜持续的增生状态和孕酮分泌不足，子宫肌收缩力弱和血小板功能紊乱，子宫内膜常发生突破性出血，且出血量多，不规律，生殖功能处于紊乱状态。

有排卵的患者，受孕概率下降，流产率高，这与机体的整体功能状态和黄体功能不佳有关。有时因甲状腺功能不足继发垂体功能低下，患者不排卵，出现闭经、性欲低下等。

中重度甲状腺功能减退患者有泌乳现象。

● 女性自身免疫性甲状腺疾病

如无痛性甲状腺炎、亚急性甲状腺炎。患者甲状腺组织被破坏，导致甲状腺形态和功能的丧失，引发自身免疫性甲状腺疾病。

● 甲状腺功能减退与妊娠

轻度甲状腺功能减退对妊娠没有严重影响。中度、重度甲状腺功能减退会导致妊娠前3个月的流产、死胎、胎儿不成熟。在妊娠20周后，妊娠合并甲状腺功能减退的发生率约占0.6%。伴有Ⅰ型糖尿病的患者其发生率更高。流产与甲状腺自身抗体有关，但与甲状腺功能状态无关。甲状腺自身抗体可能激活免疫的稳定状态，使得流产率增高。用激素治疗能提高其妊娠成功的可能性。因此一旦确诊，应予以治疗。

● 怎样诊断甲状腺功能减退诊断

患者临床表现为疲劳、便秘、肠痉挛等。

体征与分类

◆ 轻度甲状腺功能减退的患者皮肤干燥、不耐冷。

◆ 中重度甲状腺功能减退的特点是皮肤干厚、头发厚脆、声音嘶哑、血压高、思维言语迟钝、食欲下降、反射延迟、腕管综合征等。

◆ 重度甲状腺功能减退出现体温低、心动过缓、低通气量和感觉中枢抑制，需要紧急处理。

实验室检查

TSH水平是检测甲状腺疾病的最敏感指标。

TSH水平升高后，测定血清中游离T4的水平，游离T4的水平与TSH甲状腺功能低下的程度密切相关。尤其在甲状腺功能迅速减退时显著升高。当下丘脑和垂体发生病变后，不能分泌正常的生物活性的TSH，因此，不能单独测定TSH，应当同时测定血游离 T4 和 TSH 水平。

- 怎样治疗甲状腺性疾病导致的不孕

◆原发性甲状腺功能减退

原发性中、重度甲状腺功能减退应用甲状腺素治疗时。用药宜从小剂量开始，缓慢递增。甲状腺素片一般从 15 ~ 30 毫克/天开始，每 1 ~ 2 周增加 15 ~ 30 毫克/天，直到 90 ~ 240 毫克/天。如患者发生心动过速、失眠、兴奋、多汗等，应减量或暂停，待症状消失后再继续治疗。

◆继发性甲状腺素功能低下

继发性甲状腺素功能低下者，应针对原发病进行治疗，同时服用甲状腺素替代治疗。甲状腺素抵抗综合征没有良好的治疗方法，补充超生理剂量的甲状腺素可能有一定的帮助。甲状腺功能减退继发不孕症的，纠正甲状腺功能后多数恢复排卵和受孕，不能恢复排卵的可予以促排卵治疗，如能受孕，维持黄体功能，预防流产。

甲状腺功能亢进与女性不孕

- 为什么甲状腺功能亢进会导致女性不孕

甲状腺功能亢进对女性生育能力有影响，患者普遍有月经改变，重度甲状腺功能亢进可导致不孕，但尚不能肯定轻、中度甲状腺功能亢进是否会导致不孕。

甲状腺功能亢进在青春期前发病的可以出现性成熟迟缓、骨骼发育加速；青春期后可对生殖功能发生影响，女性明显，患者性欲增加。但是，重度甲状腺功能亢进由于消耗，性欲下降；出现卵泡发育障碍，月经周期延长或缩短，阴道少量出血，甚至闭经，受孕概率下降，部分患者出现不孕症。如果受孕，则流产率也会增加。

- 甲状腺功能亢进有哪些症状

◆全身表现：怕热，多汗，乏力，体重减轻。

◆神经、精神方面：神经质，易激动，情绪不稳定，焦虑不安，活动过多，注意力分散，失眠。

◆心血管系统：心悸，心跳加快，心律不齐，心绞痛。

◆消化系统：吃得多但容易饿，大便次数增多，腹泻。

◆皮肤肌肉：皮肤潮湿、瘙痒，肌肉软弱无力、疼痛，甚至肢体突然不能活动（周期性瘫痪）。

◆生殖内分泌：女性月经不规则，男性阳痿，生育力下降。

◆血液系统：可以引起白细胞减少、血小板减少或贫血。

● 怎样诊断甲状腺功能亢进

◆根据临床表现。

◆实验室诊断：对甲状腺功能亢进的诊断，最佳的筛查方法是 TSH 试验，因为当 FT4 水平升高时，垂体的 TSH 分泌呈指数样下降，所以血清中 TSH 水平与 FT4 或 FT4 的直接测量是早期监测甲亢敏感的标志。当 FT4 下降时，FT4 指数是替代指标。当 FT4 指数正常时，FT3 指数可作为确诊指标。

不能单独用 TSH 试验诊断甲状腺功能亢进，因为在继发性甲状腺功能亢进患者中很少能自身分泌 TSH，一旦诊断为甲状腺功能亢进，应首先找出其发生原因。

● 怎样治疗甲状腺功能亢进导致的不孕

◆控制甲状腺功能亢进是基础治疗。

◆症状控制后常可自然恢复排卵和月经，不能恢复者可以促排卵治疗。

◆如果受孕，应当继续控制疾病。但是抗甲状腺药物对胎儿的甲状腺功能有影响，对胎儿的发育，特别是神经系统的发育不利。妊娠期将基础代谢率控制在 20% ~30% 为宜，也有人在妊娠期将药物剂量减少一半，以防对胎儿发育有不利影响。

（2）维生素缺乏与不孕

随着社会的进步，科学技术的发展，人类生活条件的普遍提高，营养状况也明显改善。但与此同时，新的食品加工工艺和工具、新的贮藏容器、新的包装材料、新的农药、新的虫害，或由于饮食习惯、营养与膳食组成发生变化，也会出现一些新的营养问题，如维生素丢失和摄入不足而导致体内维生素缺乏。而适量的维生素是人类赖以生存的基本要素之一，是维持良好的健康的先决条件，同时也是生殖功能健康，人种赖以延续的营养保证之一。

①维生素 A 缺乏与不孕

维生素 A 是人体内重要的维生素之一。它的最明确的功能在于视觉方面；第二个功能是在细胞分化中所起的作用，此外视黄醇和视黄酸对胚胎发育也是必要的。

维生素 A 缺乏的原因有哪些

● 摄入量不足

根据相关调查，我国城乡人均维生素 A 摄入量仅占供给量标准的 11. 12% 。

• 吸收不良

维生素A的消化与吸收与脂质代谢关系密切，当消化功能紊乱和脂质吸收障碍时，影响维生素A的吸收。

• 消耗增加

感染和高热可使维生素A消耗增加。

• 蛋白质缺乏

维生素A与蛋白质之间有非常重要的关系。在蛋白质营养不良时，维生素A不能从肝脏运载到血液或组织中，因而出现维生素A缺乏症状。

• 锌缺乏

锌参与肝脏及视网膜内维生素A还原酶组成，缺锌可导致维生素A缺乏。

怎样诊断维生素A缺乏

• 维生素A的临床表现

维生素A的典型临床表现是干眼病。表现为夜盲，角膜、结膜干燥等。

• 血维生素A测定

血维生素A测定对诊断维生素A缺乏有重要价值。WHO（1976）推荐血清维生素A正常值为20－50μ克/100毫升；10－20μ克/100毫升为低水平；<10μ克/100毫升为缺乏。

怎样防治维生素A缺乏

• 预防

普及卫生知识，开展营养教育，适量补充富含维生素A或胡萝卜素的辅食，如动物肝、奶制品、鱼、胡萝卜、黄色南瓜、深绿色叶菜、玉米、番茄、木瓜等。

• 治疗

维生素A丸5000IU～20,000IU/日口服。除非有充分证据证明维生素A缺乏，否则育龄女性补维生素A要谨慎，因为维生素A过多可致使人胚胎畸形、流产等，对已孕女性，孕期不宜常食动物肝脏。

②维生素E缺乏与不孕

维生素E（生育酚）为脂溶性维生素，其生理功能对生育有一定影响。

维生素E缺乏的原因是什么

维生素E在自然界中普遍存在，只有当脂肪吸收障碍时，才会导致维生素E的缺乏。正常每日维生素E需要量在成年男女分别为10毫克和8毫克。当血浆维生素E过低时，最常见疾病是囊性纤维化、无β－脂蛋白血症、慢性胆汁郁积性肝病、胰性腹泻等。

维生素 E 对生殖功能有什么影响

维生素 E 在生殖方面的作用和影响主要为促进精子的生成和活动，增强卵巢功能。当维生素 E 低下时，可使精子的生成和活动及受精受影响，并可导致睾丸损害及卵巢功能紊乱。

维生素 E 的来源与摄入量

维生素 E 最丰富的食物来源是植物油，如大豆、玉米、棉籽和红花油。当维生素 E 明显缺乏时，应补充维生素 E，一般口服 100－200 毫克/天。

由于维生素 E 为脂溶性，体内可有蓄积，过量补充可引起中毒。

9. 生活因素与不孕

(1) 营养不良与不孕

营养不良会影响女性的排卵规律，也会影响男子的精子质量，长期不均衡的饮食会使夫妻受孕力降低。

①消瘦

怎样才算消瘦评价

- 标准体重评价法

◆成人（女士）标准体重的公式为：

第一种方法：身高（厘米）－107.5

第二种方法：〔身高（厘米）－100〕×0.85

◆评价标准：±10% 为正常。

低于标准体重 20% 为消瘦。

- 体重指数（BMI）评价法

计算公式：$BMI=\frac{体重（kg）}{身高（m）^2}$

评价：女士 19～24 为正常

17～18.4 消瘦

16.0～16.9 中度消瘦

<16.0 重度消瘦

导致消瘦的原因有哪些

- 神经性厌食症

这是由一系列特殊症候组成的病症，患者的特点是种种神经障碍引起的厌食，极度消瘦，发生闭经及其他机体功能的改变。多数是功能性疾患，也有些属器质性病变，如下丘脑疾病（肿瘤等）患者。当下丘脑的某些调节饮食、性行为、月经等的区域发生病变时，就会出现一系列神经内分泌功能障碍，多见于年轻女性，除明显消瘦之外，表现为神经过敏、抑郁、焦虑不安、癔症等。患者几乎全部出现闭经，近半数患者在治疗后体重得以恢复，闭经却持续存在，说明不单纯是饥饿造成的，而是心理的障碍通过下丘脑影响垂体功能。闭经可导致生殖器萎缩。

● 肾上腺功能不全

自1885年阿狄森医生首先报道这一疾病以来，人们便把这种病叫做阿狄森病。患者的特点是又瘦又黑，饮食不振，无力倦怠，失水失钠，血压和血糖降低，性欲减退，阴毛脱落，闭经、不孕，其原因是患者的肾上腺皮质发生了组织破坏及萎缩，具体原因有肿瘤、结核、出血、血栓形成、感染等。

● 甲状腺功能亢进

患者消瘦、失眠、心悸、神经过敏、精神兴奋、食欲旺盛，这些是人们所熟悉的症状，但对甲亢影响月经的情况则不太熟悉。其实各种类型的甲亢患者都有不同程度的月经紊乱出现。初期因卵巢内分泌功能受到影响，激素的分泌与释放增多，子宫内膜对激素的反应性也增强，临床会表现为月经过多，过频。但随着甲亢病情的一天天发展，子宫内膜由增生变为退化萎缩，继而月经稀少，经量减少，直至出现闭经，性功能也可减退，最终便会造成不孕。甲亢的治疗包括手术和药物治疗，即使要手术的患者也要先经过一段抗甲状腺激素的药物治疗，让患者的心率、血压、基础代谢率都降至安全水平，这样才可能经受得住手术。

● 结核病

结核病菌可经血液或腹腔直接蔓延到生殖系统，其受损害的部位主要是输卵管。结核性输卵管炎可占女性生殖系统结核的90%左右。结核病变造成输卵管腔内黏膜破坏、粘连，最终阻塞从而造成不孕。

消瘦对生殖功能的影响

常见的妇科表现有子宫后屈、子宫脱垂、白带过多、性欲淡漠，缺乏性感，甚至出现月经稀少或闭经，伴发不孕。

闭经使分泌的促性腺激素较少，长期闭经时还会因生殖器萎缩而导致不孕。

怎样治疗消瘦

- 针对病因进行治疗。
- 营养不良性消瘦，应补充营养。

（2）肥胖

肥胖是指机体内脂肪高度沉着，包括在特殊部位沉着，超过正常生理需要，而且有害于身体健康和正常机能活动。肥胖是现代经济发达国家的社会性问题，已成为常见病。在我国，随着人们生活水平的提高和饮食结构的变化，肥胖病也有逐年增高的趋势，特别是女性肥胖病明显多于男性，约占已婚育龄女性的20%以上。肥胖病患者常因月经不调、闭经、排卵障碍而造成不孕。

①怎样判断是否肥胖

标准体重

凡是超出标准体重10%的，为超重；超出标准体重的20%，为轻度肥胖；超出标准体重的30%，为中度肥胖；超出标准体重的50%以上，为重度肥胖。

体重指数（BMI）评价

年龄段（岁）	肥胖	超重	正常	体重偏轻	消瘦
18～25	22以上	21.1～22.0	18.1～21.0	17.0～18.0	17以下
26～30	23以上	22.1～23.0	19.1～22.0	18.0～19.0	18以下
31～40	25以上	24.1～25.0	20.1～24.0	19.0～20.0	19以下
41～50	26以上	25.1～26.0	21.1～25.0	20.0～21.0	20以下
51～60	26以上	25.1～26.0	21.1～25.0	20.0～21.0	20以下

②肥胖的病因与分类

临床上将肥胖区分为单纯性肥胖及继发性肥胖两大类。

单纯性肥胖：单纯性肥胖的病因和发病机制是复杂的，有许多因素需要考虑，如遗传因素、饮食习惯等，但进食热量多于人体消耗量则是导致肥胖的直接起因。

单纯性肥胖者的卵巢，有类似多囊卵巢综合征的症状，如月经不调、不排卵，从而导致不孕。

继发性肥胖：如下丘脑性肥胖，常伴有生殖器官发育不全、第二性征发育不良、性功能低下、智力低下，又被称为肥胖性生殖无能征。肾上腺皮质功能亢进性肥胖（又称柯兴氏综合征），可出现月经不调、闭经、生殖器官萎缩、性欲减退，所以也会导致不孕。性腺功能不足性肥胖，可因性腺功能低下，出现闭经、不孕。

③肥胖对女性生殖功能有哪些影响

正常月经和生殖功能需要足够的脂肪储存量，但是体重过高和过低都会使生育能力下降。

有资料表明，肥胖对生育能力影响很大，可以导致月经失调、无排卵、不孕、流产、妊娠结局不良等。

不孕或生殖功能下降的患者也常表现为肥胖或超重。肥胖女性出现无排卵和多囊卵巢的概率为35%～60%。

BMI为28～33的少女以后出现无排卵性不孕的概率比BMI为18～22的少女高2.7倍。

肥胖女性与正常体重的女性相比，她们在自然妊娠和不孕治疗中的妊娠率均比较低。肥胖症患者在促排卵的过程中，需要的促性腺激素量大，排卵率低，甚至影响内膜的生长。

医学研究发现，肥胖，尤其是“向心性”肥胖，易导致胰岛素抵抗和高胰岛素血症。胰岛素抵抗可以通过多种机制引起高雄激素血症，影响卵泡的生长和发育。如约有75%的卵巢综合征患者合并肥胖。

除此之外，肥胖症患者还存在瘦素抵抗（即高循环瘦素达不到其应有的生物学效应）。瘦素对卵泡生长的刺激作用，会抑制卵泡发育、排卵和子宫内膜发育，导致肥胖女性生育能力降低，从而造成不孕。

④确诊肥胖需要做哪些相关检查

病史：要了解发病时间、发病原因及肥胖增加情况；了解饮食及睡眠情况以及活动量和运动量；了解家庭史及月经史、婚育史。

体征：轻度肥胖患者多无不良反应，中度和重度肥胖患者可出现症状，如两下肢沉重感、活动时气促、体力劳动易疲倦、嗜睡酣眠、多食善饥、月经稀少、甚至闭经不孕等。

实验室检查

- 要做垂体激素和性激素的测定。
- 血脂分析，大多数肥胖病人其胆固醇、甘油三酯等均高于正常值。
- 结合临床选择肾上腺皮质激素、甲状腺素、胰岛素、生长激素等相关激素的测定。

⑤怎样治疗肥胖

饮食疗法加运动疗法。

对症治疗。

病因治疗。

内分泌治疗。

经过上述方法治疗后，体重下降，但月经未恢复正常或未怀孕者，可根据体内激素水平进行治疗。

附:《中国居民膳食指南》

1. 食物多样，谷类为主

食物是多种多样的。各种食物所含的营养成分不完全相同，每种食物都至少可提供一种营养物质。平衡膳食必须由多种食物组成，才能满足人体各种营养需求，达到合理营养、促进健康的目的。

谷类食物是中国传统膳食的主体，是人体能量的主要来源。谷类包括米、面、杂粮，主要提供碳水化合物、蛋白质、膳食纤维及 B 族维生素。

一般成年人每天摄入 250 克～400 克为宜。

谷类为主是平衡膳食的基本保证；粗细搭配有利于合理摄取营养素。

2. 多吃蔬菜、水果和薯类

进食较多的蔬菜、水果和薯类，在保护心血管健康、增强抗病能力、减少儿童发生眼病的危险以及预防某些癌症等方面起着十分重要的作用。

每天吃蔬菜 300 克～500 克，水果 200 克～400 克，并注意增加薯类的摄入。

膳食纤维是人体必需的膳食成分，蔬菜与水果不能相互替换。

3. 每天吃奶类、豆类或其制品

奶类除含丰富的优质蛋白质和维生素外，钙含量也较高，而且钙的利用率也很高，是天然钙质的极好来源。我国居民膳食提供的钙普遍偏低，平均只达到推荐供给量的一半左右。我国婴幼儿佝偻病的患儿也较多，这和膳食钙不足可能有一定的联系。因此，应大力发展奶类的生产和消费。豆类是我国的传统食品，含丰富的优质蛋白质、不饱和脂肪酸、钙及维生素 B_1 和烟酸等。

建议每人每天平均饮奶 300 毫升；摄入 30～50 克大豆或相当量的豆制品。

含乳饮料不等同于奶，饮奶有利于预防骨质疏松。

4. 经常吃适量的鱼、禽、蛋、瘦肉，少吃肥肉和荤油

鱼、禽、蛋、瘦肉等动物性食物是优质蛋白质、脂溶性维生素和矿物质的良

好来源。但值得注意的是，肥肉和荤油为高能量和高脂肪食物，摄入过多往往引起肥胖，还是某些慢性病的危险因素，应当少吃。

每天应摄入 125 ~ 225 克。其中，肉类 50 ~ 75 克，鱼虾 50 ~ 100 克，蛋类 25 ~ 50 克。

5. 食量与体力活动要平衡，保持适宜体重

进食量与体力活动是控制体重的两个主要因素。食物提供人体能量，体力活动消耗能量。如果进食量过多而活动量不足，多余的能量就会在体内以脂肪的形式积存即增加体重，久而久之则引起肥胖。

6. 吃清淡少盐的膳食

吃清淡少盐的膳食有利于健康，即不要吃太油腻、太咸的食物，不要过多吃动物性食物和油炸、烟熏食物。我国居民食盐摄入量过多，平均值是世界卫生组织建议的两倍以上。流行病学调查表明，钠的摄入量与高血压发病率呈正相关，因而食盐不宜过多。

每天烹调油小于 25 克，每天食盐 6 克。

7. 若饮酒应适量

在节假日、喜庆和交际场合人们往往饮酒，有些人则天天饮酒。高度酒含能量高，不含其他营养素。无节制地饮酒，会使食欲下降，食物摄入减少，以致发生各种营养素缺乏，严重时还会造成酒精性肝硬化。过量饮酒会增加患高血压、中风的危险。饮酒过多可导致事故及暴力增加，对个人健康和社会安定都是有害的。严禁酗酒，若饮酒可少量饮用低度酒。

建议成年男性一天饮用酒的酒精量不超过 25 克，成年女性一天饮用酒的酒精量不超过 15 克。孕妇和儿童青少年应忌酒。

8. 吃新鲜清洁卫生的食物

在选购食物时应当选择外观好、无污染、无杂质、未变色、未变味并符合卫生标准的食物，严把饮食卫生关，谨防“病从口入”。

膳食指南这八条要求是获得健康的前提，其核心可概括为“平衡膳食，合理营养，促进健康”。

膳食金字塔

第一层（塔基）：谷类食物，每天摄入 250 至 400 克；

第二层：蔬菜、水果，每天分别摄入 300 至 500 克，200 克至 400 克；

第三层：鱼、禽、肉、蛋等动物性食物，每天应摄入 125 至 225 克；

第四层：奶类和豆类食物，每天相当于吃鲜奶 300 克的奶类或奶制品，相当

于干豆30克至50克的大豆及制品；

第五层（塔顶）：烹调油和食盐，每天烹调油小于25克，每天食盐6克。

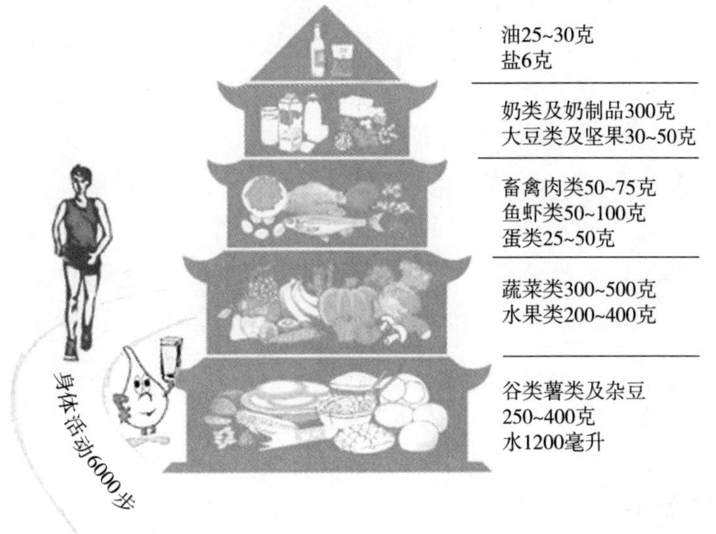

（3）房事不当与不孕

①性生活过少

性生活次数过分稀少的夫妻不易受孕。

有些夫妻认为，既然在排卵期才能受孕，而减少性交次数又可以使精液质量提高，于是平时尽量克制性要求，只在排卵期进行性生活。殊不知，精子成熟后长期不排出体外，就会逐渐老化，以致活动能力减退，存活率低，最终被巨噬细胞吞噬或吸收。克制性行为的时间长了还容易发生性功能障碍。如果按双方的性要求自然进行性生活，频率适度，而在排卵之前3～5天适当禁欲，从排卵的前1天开始，隔天性交1次，共3次，这样受孕的机会就会增高。

精子数特别低的患者，可在一次房事后，过30～60分钟再行第二次房事，这样将有助于提高精子含量，增加受孕率。这是因为，当输精管功能失常时，第一次射精只能排出少量精子，而需要第二次兴奋来排空余下的较多的精子。

②经期性生活

女性在月经期骨盆会充血，子宫内膜脱落时往往在子宫腔表面上造成一些伤口，子宫平时是紧闭的，这时要稍稍张开些，病菌就容易通过。阴道里的酸度被月经血冲淡，酸度降低，起不到抑止病菌生长繁殖的作用。阴道里的月经血又是病菌生长繁殖的好养料，这些情况都会给病菌侵入生殖器官造成机会。

月经期阴部充血，容易因性生活擦伤引起发炎，造成生殖道感染而不孕。月经期的性生活，往往由于男性生殖器的进入以及性高潮时的子宫收缩和肛门括约肌收缩，致使月经血流受阻碍，破碎的子宫内膜随经血倒流入腹腔或输卵管，一旦在输卵管种植，就会造成输卵管的子宫膜异位症，阻塞输卵管而不孕。

子宫内膜异位症常合并卵巢功能异常，使卵巢增大呈囊性（卵巢子宫内膜囊肿），因其粘连而不活动，囊内为红黑色黏稠液体，颜色与巧克力相似，又称卵巢巧克力囊肿，这也是引起不孕的重要原因。

月经期间同房，精子易于和子宫内膜破损处溢出的红细胞相遇，往往使其中的免疫细胞被致敏，从而产生抗精子抗体。这些抗体存在于女性的血清中，也出现在宫颈黏液及生殖道其他部位，一旦再次接触精子，则会激起强烈的免疫排斥反应将精子杀死或阻止其活动。人体中一旦激起抗精子抗体，严重者可维持几年或甚至几十年时间，造成较顽固的不孕。

③性生活不和谐

有的夫妻结婚一年多了，没有怀孕。性生活次数也不少，而且很顺利。但每次过性生活，丈夫总是很快完事，妻子大多数时候没有感觉。这是因为性事不和谐而导致的不孕症。

如果女性在性生活中得不到应有的满足，甚至产生厌倦感，阴道和子宫颈的分泌物就会很少，甚至没有。在这种情况下，精子的存活率就很低，女性甚至还会因为紧张或抗拒性生活，子宫颈口紧闭，能够存活的精子也很难进入子宫，因此不利于怀孕。即使怀孕，也难以孕育最好状态的胎儿。因此，性事不和谐能导致不孕并不少见。

愉悦的性生活有利于孕育健康的后代，这早已是古今中外的共识。因此，不用打针也无需吃药，只要男方能认真学一学如何调动妻子的积极性，并在排卵期前一周禁欲，在排卵期后再过性生活，就可以保证精子质量，那么，怀孕的机会将会大大增加。

（3）其他因素导致的不孕

现代社会发展的速度、激烈的竞争给很多职业男女带来了生活压力，再加上环境污染、妇科疾病等，导致不孕不育越来越高发。有哪些现象最可能导致不孕呢？

①人工流产

每一次流产，会让不孕的概率增加3%～5%。

流产容易造成子宫内膜损伤，使受精卵不易“扎根”。此外，如果手术不当引起感染或术后不能很好休息，都容易导致输卵管堵塞、子宫内膜异位等问题，造成难孕。

所以，应尽量减少无谓的人流痛苦，以免影响日后受孕计划的实施。

②生育年龄

30岁后，生育能力与年龄成反比。

根据女性的生理特点，24～29岁是最佳的生育年龄，从30岁起，生育能力的曲线便呈下降趋势，40岁以后更呈明显衰落。一般认为，45岁以后妊娠的可能性极小。所以，就女性而言，年龄对生育能力来说是至关重要的因素。

应提前规划，免得事后懊悔不已。

③精神压力

精神紧张影响雌激素分泌。

受孕是个系统的过程，需要身体各器官的共同协作。体内的激素只有在大脑皮层的控制下才能正常工作。如果你背负压力，使精神始终处于紧张、焦虑的状态，大脑皮层就无法让激素正常分泌，抑制卵巢的正常排卵功能，从而使受孕成为一种奢望。

女性长期处于紧张焦虑和恐惧不安等不良心理状态，不仅会引起植物神经功能紊乱，也会影响性激素的分泌，从而造成生殖功能失调，表现为无排卵性月经、月经稀发、排卵稀少、闭经以及功能性子宫出血，还可引起输卵管痉挛、宫颈黏液黏稠，不利于精子穿透等。研究还发现，有相当比例的患有神经官能症女性，有不同程度的月经紊乱，降低了正常受孕率。

有些女性可能因老人或丈夫盼子心切而负担着巨大的压力，这些心理因素都可通过神经内分泌的改变，影响卵巢的功能，导致不孕。因此，最简单的办法是，和老人分开住一段时间，减轻心理上的压力，或者和丈夫彻底抛开一切，去风景秀丽的地方旅游，放松紧绷的神经，调节一下内分泌。在轻松的环境里，在悠然的心态下，也许小宝宝会不请自到。急于求成或急功近利都会使原本唾手可得的事变得难上加难，使怀孕概率下降。

④滥用补品

盲目服用补品或药物，使受孕的可能性下降。

有些保健品含有大量的雌激素，短期服用可能会感到精神愉悦，精力旺盛，但是如果长期服用，可能会导致内分泌紊乱，影响受孕。此外，不少女性会为美而热衷于减肥，其实，如果女性体内的脂肪量低于维持正常月经周期的最小值，也会造成丧失生殖能力的严重后果。

注意健康饮食，不要盲目减肥、使用补品和药物。

⑤不讲卫生

支原体、衣原体感染会造成炎症。在女性生殖道中，衣原体最容易侵犯的部位是子宫颈，可引起局部炎症，并可由此向上蔓延，引起子宫内膜炎、输卵管炎，导致分泌物增多，宫颈黏液、阴道黏液的改变，使精子的生存和运动都有一定障碍。有报道证实，在17例因盆腔感染合并输卵管不通而致的不孕中，11例被检出衣原体感染。可见衣原体感染是引起女性不孕的原因之一。另外，衣原体、支原体感染还会造成精子畸形，导致精子发育、运动受到障碍，精子形态也将发生变化，从而影响精子的运动，造成了精子的活力不强。

衣原体感染不仅可通过性生活传播，还可通过手、毛巾、衣物、浴器等接触传播。因此在日常生活中，男女方都应讲究卫生，不要混用生活用品，如果有一方感染了衣原体，在治愈前最好不过性生活，以免传染给对方，导致不孕。

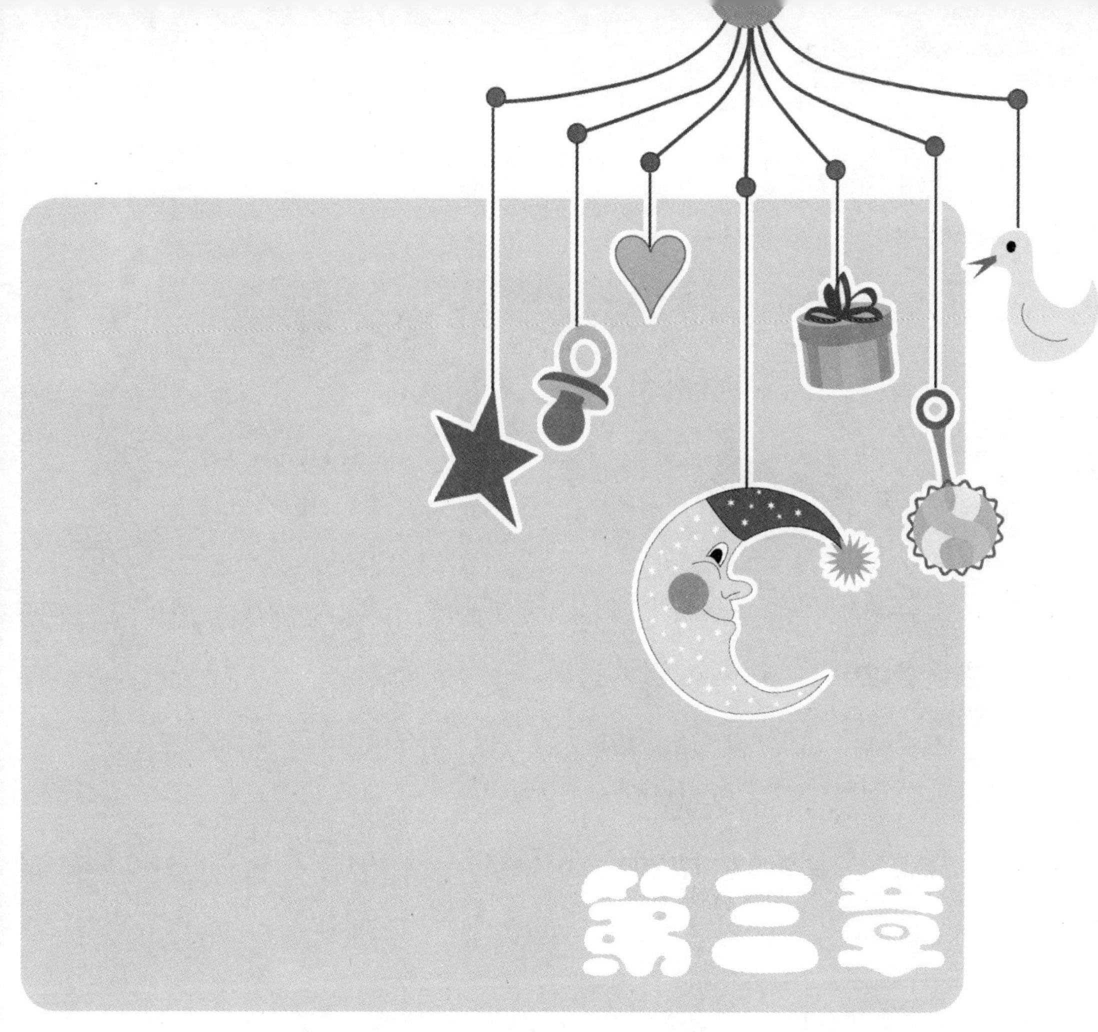

第三章

男性不育的预防与治疗

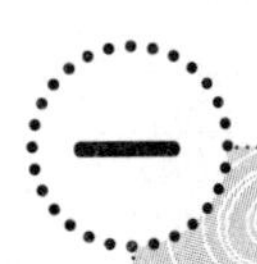

一 精液、精子异常不育

一个正常的成年男性每次的射精量为2~6毫升，如果每次的射精量少于2毫升，就称为精液量过少，属于精液精子异常之一。精子精液异常严重地影响了精子的数量和质量，最终导致男性不育。

1. 精液量过少

一般情况下，正常男性每次射精量2~6毫升，射精量的多少与射精频度有一定关系。精液量每次少于2毫升称为精液量过少。

(1) 导致精液量过少的原因有哪些

精液过少的原因有：

①射精管阻塞或先天性精囊缺乏。

②脑垂体或睾丸间质细胞病变，造成促性腺激素降低或雌激素减少引起精液生成减少。

③生殖道有感染性疾病也可造成附属性腺机能损害，精液生成减少。

(2) 怎样对精液量过少进行检查、诊断

要诊断精液量过少，首先必须排除收集精液时，部分精液遗漏及逆行射精等。在明确精液量减少后，需要进一步进行一系列检查以明确病变部位。

一般来说由于射精管阻塞或先天性精囊缺如而致精液量过少可同时伴有无精子和精液果糖缺乏；精液量减少而不伴有精子缺乏，多数是由于脑垂体或睾丸间质病变，造成促性腺激素降低或雄激素减少的原因。

当生殖道有感染造成附属生殖腺机能损害时，精液中可出现大量白细胞，细菌培养及计数可帮助诊断。

（3）怎样治疗精液量过少

①西医治疗

精液量持久减低可首先寻找病因，针对病因进行治疗。

先天性精囊缺如无法治疗。

射精管阻塞可行手术治疗。

促性腺激素降低或雄激素减少可行激素替代治疗。

生殖道感染行抗感染治疗。

②中医辨证治疗

肾精亏损

【主要证候】精液量过少，健忘耳鸣，腰膝酸软，神疲乏力，性欲减退，阳痿、早泄，舌淡红，苔薄白，脉沉细。

【治疗原则】填补肾精。

【处方用药】生髓育麟丹。

人参10克，山药12克，肉苁蓉10克，菟丝子10克，紫河车10克，熟地黄12克，当归10克，枸杞子12克，桑葚10克，麦冬10克，龟甲15克（先煎）、山茱萸12克，五味子9克，柏子仁12克。

气血两虚

【主要证候】神疲乏力，形体消瘦，气短懒言，头晕目眩，心悸怔忡，面色淡白无华，舌淡苔白，脉细弱。

【治疗原则】补气养血。

【处方用药】十全大补汤加减。

人参10克，茯苓10克，白术10克，甘草6克，当归10克，地黄15克，白芍10克，川芎6克，紫河车10克，鹿茸10克，黄芪15克，肉桂3克（后下）。

热伤精室

【主要证候】精液量过少，五心烦热，口燥咽干，心烦失眠，舌红少苔，脉细数。

【治疗原则】养阴生精。

【处方用药】大补阴丸。

生、熟地黄各10克，龟甲15克（先煎）、知母6克，黄柏6克，猪脊髓20克，桑葚10克，肉苁蓉10克，天冬10克，紫河车10克，杜仲10克，牛膝10克，枸杞子10克，女贞子10克。

精道阻塞

【主要证候】精液量过少，胸胁痞闷，食欲不振，少腹急痛，或有射精痛，发热，口燥咽干，舌质暗有淤斑、淤点，脉沉弦或涩。

【治疗原则】疏通精脉。

【处方用药】精脉疏通汤。

急性子 10 克，路路通 12 克，穿山甲 12 克，延胡索 10 克，丹参 15 克，桃仁 10 克，红花 6 克，川牛膝 10 克，荔枝核 10 克，菟丝子 10 克，锁阳 10 克，制香附 12 克。

2. 精液液化时间延长

如果精液正常的话，射出的时候是液化状的，射出来一会儿立即形成胶冻状或者凝块，在 37℃ 水中经过 5 到 20 分钟，精液凝固状态就会转换为液态，这就是精液液化。如果时间超过了 1 个小时，就称为精液液化时间延长。

（1）为什么会精液液化时间延长

①发病原因

精液的凝固是由精囊产生凝固蛋白所导致的，而液化是由前列腺分泌的一系列蛋白水解酶即液化因子作用的结果，所以一旦前列腺和精囊发生炎症，使其分泌功能紊乱，精液凝固因素增加或液化因素减少，就会造成精液不液化。

精液不液化使精子被黏液网住，阻碍其在女性生殖道中的运动能力，所以会造成男性不育。

②发病机制

精液液化不良主要与前列腺分泌的纤维蛋白溶解酶不足有关。前列腺和精囊的炎症性疾病是主要原因，而在临床上前列腺炎和精囊炎又往往同时存在。此外，各种原因引起的睾酮分泌不足也可导致精液不液化症；其他一些体内因素，如体温、阴道 pH 值、渗入阴道的各种酶和细胞碎片，以及由于激素影响而出现的女性生殖道的变化等。

（2）怎样对精液液化时间延长进行诊断

①临床表现

精液：精液黏稠，或呈胶冻状，甚至呈片状、块状、团块状，排出体外 60 分钟仍不液化。

射精：部分患者可有射精困难、射精疼痛、血精等症状，或兼有阳痿、早泄、遗精等病症。

精神：部分患者常因不育而引起神经精神症状，如失眠、心悸、头晕、脱发、盗汗、易疲劳等。

②诊断依据

凡精液排出体外后60分钟以上不能液化或液化不全者，均可诊断为精液不液化或精液液化不良。

临床还可见精液稠厚如胶冻状，甚至呈块状。

诊断该病时必须同时检查是否合并前列腺及精囊炎症或先天缺损。

（3）怎样治疗精液液化时间延长

①西医治疗

根治原发病采取相应的治疗措施，是治疗精液不液化的关键。

抗感染治疗

如由前列腺炎、精囊炎所致的精液液化时间延长，可行抗菌治疗，加用促使精液液化的药物，如乙酰半胱氨酸（痰易净）口服，糜蛋白酶5毫克，每周二次肌肉注射也有较好效果。

非抗感染治疗

对于非感染造成精液不液化症可采用a—淀粉酶50毫克混入可可酯于性交前塞入阴道；也可采用5%a—淀粉酶1毫克射精后立刻注入阴道内。

②中医辨证治疗

辨证要点

• 分清寒热虚实。肾阳不足为虚证寒证，而寒邪直中，或寒凝血淤者属实证寒证，或因虚致实证；水湿内停为因虚致实，虚中夹实证；肾阴亏损，阴虚内热为虚证热证；而湿热下注为实证热证。

• 辨清病变部位。精液不液化，主要病位在肾，如湿热下注证，涉及肝胆、脾胃；气血淤阻涉及肝、脾、肾；水湿内停涉及脾、肾和三焦。

辨证施治

阴虚火旺

【主要证候】精液黏稠不液化，射精费力、头晕耳鸣，心悸失眠，口渴喜饮，大便干燥，性欲亢盛，梦遗，早泄，舌红苔少，脉细、数。

【治疗原则】滋阴降火。

【处方用药】知柏地黄汤加减。

知母12克，黄柏12克，山茱萸10克，怀山药12克，牡丹皮9克，茯苓10克，泽泻9克，乌梅10克，生地黄15克，白芍20克，麦冬10克，炒当归20克，生甘草6克。

肾阳不足

【主要证候】精液黏稠不液化，精冷不孕，阳痿早泄、腰膝酸软，畏寒肢冷，夜间多尿，小便清长，眩晕耳鸣，舌淡，脉沉细迟。

【治疗原则】温肾散寒、益气填精。

【处方用药】二仙汤加减。

巴戟天10克，仙茅10克，淫羊藿10克，熟地黄10克，炒当归15克，黄柏10克，知母12克，王不留行10克，蜈蚣2条、乌药6克，小茴香6克，吴茱萸5克。

湿热内蕴

【主要证候】精液黏稠不液化，并有脓、白细胞，射精费力、射精痛，或血精，尿浊，伴尿频、尿急、尿痛，小腹拘急，腰痛，身倦，嗜睡，纳差，舌苔黄腻，脉濡数或滑数。

【治疗原则】清利湿热。

【处方用药】萆薢分清饮加减。

萆薢20克，益智仁10克，石菖蒲10克，乌药6克，碧玉散（布包）20克，栀子10克，车前子（布包）10克，黄柏9克，川续断10克，茯苓10克。

痰湿阻窍

【主要证候】精液黏稠不液化，死精子较多，有时可见白细胞，射精不畅，素有痰湿，形体肥胖，肢体困倦，神疲气短，头晕心悸，会阴、小腹胀痛，舌淡或有淤斑，苔腻。

【治疗原则】活血化淤。

【处方用药】活血散淤汤加减。

川芎6克，当归15克，防风6克，赤芍12克，连翘10克，天花粉10克，皂角刺10克，桃仁9克，红花6克，黄芩6克，枳壳10克，大黄10克，半夏9克，橘红6克。

3. 少精子症

少精子症是指精液中精子的数量低于正常水平。由于近年来人类精子的质量随环境、雌激素类药物的污染和其他因素的影响呈下降趋势。现在认为精子数目每毫升少于2000万为少精子症。但临床上常伴有精子活率低、前向运动能力差以及精子畸形率高等改变，此时称之为少弱精子症。少精子症是一种较常见的男性不育症。

（1）少精子症的常见原因有哪些

①内分泌异常

男性正常生精功能依赖于下丘脑—垂体—性腺轴功能的正常，其中任何一个环节有问题，都会影响生精功能，导致睾丸生精功能的障碍，就会表现为少精子，甚至无精子。

性腺激素低下：可以出现小睾丸，男性的雄性特征很差。

催乳素增高：催乳素增高也会造成少精子症。

其他疾病：甲状腺疾病、糖尿病等，也对精子的数量有很大的影响。

②感染因素

生殖系统的特异性和非特异性的感染均可使精子的生成受到影响；附属生殖腺的慢性感染，可以影响精液中的各种化验指标。

前列腺炎、精囊炎、附睾炎、附睾结核等，均可导致精液的成分发生改变，导致精子数量减少，或者畸形精子数增多。

③精索静脉曲张

精索静脉曲张时，睾丸的局部温度就会升高，血管活性物质增加，从而影响睾丸生精功能，但精索静脉曲张程度与精子质量不成比例。

Ⅰ度精索静脉曲张，一般没有什么影响；Ⅱ度以上，会造成精子数目减少，成活率降低。精索静脉曲张很普遍，有1/4～1/3可以造成男性不育。

④遗传与免疫因素

遗传因素：一些先天性缺陷也会造成少精子症。染色体畸变对精子密度、活动率及形态均有严重影响。

免疫因素：生殖免疫学研究发现，男性自身免疫可影响生育能力，抗精子抗体可影响精子的产生和运送。抗精子抗体，会造成精子的凝集现象，抗精子抗体阳性的患者，大约有20%～50%会出现少精子症。

⑤器官方面

隐睾：是影响精液质量的重要原因之一，造成无精子症或少精子症，单侧隐睾约60%病人不育。

鞘膜积液：能造成睾丸的温度升高，也会造成少精子症。

⑥其他方面

营养因素：缺少一些维生素和一些微量元素，比如说缺锌。

环境因素：工作中接触一些有毒的东西，或者是高温，也会造成精子数量死亡的比较多，数目下降；还有就是一些药物，大量的类固醇、雄激素，雄激素拮抗剂等，治疗癌症使用的化疗的一些药物，对于精子的质量、数量、活力影响都非常大的。

不良嗜好：吸烟过多、酗酒、吸毒等都会影响精子数量和质量。

（2）怎样对少精子症进行检查诊断

①询问病史和体格检查

病史：根据病史和体格检查可以初步确定是否存在隐睾和精索静脉曲张。

体格检查：根据有尿频、尿急、尿痛以及尿道烧灼样感以及尿道外口脓性分泌物、尿液检查脓细胞增多、前列腺液检查白细胞大于10/HP以及尿培养等可确定有生殖系统炎症。

原因不明：另外有些少精子症原因不明，称为特发性少精子症。

②实验室检查

精液分析：禁欲3～7天，精液常规分析3次以上者，精子密度低于2000万而查不出任何病因，可考虑为特发性少精子症。当精子密度$\leqslant 1\times 10^6$/毫升时，可诊断为严重少精子症。

精液分析少精子并同时伴有引起少精子的疾病病因时，可诊断为继发性少精子症。

免疫学检查：免疫学检查可以确定是否存在自身免疫，染色体核型分析可确定是否存在染色体异常。

(3) 怎样治疗少精子症

①西医治疗

病因明确者应针对病因进行治疗

- 精索静脉曲张、隐睾可采用手术治疗。
- 生殖道感染予以抗感染治疗。
- 自身免疫产生抗精子抗体者可以试用免疫抑制剂，如肾上腺糖皮质激素类药物及大剂量维生素 C 治疗。
- 对于外源性因素引起少精子症，应去除外源因素。随着原发病及外源因素的去除，精子数量会有所提高，一般能取得满意的效果。

特发性少精子症的治疗

对于病因不明的特发性少精子症，可以采用睾酮或人工合成睾酮衍生物治疗，如丙酸睾丸酮、氟羟甲睾酮等；5－羟色胺拮抗剂也有一定疗效；另外可以试用糖皮质激素、克罗米芬、他莫西芬、HCG、HMG 等药物。

②中医辨证治疗

肾阳不足

【主要证候】精液不液化，并见肢冷、腰膝软弱，或阳举不坚，或时见少腹拘急，舌质淡红，舌苔白，脉象沉、细、迟。

【治疗原则】填精益气，温肾散寒。

【处方用药】五子延宗丸加味。

菟丝子（包）15 克，覆盆子 12 克，紫河车 6 克，桑葚子 10 克，枸杞子 12 克，桑寄生 18 克，车前子（包）12 克，当归 10 克，何首乌 20 克，黄精 12 克，鹿角霜 10 克。

脾虚精亏

【主要证候】精液不液化，食少纳呆，腹胀便溏，神疲乏力，面色无华，舌体肥大，舌苔白腻，脉虚弱。

【治疗原则】补脾益气、滋肾填精。

【处方用药】异功散加减。

党参 15 克，白术 12 克，茯苓 10 克，黄芪 15 克，甘草 6 克，紫河车 10 克，川续断 10 克，焦六曲 15 克，枸杞子 12 克，菟丝子（包）12 克，陈皮 6 克。

肾阴亏损

【主要证候】精液不液化，并见腰膝疲软，手足心热，心烦，或小便赤，口干渴，舌质红，舌苔少，脉象细数。

【治疗原则】滋阴降火。

【处方用药】左归丸加减。

熟地黄18克，山萸肉12克，山药12克，枸杞子12克，菟丝子（包）12克，牛膝10克，鹿角胶10克，龟甲胶1克，覆盆子15克。

湿热下注

【主要证候】精液不液化，并见阴部多汗，或阴痒，小便淋浊，口苦，或盗汗，或足底热，舌质红，舌苔黄腻，脉象弦、细、数。

【治疗原则】清热利湿，分清化浊。

【处方用药】萆薢合清饮加味。

萆薢15克，薏苡仁20克，木通6克，茯苓12克，车前子（包）10克，陈皮6克，黄柏12克，莲子心4克，牛膝10克，白花蛇舌草20克，大血藤20克。

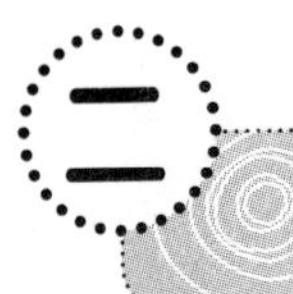

二 性功能障碍性不育

男性性功能障碍是指男性在性欲、阴茎勃起、性交、性高潮、射精等性活动发生异常。最多见的男性性功能障碍是阴茎勃起和射精异常。男性性功能是一个复杂的生理过程，涉及各方面，诸如神经、精神因素、内分泌功能、性器官等，其中大脑皮质的性条件反射起着尤为重要的主导作用。

1. 性欲减退症

性欲减退症是指已婚者在较长一段时间内，对性生活要求明显减少或缺乏，缺乏对性活动的主观愿望，包括性梦和性幻想；缺乏参与性活动的意识，当性机遇被剥夺时也无受挫折的感受。

男性发病率为16%～20%。

(1) 性欲减退的常见原因有哪些

①心理因素

性生活应该在愉悦和欢欣的心理状态下进行。如果长期存在心理障碍和诸多不良因素影响，即可导致性欲减退。

错误信念和信息：有些人存在根深蒂固的错误信念和信息，如认为遗精是肾亏的表现，精液是比血宝贵得多的人体精华，性活动会影响人的寿命，造成人的元气大伤等。

婚姻冲突：交流不够，特别是性需求、性感受的交流不够；缺乏共同兴趣和彼此间的信任；把非性问题的冲突带进性生活中。性问题和非性问题可以单独存在，也可以互为因果，不过只要它们之一出现之后，总会使问题加重或复杂化。如有的女性把性看做是一种“讹诈”手段，如果你不给我买时装我就不让你过性生活，如果你不干家务劳动我就不让你过性生活……久而久之，男方必须俯首称臣，一切听女方摆布才能获得维持夫妻关系的可能。一旦男子醒悟过来，或者实在难以屈从妻子的无理要求时，只好放弃性生活，随时间推移，男子将最终丧失性兴趣并出现性欲低下，甚至出现阳痿。

性技巧贫乏：千篇一律、缺乏新鲜感的性生活方式便成了索然无味的例行公事，甚至连时刻表都提前安排好，性已完全不是情感交流的最高级形式，缺乏激情、缺乏动力、缺乏乐趣，最终导致性欲低下。

②疾病因素

患有泌尿生殖系统疾病，在性生活时出现不适反应，从而抑制了性欲望，如慢性前列腺炎、附睾炎、尿道炎等。其他如内分泌疾病、各种全身性慢性疾病等，亦可因雄性激素分泌过少或代谢紊乱而影响性欲。

③药物因素

长期服用某些药物也可造成性欲低下。

镇静剂和安眠剂：如安定、利眠宁、巴比妥、安眠酮。

抗组织胺药物：如苯海拉明、扑尔敏。

抗胃痉挛药：阿托品、普鲁本辛、6542；治疗胃、十二指肠溃疡药物甲氰咪胍。

抗高血压药物：如利血平等。

④不良嗜好

长期嗜酒成癖导致的慢性酒精中毒，长期大量吸烟导致的慢性尼古丁中毒以及吸毒如大麻叶、鸦片、海洛因等，也可造成性欲减退。

⑤**其他因素**

健康状况：有着健康的身体和充沛的精力，才会有旺盛的性欲；健康状况欠佳，是难以唤起性的欲望的，许多疾病可影响到性欲。此外，营养不良（如蛋白质缺乏和锌缺乏）也可造成性欲低下；营养过剩、过度肥胖也可出现性欲低下。

居住情况：居住条件困难会影响性欲的产生和满足，还会发生阳痿、早泄和冷淡等性不和谐现象。

激惹、诱因、性生活史：性欲的发生除了内在原因（性激素作用）之外，外界的刺激也很重要。生活单调或很少与他人交往，缺乏性爱方面激惹和诱发因素，性欲便受到抑制，处于较低水平。长期无性生活或性生活很少获得快感和满足者性欲可降低，同时，过频的性生活也会导致性欲降低。

（2）性欲减退症的临床表现与分级

①**临床表现**

性欲低下表现为性生活驱动力的低下或缺失，主动性性行为需要减少。有的性欲低下的患者能完成性反应，阴茎勃起正常，甚至出现典型的高潮反应，但如果伴有其他方面的性机能障碍，往往难以确定哪种是原发疾病，因为有的患者会通过降低性活动兴趣来避免性生活失败造成的不良后果。临床上常有以下情况：

由疾病、疲劳、药物等全身因素引起的性欲低下：这类患者对所有性感满足欲求均低下，而不限于夫妻的性关系方面，且伴有原发疾病相应症状。

器质性因素：此类患者对引起性欲低下的物理或化学性原因都有顽固性和持续性的特点。

精神因素：引起的性欲低下情况比较复杂，不同的患者可能存在不同的各式各样的心理和人格发育的异常。

②**临床分级**

在临床是根据其程度，把性欲低下分为4级：

1级：性欲较正常情况减退，但可接受配偶性要求。

2级：性欲原本正常，但在某一阶段或特定环境下才出现减退。

3级：性欲一贯低下，每月性生活不足两次，或虽然超过这一标准，但系在配偶压力之下被动服从的。

4级：性欲一贯低下，中断性活动达6个月之久。

（3）怎样对性欲减退症进行检查与诊断

①检查

病史：如有无长期用某些药物、吸毒、嗜酒、性欲的变化情况、时间、有否诱发因素、勃起性交次数和持续时间、有无性高潮以及患者对性生活的认识、有无全身性疾病、夫妻关系、妻子的健康状况和对性生活的认识、工作状况等。

体格检查：前列腺或精囊疾病、其他神经和血液系统的检查、阴茎发育情况、有无畸形、有无海绵体纤维化、硬结；睾丸的大小、质地、有无隐睾、附睾及精索有无硬结、界限是否清楚以及有无腹股沟斜疝和鞘膜积液。

实验室检查：心电图检查、肝肾功能、血尿常规、血电解质、血液睾丸酮的测定、血液中的皮质醇、甲状腺素、促皮质激素和促甲状腺素水平测定、脑脊液、脑电图、神经放射学或同位素扫描检查。

②诊断

性欲缺失：是本病的首要问题，只要是性生活的接受能力障碍或初始性行为水平降低，性活动不易启动，而非继发症状，诊断即可成立。

性活动的频率：不是判断性欲低下的可靠标准，但一般来讲，每月少于 2 次可以作为一个参考标准。

有关性欲减退的诊断标准为：

- 成年而不是老年。
- 缺乏性的兴趣和性活动的要求。
- 持续至少 3 个月。
- 不是脑器质性疾病、躯体疾病、酒精或药物所致，也不是某种其他精神障碍（如神经症、抑郁症、精神分裂症）症状的一部分。

（4）怎样治疗性欲减退症

①西医治疗

性欲减退症的治疗原则应以病因治疗为主，同时采用精神疗法和性感集中训练，可望获得良好的效果。

病因治疗

- 由抑郁、药物或器质性因素引起的性欲减退者，需积极治疗原发病。
- 因内分泌原因治疗：

◆甲基睾丸素 10 毫克，口服，每日 3 次。

◆十一酸睾丸素250毫克，肌注，每月1次。

◆育亨宾碱6毫克，口服，每日3次，连续用药3个月。

心理治疗

多数患者采用本法可获得良好效果，但需做好以下几点：

• 判断患者有无求治动力。若性欲减退者没有接受治疗的兴趣，治疗根本不会奏效，甚至适得其反；

• 帮助患者正确认识和对待病情。开始治疗时，尽可能找出有关病因。若病因不明时，应向患者指出，成功地治疗是根据目前态度的变化、愿望或行为而定。应避免过多的承诺。

• 性欲减退症治疗的重点应是改善夫妻性生活关系，而不是指出谁“健康”、谁“有病”。

• 帮助纠正对夫妻性活动相互影响可能有害的想法。常见的错误想法有三种：

◆性欲减退者认为性活动的满足和乐趣依其初始性兴趣而定。

◆定型的性生活原则，认为男性应发起性活动并迅速作出性兴奋表现，女方首先提出性生活要求时，可能引起男方情绪变化。

◆性活动一定会引起性交或性欲高潮。

• 性欲减退症治疗从多方面入手，促进患者夫妻交流并讨论性活动的自主性，注意交流感情，不把性唤起或性交当做训练的目的，鼓励形成性活动的自然关系。

②中医辨证治疗

命门火衰

【主要证候】性欲低下，腰膝酸软，形寒肢冷，阴囊潮湿，舌淡苔白，脉沉细。

【治疗原则】温肾壮阳。

【处方用药】右归饮加减。

熟地黄12克，山茱萸10克，炒山药12克，枸杞子10克，杜仲12克，炙甘草6克，肉桂6克，制附子6克，阳起石15克（先煎）、蛇床子10克。

肾阴亏损

【主要证候】性欲淡漠，头晕耳鸣，五心烦热，舌红少苔，脉细数。

【治疗原则】滋补肾阴。

【处方用药】左归饮加减。

熟地黄15克，山药10克，枸杞子10克，山茱萸10克，茯苓10克，炙甘草6克。

肝气郁滞

【主要证候】厌恶性交，毫无快感，忧郁寡欢，伴胸肋闷胀，心烦易怒，苔白，脉弦。

【治疗原则】疏肝解郁。

【处方用药】逍遥散加减。

柴胡10克，炒当归10克，白芍10克，白术10克，茯苓10克，炙甘草3克，薄荷3克（后入）、川楝子10克，香附10克，淫羊藿10克。

心脾两虚

【主要证候】失眠健忘，头晕神疲，纳差气少，阳事日衰，舌淡，脉细弱。

【治疗原则】益气补血、健脾宁心。

【处方用药】归脾汤加减。

人参10克，茯苓10克，炒白术10克，炒黄芪10克，龙眼肉10克，当归10克，远志10克，炒枣仁10克，木香5克，炙甘草5克，熟地黄10克，杜仲10克。

痰湿内阻

【主要证候】性欲淡漠，形体肥胖，头眩，肢重，恶心，舌淡苔白腻，脉缓滑。

【治疗原则】燥化湿痰。

【处方用药】二陈汤加减。

半夏10克，橘红10克，茯苓10克，炙甘草6克，淫羊藿12克，石菖蒲10克。

2. 射精障碍

射精障碍是男性不育的重要原因之一，它包括早泄、不射精和逆行射精。

（1）射精障碍可以分为哪些类型

①早泄

早泄是射精障碍的一种，是男性性功能障碍的常见病之一。一般是指出现过早的射精反应，但目前还没有一个完整确切的定义，因此早泄的标准也各不相同。

②不射精

不射精是指在正常性交过程中不能射精，或性交后的尿液检查没有精子和果糖。

按其发病原因可分为功能性和器质性两类：

原发性不射精：指在清醒状态从未发生过射精。

继发性不射精：指曾有在阴道内射精史，但以后不能射精为继发性不射精。

③逆行射精

逆行射精是指患者性交时有性欲高潮及射精感觉，但无精液从尿道口射出，精液随射精动作从后尿道逆行进入膀胱。

在性交过程中随着性欲递增，即有精液泄入后尿道，在达到性欲高潮时出现射精。此时膀胱颈部在交感神经支配下关闭，阻止精液向后逆流进入膀胱，而使精液由尿道外口射出。因此，任何原因引起的膀胱颈部关闭不全或膜部尿道阻力过大即可出现逆行射精。

（2）为什么会有射精障碍

①功能性不射精

多有遗精史和非性交状态下射精史。

性知识缺乏：往往是由于缺乏婚前性教育，不懂性交过程，而在性交时体位不当或不知道阴茎在阴道内需进行频率较快、幅度较大的持续摩擦，使阴茎的刺激强度不够，而不能射精。或错误地认为性生活是污秽、肮脏而抑制性欲，致使性兴奋不够而不能射精。

心理因素：常见于新婚时的紧张情绪，过度担心手淫的危害而致忧虑和紧张；对配偶缺乏感情或夫妻生活不和谐；家庭过于拥挤嘈杂，使性交时注意力不集中，或害怕弄出声响，以致使阴茎摩擦的刺激强度不够等而引起不能射精。男女双方心理因素的影响，如担心性交时疼痛而限制阴茎的摩擦，女方对男方的冷遇等恶性刺激，均可使男子的性冲动受挫而致不射精。

射精衰竭症：是指男子过度纵欲、频繁性交射精，致使射精中枢处于疲劳衰竭状态而不能射精。

②器质性不射精

多有神经、内分泌疾病或手术、创伤史。

神经系统病变与损伤：大脑侧叶的疾病或手术切除；腰交感神经节损伤或手术切除；各种原因所致的脊髓损伤；盆腔手术，如前列腺摘除或根治、直肠癌根治术等，引起了神经系统损伤，使射精功能失调而不射精。

内分泌异常：主要见于垂体、性腺、甲状腺功能低下及糖尿病引起的周围神经损伤。

阴茎本身疾病：包皮过长、包皮口狭窄使性交时嵌顿，产生疼痛而使性交中断。包茎由于包皮遮盖龟头，使摩擦产生的刺激减弱，达不到射精“阈值”。此外，阴茎龟头炎症、过敏等不能耐受来回摩擦而不射精。

药物性因素：许多药物可引起射精功能障碍，如镇静剂、安眠药等，使神经的兴奋性降低，性兴奋也会受到抑制，对射精产生抑制作用，影响的程度多与用药量大小和用药时间长短有关，用药量大且时间长，影响就越大，但多半于停药后可逆转。

毒物因素：慢性酒精中毒、尼古丁中毒以及吗啡、可卡因、可待因中毒等均能使中毒者性能力低下而引起不射精。

（3）怎样对射精障碍进行诊断

①病史询问

是否有性交障碍：包括性交晕厥、性交失语、性交癔病、性交猝死、性交恐惧症等。

是否有阴茎勃起障碍：包括阳痿、阴茎勃起不坚、阴茎异常勃起等。

是否有其他问题：如是否有性冷淡、性厌恶、性欲亢进，射精疼痛、血精等。

②临床表现

不射精：阴茎勃起插入阴道内不能出现性高潮和射精者，可诊断射精障碍症。应注意与逆行射精或精液生成障碍区别开来。同时应了解内分泌功能，有无先天性或后天性病变导致的射精管梗阻。

早泄：阴茎插入阴道后，在女性尚未达到性高潮，而男性的性交时间短于2分钟，提早射精而出现的性交不和谐障碍。应鉴别功能性和器质性的病因。功能性射精障碍常有遗精并能手淫射精，有心理创伤或性知识缺乏而无神经疾病、糖尿病及外伤、手术史。

逆行射精：在性交或手淫出现性高潮和射精感后，检查尿液内有精子和果糖，证实精液逆流入膀胱。病史中应注意询问有无神经系统疾病、外伤手术及药物服用史。排尿期膀胱尿道造影了解膀胱颈及尿道结构有无异常，必要时应进行尿流动力学检查等，进行病因诊断。

③实验室检查

血液检查：测定血液中 FSH、催乳素、LH 和睾酮等激素的浓度，明确有无性激素功能低下、高催乳素血症等内分泌疾病存在。

试验：性交不射精者可行阴茎套试验，性交后观察阴茎套内有无精液并可做相关检查。性交后阴道涂片检查，无精液及精子。

尿液检查：逆行射精者检查性交后尿液有无精子和果糖。

④特殊检查

对早泄病人可进行神经兴奋性检查，包括阴茎背神经躯体感觉诱发电位测定、阴茎震感阈测定和球海绵体反射潜伏期测定法；性交不射精者可行输精管造影了解有无梗阻存在。

（4）怎样治疗射精障碍

①西医治疗

早泄的治疗

• 心理治疗：需要夫妻双方协作与理解，懂得重建射精条件反射的可能性，消除病人焦虑心理，建立信心是治疗的先决条件。

• 行为方法指导：指导病人体验性高潮发生前感觉。在未达到不能控制的射精发生之前减少或停止用阴茎抽动，使性感降低。另外一种方法是女方用手刺激阴茎勃起，接近高潮时停止刺激，阴茎萎软后再重复刺激，多次反复建立新的条件反射。也可向下牵拉阴囊和睾丸或用拇指与食指挤压阴茎头降低其兴奋性。性交方式可换为女上位，用抽动－停止－再抽动形式，逐渐提高对刺激的反应阈，延长射精时间。

• 药物治疗：用1%地卡因或2%利多卡因类表面麻醉剂在性交前10分钟涂于阴茎头处，降低阴茎头敏感性。服用镇静剂鲁米那、非那根提高射精中枢阈值。α肾上腺素能阻滞剂酚苄明减低交感神经兴奋性等均可能有助于延长射精时间。

不射精症的治疗

• 性教育和性心理治疗：大部分功能性不射精患者通过讲解性知识、消除不良心理影响及错误观念并辅以性行为指导，往往能达到立竿见影的效果。

• 电振动和电刺激疗法：约50%功能性患者一次治愈。绝大部分患者多次重复治疗可恢复正常。

• 药物治疗：性交前1小时服用作用于α和β受体药物麻黄素有助于射精功

能的恢复。

• 其他治疗：内分泌失调或药物所致的射精障碍，应适量补充激素或停服影响射精药物。射精管梗阻可用内腔镜切开射精管口。

逆行射精的治疗

• 药物治疗：只有在膀胱颈结构完整并具有活动功能时才有效果，如糖尿病或自主神经病变患者，药物可增强其刺激，促使膀胱颈关闭。而先天性宽膀胱颈或膀胱颈切开术后，其效果不佳。

药物有抗组织胺及抗胆碱能类制剂溴苯吡丙胺、丙咪嗪、去甲丙咪嗪以及麻黄素等均有一定疗效。

• 手术治疗：各种原因所致膀胱颈过宽而发生的逆行射精，可行膀胱颈重建术，增加膀胱颈阻力，使精液顺行从尿道口排出。

• 姑息性治疗：有些病人治疗目的是生育问题，因此通过膀胱内加入缓冲液，使尿液对精子的破坏作用降低到最小程度，取出含有精液的尿液标本，经离心处理或直接进行人工授精。

②中医辨证治疗

中医治疗男性射精障碍，要结合全身症状进行辨证论治，大体上可分为四种类型：

肾阳不足型

【主要证候】性欲减退、腰膝酸软、面色晦暗、头昏乏力、舌质淡苔白、脉沉细或沉弱。

【治疗原则】温补肾阳。

【处方用药】八味地黄丸加减。

肉桂 10 克，制附片 10 克，熟地 12 克，山萸肉 12 克，丹皮 10 克，茯苓 10 克，泽泻 10 克，山药 10 克，肉苁蓉 12 克，巴戟天 12 克。

相火偏亢型

【主要证候】性欲亢进、心烦急躁、梦遗口干、舌红苔薄、脉弦细数。

【治疗原则】滋肾阴、降相火。

【处方用药】知柏地黄汤加减。

黄柏 10 克，知母 10 克，丹皮 12 克，山药 15 克，熟地 15 克，山萸肉 12 克，茯苓 12 克，泽泻 10 克，枸杞子 15 克，菟丝子 12 克，枣仁 10 克。

心肾不交型

【主要证候】心悸失眠、多梦遗精、腰酸、纳少、舌淡苔薄白、脉细弱。

【治疗原则】补肾、宁心、安神。

【处方用药】归脾汤加减。

党参12克，黄芪12克，当归10克，白术12克，远志10克，茯神12克，枣仁10克，龙眼肉12克，木香6克，生姜3克，大枣3枚，甘草3克，加补骨脂12克，山萸肉12克，巴戟天12克，菟丝子12克。

湿热下注型

【主要证候】性欲亢进，梦遗频繁、少腹急满、口苦、烦躁、失眠多梦、小便赤或黄、舌苔黄腻，脉弦数。

【治疗原则】清热利湿。

【处方用药】龙胆泻肝汤加减。

龙胆草12克，泽泻10克，生地12克，当归10克，木通10克，柴胡10克，甘草3克，黄芩10克，栀子10克，车前子10克，加菖蒲12克，苡仁12克，竹叶6克。

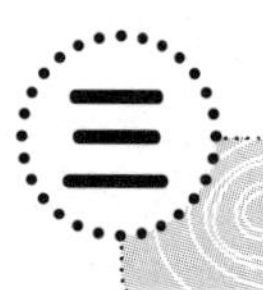

三 内分泌异常性不育

1. 常见内分泌异常

男性内分泌异常可以引起各种症状，如不育、性功能障碍、脱发、脸上长痘、前列腺增生、甲状腺功能低下或甲状腺功能亢进、失眠、精神委靡、情绪起伏等，必须给予足够重视。

（1）男性内分泌异常都有哪些类型

①睾丸内分泌异常

原发性睾丸功能低下，比较常见的有克莱恩弗尔特综合征、放射性损伤、细胞毒素损害、营养不良等；继发性睾丸功能低下，如Kallmam氏综合征、雄激素受体缺乏所表现的男性假两性畸形等。

②肾上腺疾病

阿狄森氏病（肾上腺皮质功能减退症）、柯兴氏综合征（皮质醇增多症）、女性化肾上腺皮质肿瘤、先天性肾上腺增生症、醛固酮增多症等疾病，均可造成男性不育。

③甲状腺疾病

严重的甲状腺功能低下或甲状腺功能亢进，均可影响生殖功能。甲状腺功能低下时，睾酮合成减少，精子生成受到抑制，并发生性功能紊乱。甲状腺功能亢进时常伴有男性乳房发育、性欲减退、阳痿等。

④垂体病变

垂体功能亢进，早期可出现性欲增加、体形改变等，继而便发生性欲减退、精液异常、阳痿等并导致不育。垂体功能低下，如垂体肿瘤、炎症、手术损伤或放疗破坏垂体，致使垂体功能低下，出现性欲、性交能力降低，睾丸萎缩，精子生成障碍。垂体肿瘤可使血中催乳素水平升高，干扰 LH 的分泌而抑制睾丸生精功能及发生阳痿，从而导致男性不育。

（2）男性为什么会发生内分泌失调

①环境因素

环境的不断恶化是一个我们难以改变的现实。空气中存在的一些不利于男性生殖健康的化学物质，通过各种渠道进入人体后，经过一系列的化学反应，就会导致男性内分泌失调。

②生理因素

人体的内分泌腺激素可以让人的生理保持平衡状态，一些生长调节剂一般会随年龄的增长而失调。当然有些人的内分泌失调来自于遗传。

③情绪因素

心理因素对内分泌的影响很大。受到工作等各方压力的影响，男性常处于紧张状态，情绪改变异常，这就会造成激素分泌的紊乱，即通常所说的内分泌失调。

④营养因素

营养是我们生存的根本，人体维持正常的生理功能就必须要有足够的、适当的营养，否则，身体就会产生内分泌问题。

(3) 怎样对男性内分泌失调进行检查诊断

①病因检查

利用定位检查确定是否有肿瘤、增生；测定有无特异抗体存在；外科或针吸活检行病理检查诊断，必要时进行受体功能研究。

②内分泌功能紊乱的定位检查

可利用X线、超声、同位素扫描、电子计算机断层扫描静脉分段取血，测定激素水平。

③内分泌功能状态的检查

测定血液中相应激素的浓度及调节的代谢物质的生化水平，进行激素的动态功能试验。

包括：激素浓度测定、激素动态观察、激素调节功能检查、内分泌异常患者受体测定。

④内分泌疾病并发症的检查

如与本病有关的受累器官及其功能的检查，以及各种代谢紊乱的情况的判断及测定，包括：血糖、血T3、T4、雄性激素测定、血清促性腺激素测定尿液检查。

(4) 怎样治疗男性内分泌异常

用中西医结合的方法治疗男性内分泌异常，可以首先从调节内分泌的方式上入手，尽可能地选用饮食及运动的方法，必要时使用药物进行辅助治疗。在治疗的过程中，不育患者一定要养成良好的饮食习惯及适当的休息，不要熬夜、吸烟或饮酒等，因为这些不良习惯，均会在不同程度上给内分泌系统带来不良的影响。对于病情较为严重的患者，可以补充激素。

①内分泌激素治疗

促性腺激素治疗：常用的促性腺激素有绒毛膜促性腺激素（HCG），人绝经期促性腺激素（HMG）。

促性腺激素释放激素（GnRH）治疗：适用于特发性低促性腺激素型性腺功能低下的治疗。

睾酮替代疗法：适用于原发性睾丸功能衰竭和高促性腺激素型性腺功能低下的治疗。

②中医辨证治疗

男性和女性一样，内分泌失调会引发很多疾病，不育症只是其中的一种。中医针对内分泌失调导致不育的治疗主要以中药调理为主。

人体气血不正常容易导致气血运行失常，中医治疗内分泌主要以中药调理为主，根据每个人的身体情况进行辨证施治，看其属于寒、风、暑、湿等外邪中的哪一类，根据实、虚、阴、阳、气、血等进行不同调理，中药可清除体内代谢淤积，平衡气血，使内分泌系统恢复正常运行，一般通过调理气血、化淤散结进行调理。

2. 高催乳素血症

高催乳素血症是常见的腺垂体疾病，该病以溢乳和性腺功能减退为突出表现。女性病人可有性欲降低、性感缺失。男性病人主要表现为性欲减退、阳痿，严重者可出现体毛脱落、睾丸萎缩、精子减少甚至无精症。

男性高催乳素血症可对性行为产生全面的抑制作用，引起性欲减退、勃起功能障碍、射精异常和生精障碍等，是男性性功能障碍与不育的主要病因之一，具有可逆转特性，从而引起广泛关注。

（1）为什么会发生高催乳素血症

①病因

催乳素瘤：是引起高催乳素血症的最常见的疾病，同时也是最为常见的垂体瘤。

颅内肿瘤或炎症：导致下丘脑损伤所致催乳素抑制素下降，引起高催乳素血症。

假催乳素瘤：垂体无功能瘤压迫垂体柄和使下丘脑—垂体联系受损，引起高催乳素血症。

原发性甲状腺功能减退、肝肾功能不全等。

药物：服用吗叮啉、氯丙嗪、5－羟色胺、雌激素类、避孕药等。

生理刺激：睡眠、乳头刺激、性交等生理刺激可使催乳素暂时升高。

此外，还有空泡蝶鞍伴空蝶鞍综合征和特发性高催乳素血症。

②高催乳素血症与男性不育

高催乳素血症主要通过抑制下丘脑—垂体—睾丸轴的功能来损害男性生殖功

能，导致男性化性征减退、性欲减退、阳痿（ED）和不育。

患有高催乳素血症时，下丘脑—垂体—睾丸轴功能降低，雄激素水平低，引起少精子症或无精子症，有的有性功能障碍，出现阳痿，因而会引起不育，发病率约为4%。

（2）高催乳素血症的症状与诊断方法

①临床表现

青春期主要表现

- 男性第二性征发育异常，表现为体毛发育迟，腋毛、阴毛、胡须等性毛稀少。
- 皮下脂肪相应增多，生长发育速度减慢。
- 性欲下降，无性欲，勃起功能障碍，遗精功能丧失。

成人主要表现

- 性功能障碍（性欲减退、高潮延迟或无高潮以及射精障碍等）。
- 精液质量异常与男性不育。
- 乳房发育、泌乳。
- 视力障碍等。

②诊断方法

体征

- 男子第二性征的发育异常腋毛、阴毛、胡须等性毛稀少；两侧乳腺增大。
- 皮下脂肪相应增多，合并神经系统症状。
- 阳痿、性功能低下。

实验室检查

- 生殖内分泌激素测定。
- 血清催乳素基值测定
- 精子分析。

影像学检查

经 MRI 扫描，有无肿瘤存在。

（3）怎样治疗高催乳素血症

①西医治疗

西医治疗包括针对病因治疗，如药物引起者应即停药；垂体瘤所致者则行肿瘤切除，并辅以放射治疗；药物治疗。

- 溴隐亭：溴隐亭是常用的多巴胺激动药，可通过多巴胺的释放而抑制催乳素的分泌，使血清催乳素降至正常水平，从而使血清睾酮水平增高。
- 维生素 B_6：维生素 B_6 可促进多巴胺的释放。

②中医辨证治疗

命门火衰

【主要证候】性欲低下，阳事不举，或举而不坚，遗精滑泄，不射精，睾丸发育不良，精液清冷，精子稀少，伴腰膝酸软，面白，小便清长，尿频，舌淡边有齿印，苔白，脉沉细。

【治疗原则】温补命火。

【处方用药】赞育丹加减。

熟地黄 24 克，白术 18 克，枸杞子 15 克，山茱萸、淫羊藿、当归各 12 克，炒杜仲、仙茅、巴戟天、肉苁蓉、韭菜子、蛇床子各 10 克，制附子 6 克，肉桂 3 克。

肾阴亏虚

【主要证候】性欲亢盛，精液不化或死精、畸形精子过多，眩晕耳鸣，失眠盗汗，腰膝酸软，五心烦热，口干舌燥，舌红少苔，脉细数。

【治疗原则】滋阴降火、益肾填精。

【处方用药】知柏地黄汤加减。

知母 12 克，黄柏 12 克，山茱萸 10 克，怀山药 12 克，牡丹皮 9 克，茯苓 10 克，泽泻 9 克，乌梅 10 克，生地黄 15 克，白芍 20 克，麦冬 10 克，炒当归 20 克，生甘草 6 克。

寒凝精道

【主要证候】精液清冷有凝块，或无精，阴囊湿冷，阴部刺痛，睾丸胀痛或结节，少腹拘急，口渴不欲饮，面色晦暗，舌淡，苔白腻，脉沉而迟缓。

【治疗原则】温补肾阳、温经通道。

【处方用药】少腹逐淤汤加减。

小茴香（炒）12 克，干姜（炒）12 克，延胡索 10 克，没药（研）10 克，当归 12 克，川芎 12 克，肉桂 3 克，赤芍 12 克，蒲黄 9 克，五灵脂 12 克，熟地黄 12 克，山药 12 克。

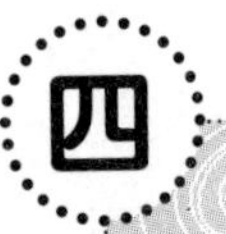

四 男性免疫性不育

近年的研究认为，免疫性不育主要有抗精子和抗卵透明带两种免疫性不育，由于目前对后者的研究尚少，故临床所指的免疫性不育多半指的是抗精子免疫性不育。

现代医学认为免疫系统是一个极为复杂的系统，它受神经和内分泌系统的调控，反过来它也调节着神经和内分泌系统，形成了一个神经内分泌免疫调节网络。免疫性不育的病因是十分复杂的，目前尚未完全清楚，是疑难病症之一。

1. 抗精子免疫性不育

抗精子免疫包括抗精子体液免疫（抗精子抗体）和抗精子细胞免疫。机体的免疫系统具有保护自身抗原、识别并排斥外来抗原的作用。在正常情况下，由于机体的免疫系统平衡协调作用，同一抗原刺激不同机体，甚至同一抗原在不同时间刺激同一机体，可产生不同的免疫效果。

(1) 导致抗精子免疫性不育的因素有哪些

①血－睾屏障的破坏

血－睾屏障的破坏可导致免疫反应的发生，引起抗精子抗体形成。临床上常见有下列病因。

输精管结扎术：有 50% ~80% 的术后患者可测出抗精子抗体，术后 6 ~12 月达到高峰，约 30% 的患者几年后下降，但有的患者 20 年后还存在抗精子抗体。

抗精子抗体的产生与手术时精子漏出、精子肉芽肿、附睾内精子变性等因素有关。

输精管吻合术：术后可产生抗精子抗体，精浆中的抗精子抗体主要来源于原结扎处的睾丸侧。

吻合术前病人血清中抗精子抗体效价越高，术后再生育的可能性越小。

精子肉芽肿：肉芽肿由白细胞浸润形成。白细胞浸润是精子自输精管断端漏至周围组织，产生抗原引起的免疫反应所导致的。

输精管梗阻：单侧或双侧，先天或后天的输精管梗阻都可增加抗精子抗体的形成，约71%～81%的病人可检出抗精子抗体。

睾丸活检：可引起抗精子抗体产生，但有时测不到抗体或抗体滴度很低，可能与术后时间太久有关。

生殖道损伤：主要是睾丸扭转。

隐睾症：约3%的患者有血清抗精子抗体。

生殖道感染：如慢性附睾炎、慢性前列腺炎及腮腺炎合并睾丸炎时，血清抗精子抗体阳性率增加。有研究显示男性附属性腺感染时抗精子抗体的检出率达47%，明显高于非感染者。另外，某些微生物与人精子有共同抗原（交叉抗原），这些细菌感染时也可导致抗精子抗体产生。

精索静脉曲张：25%～91%可触及精索静脉曲张的病人有血清抗精子抗体，且精浆和精子表面有时也能测到抗精子抗体。

②免疫抑制功能障碍

免疫抑制功能障碍包括：T细胞对免疫反应的抑制能力被损害；精液中抗补体物质的活性明显下降；精浆免疫抑制活性物质的含量或抑制活性降低或缺乏。

③遗传及其他因素

有些患者找不到抗体形成的原因；有些病患与遗传有关。

（2）怎样对抗精子免疫性不育进行检查诊断

①检测方法

抗精子抗体的检测方法有多种，不同的方法，其敏感性、特异性及重复性有所不同。

理想的检测抗精子抗体型免疫性不育的方法应该是：能确定免疫球蛋白类型；能做抗体定量；能判定抗体在精子上的结合部位；方法的敏感性、特异性、重复性好。

因为，免疫球蛋白的类型不同，所选择的治疗方法亦不同。抗体结合于精子的百分率不同或抗体的滴度不同，对生育力的影响也不一样。

②适合检测抗精子抗体的人群

适合检测抗精子抗体的人群包括：精子自发凝集；有睾丸外伤、手术或活检史；输精管阻塞；有输精管吻合手术史；有生殖道感染史。

(3) 怎样治疗抗精子抗体免疫性不育

①西医治疗

治疗目的

治疗免疫性不育的目的，是使体内抗精子抗体的滴度降低，甚至使抗精子抗体消失，从而精卵可正常结合，受孕生子。

治疗方法（免疫抑制）

• 避免抗原接触

每次性生活时使用避孕套，使精子与女方脱离接触，这样就不会产生新的抗精子抗体，原有抗体可逐渐消失，待女方精子抗体水平下降时，在排卵期去避孕套性生活，或进行人工授精。这一过程较为漫长，至少需要半年。

• 免疫抑制方法

肾上腺皮质激素类药物具有抗炎、干扰巨噬细胞的作用，因此可用于治疗免疫性不孕症。

口服小剂量皮质类固醇激素，抑制免疫反应，如强的松、地塞米松、甲基强的松龙等，一般约需连服 3 个月以上。

上述两种方法结合起来，效果更好。

• 子宫腔内人工授精

当患者宫颈黏液中存在抗精子抗体干扰生育时，可将其丈夫的精液在体外进行处理，分离出高质量精子进行人工授精。此法避免了宫颈黏液中抗精子抗体对精子通过的限制作用。

• 体外授精

让精子与卵子在体外授精，并于授精后的 3～5 天植入宫腔，因此，精子在授精前没有与含有抗精子抗体的女方生殖道接触。授精后，由于孕卵透明带的保护作用，使抗精子抗体不能攻击孕卵，孕卵就能着床。

②中医辨证治疗

近年来，中医学在治疗免疫性不育方面，经过临床探索和总结，积累了很多经验，显示了一定优势。中医学治疗免疫性不育常用的治疗方法有滋阴补肾法、清热解毒法、活血祛淤法、利湿化浊、健脾祛痰法等多种。

肝肾阴虚

【主要证候】性欲强烈，婚久不育，精液不液化或精子过少，畸形精子较多，烦热口干，腰膝酸软，舌红少苔，脉细。

【治疗原则】滋补肝肾、生精种子。

【处方用药】知柏地黄丸加减。

知母10克，黄柏10克，茯苓12克，泽泻10克，丹皮10克，萆薢15克，滑石（包）20克，熟地黄10克，山茱萸12克，丹参15克，连翘1克，生甘草12克。

肾阳不足

【主要证候】精液清冷、婚久不育，阳痿早泄，精子稀少或死精过多，面白无华，腰膝酸软，畏寒喜暖，小便清长，舌淡胖，苔白，脉沉。

【治疗原则】补肾壮阳。

【处方用药】生精种子汤。

淫羊藿20克，菟丝子（包）15克，川续断15克，何首乌12克，枸杞子12克，桑葚12克，五味子15克，覆盆子15克，车前子15克（包）、黄芪15克，当归12克。

脾肾阳虚

【主要证候】精液清冷、婚久不育，阳痿早泄，精子稀少，饮食不振，腹胀便泻或五更泄泻，畏寒喜暖，小便清长，舌淡胖，苔白，脉沉。

【治疗原则】温补脾肾、生精种子。

【处方用药】脾肾双补丸。

党参20克，砂仁6克，肉豆蔻15克，炒山药12克，陈皮15克，菟丝子（包）15克，巴戟天12克，补骨脂12克，山茱萸12克，五味子10克。

气血两虚

【主要证候】精液量少、计数不足、活动差，形体消瘦，面色萎黄，少气懒言，心悸失眠，头晕目眩，舌淡苔薄，脉沉细无力。

【治疗原则】补气、养血、益肾。

【处方用药】毓麟珠。

党参15克，炒白术12克，黄芪30克，当归10克，炒白芍10克，菟丝子（包）15克，肉苁蓉15克，鹿角片12克（先煎）、枸杞子12克，巴戟天15克，川续断12克，茯苓12克，熟地黄12克，山药15克，川芎12克，杜仲12克。

肝郁血虚

【主要证候】胸闷不舒，善太息，睾丸肿胀而痛，烦躁易怒，精索静脉曲张，睾丸或附睾有结节，死精过多，舌质暗，脉沉弦。

【治疗原则】疏肝理气、活血通络。

【处方用药】开郁种玉汤加减。

香附15克，当归12克，白芍15克，牡丹皮12克，茯苓12克，白术10克，天花粉10克，柴胡10克，桃仁12克。

湿热下注

【主要证候】婚后不育，免疫试验阳性，睾丸红肿、灼热、疼痛，阴囊湿痒，口中黏腻，小便短黄，舌质红、苔黄腻，脉搏细滑数。

【治疗原则】清利湿热。

【处方用药】龙胆泻肝汤加减。

龙胆草6克，栀子6克，黄芩10克，车前子15克（包）当归12克，生地黄12克，木香12克，玄参12克。

2. 抗卵透明带免疫性不育

抗卵透明带抗原可刺激同种或异种抗体产生免疫应答，失去了与同种精子的结合能力。在体内，透明带抗体能干扰孕卵表面的透明带脱落而妨碍着床，是不育的原因之一。

（1）为什么抗卵透明带抗体会导致不育

透明带抗体在透明带免疫中起着重要作用，导致抗卵透明带免疫性不育原因主要体现在：封闭精子受体，阻止精子与透明带结合；使透明带变硬，即使受精发生，也因透明带不能从孕卵表面脱落而干扰着床。

（2）怎样对抗卵透明带免疫性不育进行检查诊断

①适宜人群

- 不孕期超过3年。
- 排除其他不育原因。
- 考虑有受精障碍。

②询问病史

医生应详细询问病史，了解病人有无遗传问题，是否患过隐睾、睾丸炎反复发作，或者是腮腺炎引起的睾丸炎等，检找致病因素。

③体格检查

检查内容包括睾丸大小、硬度、弹性，输精管是否通畅，前列腺、精囊腺的功能是否正常等。如果经过这些检查都没有发现明显的问题，就要检查是否有免疫因素存在。

④实验室检查

采用可靠的检测方法证实血清透明带抗体是否存在，也可以选用体外实验的方法。

免疫检查：主要是抽血检查，对判断免疫性不育有重要作用。

抗精子抗体检查：检查女性血液中是不是有抗精子抗体。

通过这些检查，可以了解这个免疫性的不孕不育是属于男性因素，或者是女性因素。

（3）怎样治疗抗卵透明带免疫性不育

①西医治疗

抗透明带免疫性不育是一种自身免疫性疾患，目前尚未见有效治疗的报道。可以选择的治疗方法有：

免疫抑制疗法：与抗精子抗体的治疗类似。

IVF－ET：用辅助生殖技术，如单精子卵胞浆内显微注射及辅助孵化技术等方法。

②中医辨证治疗

同抗精子抗体的治疗。

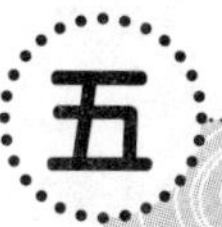

五 精索静脉曲张、输精管梗阻与不育

1. 精索静脉曲张导致不育

精索静脉曲张是青壮年男性的常见疾病，是指因精索静脉血流淤积而造成精索蔓状丛（静脉血管丛）血管扩张，迂曲和变长。精索静脉曲张可伴有睾丸萎缩和精子生成障碍，是男性不育的主要原因，据了解，约有三成不育患者都是因精索静脉曲张所致。无临床症状的轻度患者可先用药物治疗，中度和重度患者则应

考虑手术治疗。

(1) 精索静脉曲张的症状与分级

①临床症状

• 精索静脉曲张有时可影响生育。精索静脉曲张者有9%不育，男性不育者有39%是精索静脉曲张引起的。严重者可引起睾丸萎缩。原因是患侧阴囊内温度升高并反射至对侧，使精原细胞退化、萎缩、精子数减少；或是由于左肾上腺分泌的五羟色胺或类固醇经左精索内静脉返流入睾丸，引起精子数减少。

• 患侧阴囊或睾丸有坠胀感或坠痛，阴囊肿大，站立时患侧阴囊及睾丸低于健侧，阴囊表面可见扩张、迂曲之静脉。摸之有蚯蚓团状软性包块，平卧可使症状减轻或消失。

• 病人可有神经衰弱症状，如头痛、乏力、神经过敏等。有的病人有性功能障碍。

• 病人可完全无症状，仅在查体时发现。

②临床分级

精索静脉曲张分三度：轻度、中度、重度

轻度：站立时看不到阴囊皮肤有曲张静脉突出，但可摸到阴囊内有曲张之静脉，平卧时曲张之静脉很快消失。

中度：站立时可看到阴囊上有扩张的静脉突出，可摸到阴囊内有较明显的曲张静脉，平卧时包块消失。

重度：阴囊表面有明显的粗大血管，阴囊内有明显的蚯蚓状扩张的静脉，静脉壁肥厚变硬；平卧时消失缓慢。

此外，对于特别严重的病例，在阴囊外侧皮肤亦可见曲张的静脉并与大腿内侧静脉相交通。平卧后静脉曲张消失较缓慢，有时需持续加压后方可使其大部分或全部消失。

(2) 为什么精索静脉曲张会导致不育

精索静脉曲张时，有50%～80%的患者精液检查不正常，表现为精子数少，活动度低，形态不正常而且精索静脉曲张容易导致不育。那么精索静脉曲张性不育原因有哪些呢？

①睾丸温度增高

精索静脉曲张时，由于睾丸缺乏良好的静脉回流，造成睾丸温度升高，而精子的发生与成长，都需要特定的温度环境，因而对这种温度的升高不能适应，从而影响了精子的生成。

②精索静脉内压力升高

精索静脉曲张时，睾丸周围的静脉丛血液淤滞，静脉压升高，妨碍睾丸的新陈代谢。

③睾丸局部缺氧与 pH 值改变

精索静脉曲张时，精索内静脉和精索静脉丛血液淤积，静脉血液回流受阻，影响了睾丸的血液循环，导致局部血液内一氧化碳蓄积和缺氧，pH 值改变乳酸蓄积，干扰了睾丸的正常代谢，影响了精子的生成。

④肾上腺和肾静脉内的物质反流

精索静脉曲张时，左肾静脉的血液向左精索内静脉逆流，将肾上腺的代谢产物，如皮质醇、儿茶酚胺、前列腺素以及毒性代谢产物等都会逆流进入睾丸而影响睾丸组织并杀伤精子，严重影响精子的活动力。

⑤睾丸内分泌障碍

精索静脉曲张可损害睾丸间质细胞，影响睾酮的分泌。即使有生育功能的精索静脉曲张患者，也可能有轻度的睾丸损伤。

⑥病理学变化

病理检查发现，精索内静脉内膜的内皮细胞变性，平滑肌细胞严重空泡变性，肌层明显增生肥厚，血管增殖并形成多腔血管结构，瓣膜严重机化。其中多腔血管结构、瓣膜严重机化是精索静脉曲张导致不育的主要原因。

⑦睾丸的血流动力学改变

精索静脉曲张所导致的曲细精管病变为双侧性的，病变与曲细精管交错存在，精子生成受损。

⑧免疫反应与不育

精索静脉曲张所引起的一系列病理生理变化可改变机体的免疫支持功能，可干扰生精和精子的成熟过程，使精子数目减少，抗体也可粘附在精子膜上，引起精子的形态和功能异常。

（3）怎样对精索静脉曲张进行检查诊断

①临床表现与体检

临床表现：大多数病人睾丸坠痛，站立和走路过久时更为明显，平卧休息后减轻。阴囊坠胀不适，患侧睾丸疼痛，大多在性行为或长途行走时症状加重，经平卧休息后症状缓解。

体格检查

● 视诊

大多数患者无明显症状，多在检查时发现，约20%～30%因阴囊肿胀和疼痛就诊。在重度病例中，患侧阴囊可以见到蔓状扩张的静脉。

● 触诊

能摸到曲张的静脉团，平卧时静脉扩张减轻，站立时再现，平卧时不消失的静脉曲张应属于继发性的（如肿瘤压迫）。

局部检查可见睾丸位置变低，精索粗大，可触及静脉团。

②实验室检查

精液分析： 可见精子数目减少、精子活动度降低、形态不成熟及尖头精子数目增多。如果进行睾丸活组织检查，能看到生精细胞发育不良。

多普勒超声检查： 可确定睾丸的血流以及测定睾丸的体积。

精索内静脉造影： 用血管内介入改良技术法经股静脉插管至精索内静脉，注入造影剂，观察造影剂逆流的程度。

静脉肾盂造影： 对继发性精索静脉曲张应注意检查腹部，应做静脉肾盂造影排除肾脏肿瘤。

（4）怎样治疗精索静脉曲张不育

①西医治疗

保守治疗： 轻度的可以保守治疗，即通过休息，不穿紧身内裤，减少剧烈运动，适当的使用活血药物等来治疗。

静脉栓塞法： 将导管经下腔静脉、左肾静脉插至左精索内静脉，然后注入5%鱼肝油酸钠或明胶海绵与钢圈，栓塞此静脉，治疗精索静脉曲张。此方法的缺点是静脉有畸形，有侧枝循环则不适于栓塞，而且需要特殊设备。

手术治疗： 中重度的或伴有不育或精液异常的，宜手术治疗。最好的方法是做腹腔镜下精索静脉曲张高位结扎手术。因为精索静脉曲张，使血液回流受阻，造成睾丸的血液循环障碍，使睾丸的生精和分泌功能不能正常进行，久之可以导致睾丸的萎缩，丧失所有功能。

精索静脉曲张不育症者手术后精液改善率可达50%～80%，总的妊娠率可达25%～31%。

②中医辨证治疗

肾虚肝郁证

【主要证候】阴囊坠胀或小腹抽痛，可扪及蚯蚓状曲张性静脉团，常头晕腰痛，舌淡红，苔薄白，脉细涩。

【治疗原则】滋补肝肾、行气活血。

【处方用药】益肝活血汤。

淫羊藿、急性子、菟丝子、当归各15克，仙茅、红花、小茴香各9克，乌药、川续断、川牛膝各15克，鸡血藤30克，炙甘草6克。

气虚血滞证

【主要证候】阴囊坠胀隐痛，连及小腹不适，遇劳则甚，舌淡红，苔薄白，脉弦。

【治疗原则】益气活血。

【处方用药】补中益气汤加减。

黄芪30克，党参、白术各15克，炙升麻9克，柴胡6克，当归、川牛膝、丹参、急性子各12克，川楝子、延胡索、乌药各12克，炙甘草6克。

气滞血淤证

【主要证候】阴囊刺痛、或连及小腹，舌质紫暗或有淤斑、淤点，舌薄白、脉细涩。

【治疗原则】活血化淤、行气止痛。

【处方用药】茴香橘核丸加减。

小茴香、川楝子、木香各12克、延胡索、橘核、荔枝核各15克、川牛膝、赤芍、归尾、川芎、苏木、丹参各10克。

2. 输精管梗阻引起不育

精子由曲细精管通过附睾、输精管、精囊、射精管、尿道，随射精而排出。输精管不仅是精子的通路，而且具有使精子成熟并获得活力的功能。各种原因（如先天性畸形、炎症等），使从曲细精管直至射精管发生梗阻，都能阻止精子的排出，从而造成不育。据报道，输精管道梗阻在男性不育中约占7.4%，而在无精症中则可高达40%以上，因此，输精管道梗阻是男性不育的常见原因之一。

（1）为什么会发生输精管梗阻

①先天性因素

即在胎儿胚胎形成、发育过程中，先天性的输精管道的缺如，这种情况一般是和遗传有关系的。

②后天性因素

后天造成的输精管道的梗阻比较多见，它又分为3种情况：

输精管道损伤：输精管道损伤所造成的梗阻，主要是医源性损伤，包括精索静脉曲张手术、疝修补手术、隐睾固定术、睾丸鞘膜积液翻转手术等。这些手术可能损伤输精管、附睾或精索的神经、血管，而造成继发性损害。另外，前列腺肿瘤手术、膀胱肿瘤手术，有时需结扎双侧输精管并同时切除精囊，而造成输精管道中断。另外，如外伤、骑跨伤或泌尿生殖系统的手术，会对输精管道有一定的损伤。

输精管道的感染：常见的感染因素为结核、淋病及血丝虫病，当结核杆菌侵及输精管壁时，可造成其阻塞而不通。当感染侵及前列腺、精囊时，可引起前列腺及精囊的局部充血、水肿、纤维化，造成射精道的阻塞而导致不育。

输精管道的肿瘤：输精管道的肿瘤多为良性，包括精索内肿瘤、附睾肿瘤、精囊囊肿及肿瘤，单侧发生时引起生育力降低，双侧时常引起不育。

（2）输精管梗阻有哪些症状

输精管道的阻塞可以造成阻塞性无精子症，临床上也称为假性无精子症，其临床表现及特点是：

①精液中无精子或精子数量少。

②睾丸形态正常或轻度缩小，质地基本正常。

③附睾或输精管触诊异常。

④血 FSH 水平基本正常或轻度增高。

（3）怎样对输精管梗阻进行诊断

①询问病史

包括不育史、性高潮减弱或不完全感、射精疼痛或无力、生殖系统感染、手术及损伤病史。

②**体格检查**

如输精管或附睾结节、增粗、串珠样改变或缺如。

③**实验室检查**

包括：精液常规及精浆生化检查，如无精子或精子数少、精浆生化异常；输精管道造影及手术探查等进行诊断；输精管道造影；阴囊内手术探查。

（4）怎样治疗输精管梗阻

①**外科治疗**

输精管梗阻以手术治疗为主，手术的目的是恢复输精管道的通畅及生育能力。

输精管、附睾吻合术：适用于附睾的梗阻、先天性附睾与输精管不连接及睾丸管与附睾管不融合。

输精管吻合术：适宜于输精管一段发育不全或狭窄、医源性损伤及输精管绝育术后需再通者。

人工精池术：目的是利用人工精液囊肿或精子贮器收集精子，然后穿刺从中抽取精液行人工授精。适用于输精管、精囊的先天性缺如、输精管发育不良、管腔闭索或较长段输精管狭窄。包括阴囊内精液池成形术和精液池装置植入术两种方式。

②**内科治疗**

针对病因进行治疗，如生殖道感染引起的炎性水肿需抗炎治疗。其他治疗包括改善生精功能、提高精液质量、抑制机体产生抗精子抗体等措施。

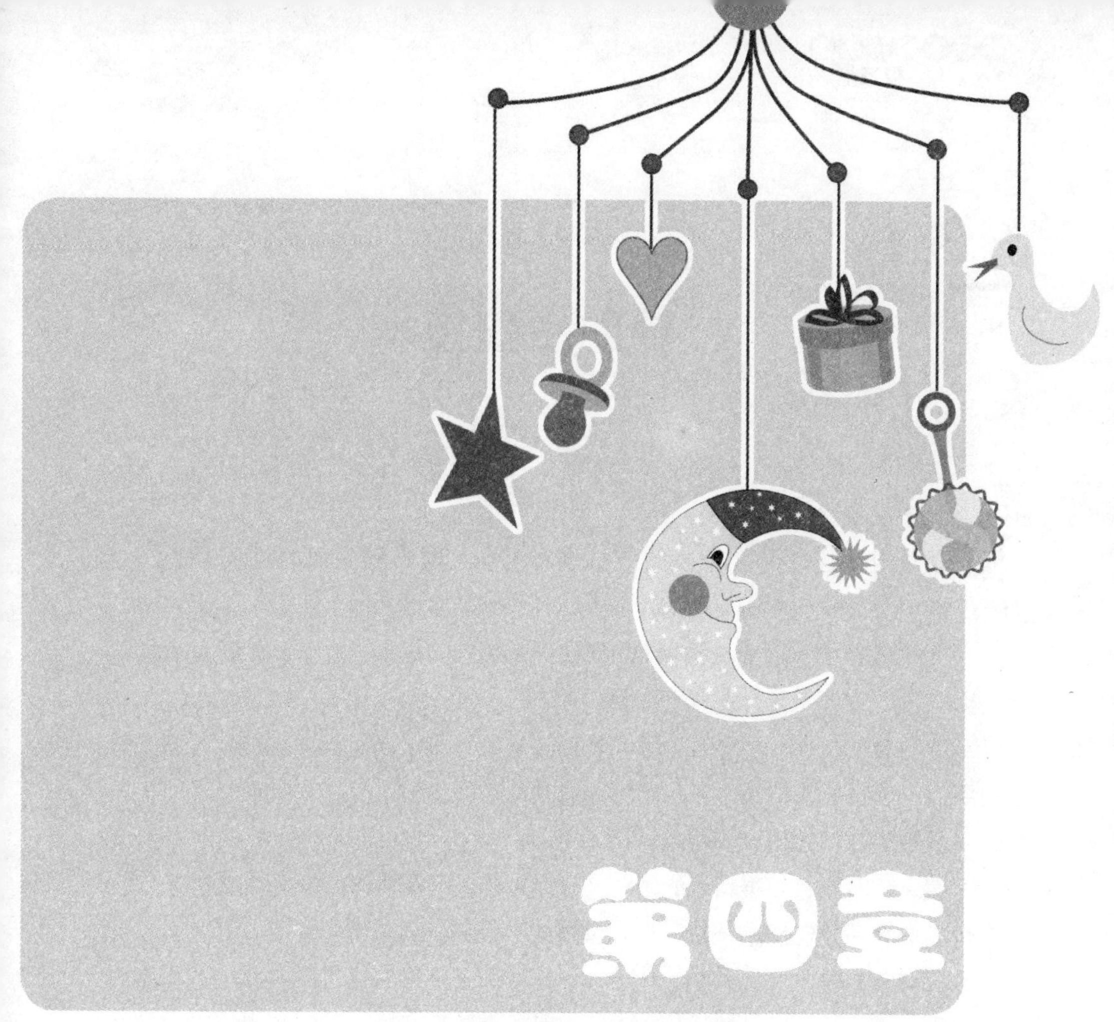

辅助生殖

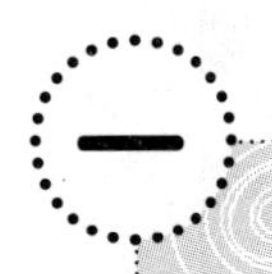

一 辅助生殖技术

人类辅助生殖技术简称助孕技术，指代替人类自然生殖过程某一环节或全部环节的技术手段。

人类繁衍是通过有性生殖的方式进行的。人类自然生殖的过程分为三个环节：

男子提供精子—精子在输卵管中与卵子结合形成合子，合子发育为初级胚胎—胚胎在子宫内着床，发育直至胎儿成熟。

这个过程的任何一个环节出现问题都会导致不孕。人类辅助生殖技术就是针对不孕症产生的，不同技术对应产生问题的不同环节。

人类辅助生殖技术分为两大类：

一是人工授精：根据精子的来源又分为夫精人工授精和供精人工授精；

二是体外授精—胚胎移植（即试管婴儿）及其衍生技术。

包括体外授精—胚胎移植，配合/合子输卵管内移植或宫腔内移植、卵胞浆内单精子注射、植入前胚胎遗传学诊断、卵子赠送等。

1. 人工授精

人工授精是指将男性精液用人工方法注入女性子宫颈或宫腔内，以协助受孕的方法。主要用于男性不育症。人工授精有配偶间人工授精、非配偶间人工授精两种。男方性器官异常，如阴茎短小、尿道下裂、阳痿、早泄，或女方子宫颈狭窄、不明原因不孕等，可用配偶间人工授精。

（1）哪些人适宜做人工授精

①男性因素

包括：轻度或中度的少精、弱精、畸精；精液不液化或液化不良；严重尿道下裂、逆行射精、阳痿、早泄、顽固不射精；感染、创伤等造成的自身免疫性。

②**女性因素**

宫颈因素：由子宫颈炎、宫颈息肉、宫颈肌瘤及宫颈锥切、电熨等造成宫颈黏液异常，阻碍精子穿透。

子宫内膜异位症：输卵管通畅的轻、中度的子宫内膜异位症患者，在腹腔镜手术或药物治疗后不能妊娠，诱导排卵的人工授精可提高受孕率。

生殖道畸形及心理因素：子宫颈管狭窄、粘连、阴道畸形、阴道狭窄或痉挛、子宫颈肌瘤、子宫位置异常等可妨碍精子进入阴道或精子由宫颈向子宫腔的正常上行游走。有些阴道痉挛的患者，因无法放松阴道周围的肌肉而必须镇静或麻醉后才能进行人工授精。

③**其他因素**

免疫因素不育

原因不明不育

- 女方有规律的排卵周期。
- 性交后试验阳性。
- 两次精液分析正常，免疫珠试验或混合抗球蛋白反应试验（MAR）阳性。
- 腹腔镜检查盆腔正常（无输卵管粘连及梗阻）。

（2）哪些人不适合做人工授精

①输卵管双侧梗阻或切除。

②男女一方患有生殖泌尿系统急性感染或性传播疾病。

③一方患有严重的遗传、躯体疾病或精神心理疾病。

④一方接触致畸量的射线、毒物、药品并处于作用期。

⑤一方有吸毒等严重不良嗜好。

（3）怎样进行人工授精

①**直接阴道内授精**

直接阴道内授精指直接将液化后的精液或精子悬液置于女方阴道穹窿部。

②**宫颈内人工授精**

宫颈周围或宫颈管内人工授精是将0.5～1.0毫升处理后的精液慢慢注入宫颈管内，其余精液放在阴道前穹窿。主要用于宫腔内人工授精困难者。

③**宫腔内人工授精**

宫腔内人工授精是人工授精中成功率较高且较常使用的方法，精子要经洗涤优化。用0.5~2毫升精液，用导管通过宫颈插入宫腔，将精液注入，术后保持仰卧位10~15分钟。

④直接经腹腔内人工授精

将经过洗精处理的精液0.5~1毫升，用长针经阴道后穹窿注入子宫直肠窝内。本法操作相对较难。宜用于宫颈狭窄宫腔内人工授精（IUI）宫颈插管操作困难者。

⑤直接卵泡内授精

在阴道超声的引导下，通过阴道后穹窿处穿刺至卵泡内，将洗涤处理过的精子悬液直接注入卵泡内的人工授精技术。适用于少、弱精子症，宫颈因素不孕症，排卵障碍性不孕症尤其是卵泡不破裂者。

⑥经阴道输卵管内授精

在超声引导下或腹腔镜下，将输卵管导管插入输卵管壶腹部与峡部交界处，注入处理后的精子悬液，患者仰卧位15分钟。

（4）怎样做好授精前的准备

①相关证件与心理准备

相关证件：做人工授精，必须有三证：结婚证、夫妇身份证及准生证。

心理准备：供精者精液人工授精因不是夫妻双方的精卵结合，可能引起伦理学和法律上的一些问题。一方面，供精者精液人工授精解决了由于男性因素而引起的不孕，也可以避免将男方的遗传病带给后代，起到了优生的作用；但另一方面因人工授精使用了“第三者”的精子，有可能破坏婚姻家庭的统一性或夫妻之间的爱情以及对儿女的照料。因此，在接受之前请做好足够的思想准备。

②女方的准备

体格检查：对接收人工授精的女性做详细的妇科检查，看看内外生殖器是否正常、子宫内膜活检腺体分泌是否良好、双侧输卵管是否通畅等，若这些都正常，才具备接受人工授精的条件。然后要推算排卵日，以选择最佳的授精时间。

血液生化检查，以排除传染病及性病。

如果女方有全身性疾患或传染病、严重的生殖器官发育不全或畸形或严重的子宫颈糜烂等均不能接受人工授精。

确定排卵：常用的推算排卵日的方法包含测定基础体温、宫颈黏液（一般在排卵前4~5天呈现），或接近排卵日持续测定尿黄体生成素的峰值，或持续阴道超声波检查等。

③男方的准备

体格检查：对赠精者必须做全面检查，包括乙肝表面抗原、血型，排除其他传染病，还应对其外貌及智力有所了解。同一供精者的精液致妊娠5例以后即不能再用，以避免其后代互相通婚的可能性。

精液来源

- 原配丈夫的精液：主要是丈夫精液中精子数量少，需多次收集精液，冷冻保藏，累积到相当数量后一次注入妻子的生殖道。对于“逆行射精”的患者，用特殊的方法收集精液，给妻子做人工授精，也有生育可能。
- 供者精液：主要是丈夫患无精症或患有遗传病不宜直接生育，只能用志愿者提供的精液进行人工授精。
- 混合精液：供者精液与原配丈夫精液混合在一起。主要用于患少精症的丈夫。由于有原配丈夫精液，可以在夫妇的心理上有所安慰。不过，这类技术只在国外实行，我国各大医院均不开展混合精液人工授精技术。
- 精子悬液：将精子标本特殊处理，使之体积减小，活动精子数量增高，炎症细胞、抗精抗体等抑制生育力物质以及前列腺素含量下降，以适合特殊授精需要。

④精液准备

精液收集：人工授精在女方排卵期前，赠精者或丈夫应先排除生殖道感染，禁欲3~7天，到预约的医院经手淫或电动按摩取出精液。

精液处理：目前临床上常用的精液处理方法有洗涤上游、非连续密度梯度离心和密度梯度离心等方法。精液处理的目的是：

- 达到符合要求的精子密度。
- 减少或去除精浆内的前列腺素、免疫活性细胞、抗精子抗体、致病菌等。
- 促进精子获能，改善精子的授精能力。

2. 体外授精（试管婴儿）

体外授精联合胚胎移植技术，又被称为试管婴儿，是指将卵子与精子分别取出后，放在试管内使其授精，再将受精卵移植回母体子宫内发育成胎儿。试管婴儿是用人工方法让卵子和精子在体外授精并进行早期胚胎发育，然后移植到母体子宫内发育而诞生的婴儿。

（1）哪些人适宜选择试管婴儿技术

①女方

患有严重输卵管疾病：如患盆腔炎导致输卵管堵塞、积水；或输卵管结核而子宫内膜正常；或异位妊娠术后输卵管堵塞。

子宫内膜异位症患者。

卵泡不破裂综合征患者。

②男方

少精症、弱精症、畸精症等疾病患者。

③夫妇双方

患有免疫性不孕症：如男方精液或女方宫颈黏液内存在抗精子抗体。

患有原因不明性不孕症。

其他原因的不孕治疗无效者。

有遗传性疾病需要做移植前诊断者。

④夫妇具备的条件

女方健康。

卵巢功能正常能产生卵子，子宫正常能接收胚胎植入。

男方有正常精子。

夫妇双方充分了解试管婴儿的操作方法及成功率（约30% ~40%）。

（2）选择试管婴儿技术需要做哪些准备

①法律证件

选择试管婴儿技术，必须有结婚证、夫妇身份证及准生证。

②体格检查

输卵管通畅性检查的报告：子宫输卵管碘油造影的X光片、B超下通液的报告或腹腔镜检查或开腹手术的医院证明均可。

是否排卵的检查：一年内的子宫内膜病理报告和近期3个月的基础体温单。

近半年来丈夫的精液常规实验室检查报告。

其他检查：包括夫妇双方乙型肝炎表面抗原抗体、e抗原抗体和核心抗体，丙肝抗体，肝功能、血型化验报告，女方血沉、结核菌素试验；血清艾滋病毒抗体。

上述资料齐全后，可到不孕症治疗中心就诊，正式进入周期前，在预期月经来潮前10天就诊，再次做妇科检查，进行试验移植，探测子宫腔深度及移植胚胎时导管方向。

③促排卵

一般在黄体中期即月经第21天开始用药，使体内促性腺激素处于低水平，用药8天左右月经来潮，月经第3～7天，开始肌肉注射促卵泡发育的药物，3天后B超监测卵泡发育情况，调节用药剂量，促卵泡发育药物应用10天左右，卵泡发育成熟，这时经B超引导下经阴道穹窿穿刺可取出卵子，在体外授精，培养3天后受精卵发育成胚胎放入宫腔，移植后卧床休息2～3小时。整个过程痛苦很小，一般不用住院。

(3) 试管婴儿进行的步骤

①控制性超排卵

由于自然月经周期的长短因人而异，同一患者不同周期也存在差异，所以不易安排取卵时间，而且自然周期中只有一个优势卵泡发育，受精后只能形成一个胚胎，而移植一个胚胎的妊娠率是很低的。所以需要采用控制性超排卵来增强与改善卵巢功能，以达到不受自然周期的限制、获得多个健康卵子的目的，提供多个胚胎移植，并尽可能使黄体发育与子宫内膜功能同步。患者的年龄及药物的使用剂量不同，所获得的卵子数量也不一样。

②监测卵泡

为了评价卵巢刺激效果并决定取卵的时间，所以要利用阴道B超来监测卵泡大小，并配合抽血检查雌激素的数值，以便调整用药量。当二至三个以上的卵泡直径大于1.8厘米，且1.4厘米以上的卵泡数与雌激素的数值相当，便可注射人绒毛促性腺激素（HCG），促使卵泡成熟，一般在注射后的34～36小时取卵。

③取卵

最常用的取卵方式是在局部麻醉下，经阴道B超引导，将取卵针穿过阴道穹窿，直达卵巢吸取卵子，并立即在显微镜下将卵子移到含胚胎培养液的培养皿中，放在37°C的培养箱中培养。

④取精

精子取出的时间与取卵的日子为同一天。取精前洗净双手，用自慰法留取精液。医院给的小杯是无菌的，留取时不要触摸杯缘及杯内，取出的精液要进行医学处理。

⑤体外授精

取卵后4～5小时将处理后的精子与卵子放在同一个培养皿中，共同培养18

小时后，可在显微镜下观察授精情况。若精子质量太差，无法自然授精，就用显微注射法强迫授精。

⑥胚胎移植

受精卵在体外培养48～72小时可发育到8～16细胞期胚胎。此时依据患者的年龄、曾经怀孕与否及胚胎的质量，决定移植胚胎的数目，多余的胚胎可冷冻保存。胚胎移植一般不用麻醉。目前多在授精后2～3天移植胚胎。推迟胚胎移植的时间越久，对体外培养的条件要求就越高，但推迟移植时间更符合妊娠生理，同时也能通过自然筛选，淘汰劣质胚胎，提高妊娠率，降低多胎率。

⑦胚胎移植后补充激素

目前临床多采用注射法给予黄体酮支持黄体。如果确定妊娠，则改用人绒毛促性腺激素（HCG）继续补充到怀孕10周。

⑧妊娠试验

胚胎移植后14天，可由验尿或抽血确定是否妊娠。

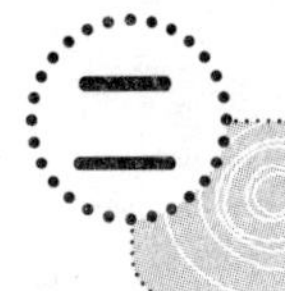

二 附　件

1.《人类辅助生殖技术管理办法》

《人类辅助生殖技术管理办法》是中华人民共和国卫生部发布的为规范人类辅助生殖技术的应用和管理的办法。发布了相关技术规范、基本标准和伦理原则。自2001年8月1日起施行。

中华人民共和国卫生部令

第14号

现发布《人类辅助生殖技术管理办法》，自2001年8月1日起施行。

部长　张文康

二〇〇一年二月二十日

人类辅助生殖技术管理办法

第一章　总　则

第一条　为保证人类辅助生殖技术安全、有效和健康发展，规范人类辅助生殖技术的应用和管理，保障人民健康，制定本办法。

第二条　本办法适用于开展人类辅助生殖技术的各类医疗机构。

第三条　人类辅助生殖技术的应用应当在医疗机构中进行，以医疗为目的，并符合国家计划生育政策、伦理原则和有关法律规定。

禁止以任何形式买卖配子、合子、胚胎。医疗机构和医务人员不得实施任何形式的代孕技术。

第四条　卫生部主管全国人类辅助生殖技术应用的监督管理工作。县级以上地方人民政府卫生行政部门负责本行政区域内人类辅助生殖技术的日常监督管理。

第二章　审　批

第五条　卫生部根据区域卫生规划、医疗需求和技术条件等实际情况，制订人类辅助生殖技术应用规划。

第六条　申请开展人类辅助生殖技术的医疗机构应当符合下列条件：

（1）具有与开展技术相适应的卫生专业技术人员和其他专业技术人员；

（2）具有与开展技术相适应的技术和设备；

（3）设有医学伦理委员会；

（4）符合卫生部制定的《人类辅助生殖技术规范》的要求。

第七条　申请开展人类辅助生殖技术的医疗机构应当向所在地省、自治区、直辖市人民政府卫生行政部门提交下列文件：

（1）可行性报告；

（2）医疗机构基本情况（包括床位数、科室设置情况、人员情况、设备和技术条件情况等）；

（3）拟开展的人类辅助生殖技术的业务项目和技术条件、设备条件、技术人员配备情况；

（4）开展人类辅助生殖技术的规章制度；

（5）省级以上卫生行政部门规定提交的其他材料。

第八条 申请开展丈夫精液人工授精技术的医疗机构，由省、自治区、直辖市人民政府卫生行政部门审查批准。省、自治区、直辖市人民政府卫生行政部门收到前条规定的材料后，可以组织有关专家进行论证，并在收到专家论证报告后30个工作日内进行审核，审核同意的，发给批准证书；审核不同意的，书面通知申请单位。

对申请开展供精人工授精和体外受精—胚胎移植技术及其衍生技术的医疗机构，由省、自治区、直辖市人民政府卫生行政部门提出初审意见，卫生部审批。

第九条 卫生部收到省、自治区、直辖市人民政府卫生行政部门的初审意见和材料后，聘请有关专家进行论证，并在收到专家论证报告后45个工作日内进行审核，审核同意的，发给批准证书；审核不同意的，书面通知申请单位。

第十条 批准开展人类辅助生殖技术的医疗机构应当按照《医疗机构管理条例》的有关规定，持省、自治区、直辖市人民政府卫生行政部门或者卫生部的批准证书到核发其医疗机构执业许可证的卫生行政部门办理变更登记手续。

第十一条 人类辅助生殖技术批准证书每2年校验一次，校验由原审批机关办理。校验合格的，可以继续开展人类辅助生殖技术；校验不合格的，收回其批准证书。

第三章 实 施

第十二条 人类辅助生殖技术必须在经过批准并进行登记的医疗机构中实施。未经卫生行政部门批准，任何单位和个人不得实施人类辅助生殖技术。

第十三条 实施人类辅助生殖技术应当符合卫生部制定的《人类辅助生殖技术规范》的规定。

第十四条 实施人类辅助生殖技术应当遵循知情同意原则，并签署知情同意书。涉及伦理问题的，应当提交医学伦理委员会讨论。

第十五条 实施供精人工授精和体外受精—胚胎移植技术及其各种衍生技术的医疗机构应当与卫生部批准的人类精子库签订供精协议。严禁私自采精。

医疗机构在实施人类辅助生殖技术时应当索取精子检验合格证明。

第十六条 实施人类辅助生殖技术的医疗机构应当为当事人保密，不得泄露有关信息。

第十七条 实施人类辅助生殖技术的医疗机构不得进行性别选择。法律法规另有规定的除外。

第十八条　实施人类辅助生殖技术的医疗机构应当建立健全技术档案管理制度。

供精人工授精医疗行为方面的医疗技术档案和法律文书应当永久保存。

第十九条　实施人类辅助生殖技术的医疗机构应当对实施人类辅助生殖技术的人员进行医学业务和伦理学知识的培训。

第二十条　卫生部指定卫生技术评估机构对开展人类辅助生殖技术的医疗机构进行技术质量监测和定期评估。技术评估的主要内容为人类辅助生殖技术的安全性、有效性、经济性和社会影响。监测结果和技术评估报告报医疗机构所在地的省、自治区、直辖市人民政府卫生行政部门和卫生部备案。

第四章　处　罚

第二十一条　违反本办法规定，未经批准擅自开展人类辅助生殖技术的非医疗机构，按照《医疗机构管理条例》第四十四条规定处罚；对有上述违法行为的医疗机构，按照《医疗机构管理条例》第四十七条和《医疗机构管理条例实施细则》第八十条的规定处罚。

第二十二条　开展人类辅助生殖技术的医疗机构违反本办法，有下列行为之一的，由省、自治区、直辖市人民政府卫生行政部门给予警告、3 万元以下罚款，并给予有关责任人行政处分；构成犯罪的，依法追究刑事责任：

（1）买卖配子、合子、胚胎的；

（2）实施代孕技术的；

（3）使用不具有《人类精子库批准证书》机构提供的精子的；

（4）擅自进行性别选择的；

（5）实施人类辅助生殖技术档案不健全的；

（6）经指定技术评估机构检查技术质量不合格的；

（7）其他违反本办法规定的行为。

第五章　附　则

第二十三条　本办法颁布前已经开展人类辅助生殖技术的医疗机构，在本办法颁布后 3 个月内向所在地省、自治区、直辖市人民政府卫生行政部门提出申请，省、自治区、直辖市人民政府卫生行政部门和卫生部按照本办法审查，审查同意的，发给批准证书；审查不同意的，不得再开展人类辅助生殖技术服务。

第二十四条　本办法所称人类辅助生殖技术是指运用医学技术和方法对配

子、合子、胚胎进行人工操作，以达到受孕目的的技术，分为人工授精和体外受精—胚胎移植技术及其各种衍生技术。

人工授精是指用人工方式将精液注入女性体内以取代性交途径使其妊娠的一种方法。根据精液来源不同，分为丈夫精液人工授精和供精人工授精。

体外受精—胚胎移植技术及其各种衍生技术是指从女性体内取出卵子，在器皿内培养后，加入经技术处理的精子，待卵子受精后，继续培养，到形成早期胚胎时，再转移到子宫内着床，发育成胎儿直至分娩的技术。

第二十五条　本办法自2001年8月1日起实施。

2.《人类精子库管理办法》

中华人民共和国卫生部令

第15号

现发布《人类精子库管理办法》，自2001年8月1日起施行。

部长　张文康

二〇〇一年二月二十日

人类精子库管理办法

第一章　总　则

第一条　为了规范人类精子库管理，保证人类辅助生殖技术安全、有效应用和健康发展，保障人民健康，制定本办法。

第二条　本办法所称人类精子库是指以治疗不育症以及预防遗传病等为目的，利用超低温冷冻技术，采集、检测、保存和提供精子的机构。

人类精子库必须设置在医疗机构内。

第三条　精子的采集和提供应当遵守当事人自愿和符合社会伦理原则。

任何单位和个人不得以营利为目的进行精子的采集与提供活动。

第四条 卫生部主管全国人类精子库的监督管理工作。县级以上地方人民政府卫生行政部门负责本行政区域内人类精子库的日常监督管理。

第二章 审 批

第五条 卫生部根据我国卫生资源、对供精的需求、精子的来源、技术条件等实际情况，制订人类精子库设置规划。

第六条 设置人类精子库应当经卫生部批准。

第七条 申请设置人类精子库的医疗机构应当符合下列条件：

（1）具有医疗机构执业许可证；

（2）设有医学伦理委员会；

（3）具有与采集、检测、保存和提供精子相适应的卫生专业技术人员；

（4）具有与采集、检测、保存和提供精子相适应的技术和仪器设备；

（5）具有对供精者进行筛查的技术能力；

（6）应当符合卫生部制定的《人类精子库基本标准》。

第八条 申请设置人类精子库的医疗机构应当向所在地省、自治区、直辖市人民政府卫生行政部门提交下列资料：

（1）设置人类精子库可行性报告；

（2）医疗机构基本情况；

（3）拟设置人类精子库的建筑设计平面图；

（4）拟设置人类精子库将开展的技术业务范围、技术设备条件、技术人员配备情况和组织结构；

（5）人类精子库的规章制度、技术操作手册等；

（6）省级以上卫生行政部门规定的其他材料。

第九条 省、自治区、直辖市人民政府卫生行政部门收到前条规定的材料后，提出初步意见，报卫生部审批。

第十条 卫生部收到省、自治区、直辖市人民政府卫生行政部门的初步意见和材料后，聘请有关专家进行论证，并在收到专家论证报告后45个工作日内进行审核，审核同意的，发给人类精子库批准证书；审核不同意的，书面通知申请单位。

第十一条 批准设置人类精子库的医疗机构应当按照《医疗机构管理条例》的有关规定，持卫生部的批准证书到核发其医疗机构执业许可证的卫生行政部门办理变更登记手续。

第十二条 人类精子库批准证书每2年校验1次，校验合格的，可以继续开展人类精子库工作；校验不合格的，收回人类精子库批准证书。

第三章 精子采集与提供

第十三条 精子的采集与提供应当在经过批准的人类精子库中进行。未经批准，任何单位和个人不得从事精子的采集与提供活动。

第十四条 精子的采集与提供应当严格遵守卫生部制定的《人类精子库技术规范》和各项技术操作规程。

第十五条 供精者应当是年龄在22～45周岁之间的健康男性。

第十六条 人类精子库应当对供精者进行健康检查和严格筛选，不得采集有下列情况之一的人员的精液：

（1）有遗传病家族史或者患遗传性疾病；

（2）精神病患者；

（3）传染病患者或者病源携带者；

（4）长期接触放射线和有害物质者；

（5）精液检查不合格者；

（6）其他严重器质性疾病患者。

第十七条 人类精子库工作人员应当向供精者说明精子的用途、保存方式以及可能带来的社会伦理等问题。人类精子库应当和供精者签署知情同意书。

第十八条 供精者只能在一个人类精子库中供精。

第十九条 精子库采集精子后，应当进行检验和筛查。精子冷冻6个月后，经过复检合格，方可向经卫生行政部门批准开展人类辅助生殖技术的医疗机构提供，并向医疗机构提交检验结果。未经检验或检验不合格的，不得向医疗机构提供。

严禁精子库向医疗机构提供新鲜精子。

严禁精子库向未经批准开展人类辅助生殖技术的医疗机构提供精子。

第二十条 一个供精者的精子最多只能提供给5名妇女受孕。

第二十一条 人类精子库应当建立供精者档案，对供精者的详细资料和精子使用情况进行计算机管理并永久保存。

人类精子库应当为供精者和受精者保密，未经供精者和受精者同意不得泄露有关信息。

第二十二条 卫生部指定卫生技术评估机构，对人类精子库进行技术质量监测和定期检查。监测结果和检查报告报人类精子库所在地的省、自治区、直辖市人民政府卫生行政部门和卫生部备案。

第四章　处　罚

第二十三条　违反本办法规定，未经批准擅自设置人类精子库，采集、提供精子的非医疗机构，按照《医疗机构管理条例》第四十四条规定处罚；对有上述违法行为的医疗机构，按照《医疗机构管理条例》第四十七条和《医疗机构管理条例实施细则》第八十条的规定处罚。

第二十四条　设置人类精子库的医疗机构违反本办法，有下列行为之一的，省、自治区、直辖市人民政府卫生行政部门给予警告、1 万元以下罚款，并给予有关责任人员行政处分；构成犯罪的，依法追究刑事责任：

（1）采集精液前，未按规定对供精者进行健康检查的；

（2）向医疗机构提供未经检验的精子的；

（3）向不具有人类辅助生殖技术批准证书的机构提供精子的；

（4）擅自进行性别选择的；

（5）经评估机构检查质量不合格的；

（6）其他违反本办法规定的行为。

第五章　附　则

第二十五条　本办法颁布前已经设置人类精子库的医疗机构，在本办法颁布后 3 个月内向所在地省、自治区、直辖市人民政府卫生行政部门提出申请，省、自治区、直辖市人民政府卫生行政部门和卫生部按照本办法审查，审查同意的，发给人类精子库批准证书；审查不同意的，不得再设置人类精子库。

第二十六条　本办法自 2001 年 8 月 1 日起实施。